现代外科疾病诊断与处理

刘红梅　等主编

吉林科学技术出版社

图书在版编目（CIP）数据

现代外科疾病诊断与处理 / 刘红梅等主编. -- 长春：吉林科学技术出版社，2023.5

ISBN 978-7-5744-0307-9

Ⅰ.①现… Ⅱ.①刘… Ⅲ.①外科—疾病—诊疗
Ⅳ.①R6

中国国家版本馆 CIP 数据核字(2023)第 063440 号

现代外科疾病诊断与处理

主　　编　刘红梅等
出 版 人　宛　霞
责任编辑　张　凌
封面设计　史晟睿
制　　版　张灏一
幅面尺寸　185mm×260mm
开　　本　16
字　　数　300 千字
印　　张　12
印　　数　1–1500 册
版　　次　2023年5月第1版
印　　次　2023年10月第1次印刷

出　　版　吉林科学技术出版社
发　　行　吉林科学技术出版社
地　　址　长春市福祉大路5788号
邮　　编　130118
发行部电话/传真　0431-81629529 81629530 81629531
81629532 81629533 81629534
储运部电话　0431-86059116
编辑部电话　0431-81629518
印　　刷　廊坊市印艺阁数字科技有限公司

书　　号　ISBN 978-7-5744-0307-9
定　　价　95.00元

前言

外科学涉及面广，从头到脚、从体表到内脏，病种繁多，病情复杂多变，某些急症瞬息间攸关生命，对新手外科医生来说，每有应接不暇之急。为了适应我国新医改的深入进行，满足广大普外科医师的要求，进一步提高临床外科医师的诊治技能和水平，在参阅了大量国内外文献后我们编写了本书。

本书对相关疾病的病因、诊断、鉴别诊断、治疗等进行介绍，论述简明扼要，结构新颖，内容翔实，特点鲜明，具有科学性、规范性和生动性，可作为临床主治医师和住院医师、进修医师、实习医师和在校大学生、研究生的辅助参考资料，具有很强的实用性和指导意义。

由于水平有限，尽管编者对本书进行了多次审改，但书中难免有许多不足之处，恳请读者朋友提出宝贵意见，以便不断完善。

目 录

第一章　外科学的现代发展

外科学历史悠久，在各相关学科不断进步的基础上，逐步发展至相当成熟的阶段。基础学科所涉及的范围非常广，包括解剖学、生理学、病理学、麻醉学、抗菌术、无菌法等多个领域。文明古国埃及、印度及中国等的古代医学中都有涉及外科的记载。但受当时社会环境及科学认知水平的限制，当时外科学的内容及处理方法都很原始，发展也非常缓慢。直至19世纪由于麻醉法及无菌术的创立，划时代地推动了外科的发展，因而奠定了现代外科的基础。

真正意义上的现代外科学的发展史至今仅有百年。在此阶段，研究者对机体全身性病理生理变化有了全面而深入的认识，逐步发展了各种诊断技术，例如，生化、病理、影像、内镜等。制药业又为临床提供了大量有效的药物。许多高质量的医疗器械和设备材料相继研制成功。基于上述多学科、多领域的进步，终于使现代外科学得到了蓬勃的发展。

临床外科的持续、健康发展，需要每个临床外科工作者的积极参与和努力。我们要了解外科学的发展轨迹，特别是几个重要的里程碑式的发现和发明。同时，为让外科继续取得更大发展，我们要以几个关键的现代理念作为标尺，指导各项临床工作。为能承担“承前启后”的重任，我们要注重个人在精神及技能方面基本要素的培养。

一、外科学发展的简史

现代外科学的主要发展始于16世纪，至19世纪基本完善。20世纪则是其飞速发展的阶段。

解剖学是临床外科学的基础，重要性不言而喻。早期受宗教及社会认知的约束，很难获得详细的解剖学资料。直至16世纪，比利时的A.Vesalius教授等专心从事解剖学研究，才对人体结构有了完整的描述。1859年H.Gray的著作《外科解剖学》至今仍然是医学生学习解剖知识的主要参考书。

生理学所揭示的人体各组织器官的生理功能，是维持生命活动的基础。病理学则是提示疾病的病因、病情变化程度及转归。18世纪，英国学者J.Hunter及瑞士外科学家A.von Haller等在该领域作出了重大贡献，把解剖学、生理学及病理学三者有机地结合起来，形成了对疾病较全面的认识。

麻醉药物的开发及麻醉技术的建立发展，能让各类手术在无痛状态下进行，显著地推动了外科手术的发展。1842年WTG. Morton首次把乙醚麻醉应用于牙科治疗，1847年JY. Simpson介绍了三氯甲烷(氯仿)的麻醉效果。随后又相继研究成功了各种麻醉方法，从此开创了外科的新纪元。

手术出血曾是阻碍外科发展的一个重要因素。1872年Wells首先采用了止血钳。1873年Esmarch在截肢时提倡用止血带，成为止血术的最初方法。这些措施具有确切的止血效果，至今仍然在临床应用。输血是救治急性大出血的必备措施。1901年Land-steiner发现了血型，随后又研制成功了血液保存液，建立血库，从此确保了临床输血的安全性和有效性。预防及治疗手术相关的感染，源于对病原体的认识及无菌技术的建立。1878年细菌学家R.Koch发现了伤口感染的病原菌，随后 F.von bergraann 成功采用了蒸汽灭菌法。在此基础上，临床逐步建立了严格的无菌术，包括原则及各项技术。此外，抗生素的开发和应用为临床处理各种感染提供了有效方法。从 1929 年 Fleming 发现了青霉素效用之后，相继研制成功了品种繁多的抗菌药物，在外科学的发展中发挥了重要作用。

20 世纪 50 年代以来，外科学进入了迅速发展的阶段，涉及范围广泛而深入。病因研究已进入基因学水平。诊断学开发了超声、核素扫描、CT、MRI、DSA 及 PET 等方法。低温麻醉和体外循环下的心脏直视手术、显微外科技术用于断指(肢)再植、器官移植术，以及各种微创技术(内镜、腔镜及机器人辅助手术)的成功实施，代表了外科技术的成熟与进步。

二、现代外科的发展趋势

进入 21 世纪，现代外科显现诸多特点：一些理念被更新、强化；新技术层出不穷；专业分工程度进一步细化；临床《指南》发挥标杆作用，以及合作团队发挥治疗优势等。

(一)微创理念及技术已经渗透到外科各领域

早在 20 世纪初，基于对创伤与机体代谢的深入认识，外科界早就意识到减轻手术创伤对患者康复的重要意义。但受条件限制，当时只能着手于对外科手术技巧的改进，例如，强调操作轻柔、细致，保护周围组织和尽量减少手术区出血等，以减轻机体的应激反应，利于患者术后康复。后来提倡的损伤控制性外科，其原则也是强调尽量避免过多的手术创伤程度。对于复杂的危重病例，应意识到患者的最终结局是取决于机体生理功能的极限，而不是手术的完整性。应该针对患者的主要病症做尽量简单的手术处理，避免机体遭受过度损伤而引起器官功能衰竭。

微创理念在外科领域得到真正意义上的体现与拓展，应归功于各种腔镜技术(腹腔镜、胸腔镜、关节镜以及肾镜等)的开展及其随后的设备创新。历经二十余年，腹腔镜手术的临床应用逐步熟练，相关并发症的发生率逐年减低，安全性、有效性随之获得了全面的认可。腹腔镜手术最具优势的微创效应日益显现。实践证明，采用腹腔镜实施胃肠肿瘤手术有创伤小、患者疼痛轻、术后恢复快、住院时间短等显著优势。在我国，微创理念和腹腔镜技术通过培训班、手术演示和学术交流，迅速从大城市向中小城市推进，已进入了高速发展的黄金时代。微创技术在胃肠病的应用范围上已在逐步扩大，从良性病变的切除到恶性肿瘤的切除，腹腔镜辅助胃癌 D2 根治术已普遍开展。现在，我国腹腔镜胃肠道肿瘤手术已达到国际先进水平。此外，腹腔镜的操作技术还在不断创新，从多孔腹腔镜到单孔腹腔镜及自然腔道内镜，再发展到机器人辅助手术，现在胃肠手术采用机器人操作系统已在国内逐步应用。最近，在图像传输方面又做到了三维视觉效果，进一步提高了操作的准确度。

同样，微创理念及技术也体现在外科的其他领域。血管的腔内治疗使原本复杂的血管外科技术走向了微创化，以支架术成功地解决了胸腹主动脉瘤及主动脉夹层等严重病症，显著地降低了手术死亡率、减少了术后并发症，手术效果好，而且缩短了患者住院天数和康复时间。一些先天性心脏畸形，能通过置入腔内封堵器成功封闭病理性缺损，避免了开胸手术。胸部外科治疗中已逐步确立了经胸腔镜、纵隔镜及硬质气管镜的微创技术，成为胸外科的常规手术和核心业务。神经内镜的微创特性也受到业界的重视，初期以处理囊性病变，随后已逐步应用于垂体瘤、颅底脊索瘤等病变的切除。肾镜、腹腔镜及新型输尿管镜也已广泛应用于泌尿外科的各领域。总之，微创理念及其技术已经覆盖渗透到外科领域的几乎每个角落。

显然，微创化技术至今尚不可能替代所有的外科手术，还有相当多的仍然需要采用原来的术式。但随着许多优质的手术器械的成功开发和应用，这些复杂大手术的创伤程度也得到了明显的减轻。例如，采用超声刀进行组织解剖，在许多场合下能达到无血分离的效果，结扎止血步骤的显著减少，使手术时间大为缩短。利用新型的手术器械能使原来难度很高的手术过程变得简单而快捷，安全可靠。例如，在需要做胃肠道高位或低位吻合时采用胃肠吻合器等。

(二)深化整个围手术期康复外科的理念

加速康复外科(enhanced recovery after surgery，ERAS)是进入21世纪以来各国外科学者的研究热点之一，是针对择期手术患者所采取的围手术期综合措施。其内容是多方面的，包括对患者及家属的心理沟通、麻醉方式、微创技术、术中保温、术后镇痛、饮食管理、导管管理，以及积极的术后康复治疗等，措施多十余项。这些措施是从不同角度尽量减轻患者的应激反应，有效地保护器官功能，减少并发症，减少医疗费用，显著缩短患者的康复时间。资料主要来源于各种择期手术，包括疝修补术、开放性或腹腔镜胆囊切除术、结直肠切除术、肺切除术、颈动脉内膜切除术、前列腺切除术、乳房切除术、下肢动脉旁路术、骨关节手术及子宫手术等。病种和术式还在不断增加。

ERAS在对传统做法进行重新评价之后，所提出的一系列新措施具有很强的说服力，实践证明也确实有效。例如ERAS主张更多采用区域性麻醉(硬膜外麻醉、区域阻滞麻醉)，可阻断手术区域刺激信号的传入，阻止激活下丘脑-垂体-肾上腺轴，从而减轻患者的应激反应。区域性麻醉与全身麻醉比较，术后并发症发生率可有大幅度的降低。腹部术后不需常规放置鼻胃管，可以减轻患者的应激反应。结直肠手术前不主张常规采用机械性肠道准备。术前晚及术前2h主张分别口服2.5%糖水或果汁800mL及400mL，并不会发生麻醉时的误吸，而能降低术后胰岛素抵抗的程度。尽量减少手术区的导管放置，或缩短留置时间。术前充分的医患沟通，使术后早期下床活动成为可能。各种外科手术的微创化，包括内镜、介入等技术在临床上的广泛采用，显然更是ERAS强调的措施。

ERAS理念及措施应该贯穿在日常临床工作之中。

(三)亚专科的形成已逐步获得共识

21世纪以来，科技的高速发展使得知识量的倍增周期明显缩短。早先需一百多年，如今仅需数十天，知识量就会增加一倍。现在，每天都会有许多新信息涌现，人们可以通过网络等传媒迅速获得世界各地的研究发现及应用成果。面对知识猛增的时代，外科医师受精力和时间所限，已很难及时、全面地掌握各种疾病的新概念和新技术。另外，患者的需求也发生了改变，他们希望能找到特定领域的专家，而不是泛指的某专科的外科医师。由此，外科专业化的形成，即亚专科的设立已是必然趋势。例如，普通外科已逐步分解为乳房甲状腺外科、肝胆外科、胰腺外科、血管外科、胃肠外科及结直肠外科等小专科。骨科医师逐步分解为专长于脊柱外科、关节外科、手外科或骨肿瘤等亚专科。神经外科又分为专长于肿瘤性、血管性或功能性疾病等亚专科。这些专科医师不仅对专病的处理能力更高，而且各项诊治手段更为规范。事实证明，这种专科化的逐步形成能显著提高各种专病的临床疗效。他们在积累经验之后，又能在该领域内发展新的专业特色，把医疗质量进一步提高。随着专业化的形成，所在专业的医师很容易有知识、视野和思维的局限性，以致对复杂问题的判断、处理能力下降。为此，应该加强年轻医师的轮转培训。

（四）日趋完善的ICU是救治重症的核心力量

现代外科的进步和取得的成绩，离不开ICU所给予的支持和保证。我国已进入老年社会时代，年龄超过60岁的患者很多。这些患者常伴有器官功能不良，在实施外科处理时容易发生各种并发症，因此围手术期的恰当处理至关重要。ICU学科的发展，在推动外科进步中发挥了重要作用。原来由外科医师兼任ICU的时代已经过去，取而代之的是独立的ICU专科。专职的ICU医师具备复苏知识和处理各种疑难杂症的能力，对高危患者的围手术期处理已积累了丰富的经验。他们在严密的心肺功能监测下，可及时发现患者病情变化，有针对性地采取机械通气支持及抗休克容量治疗等措施。纠正内环境紊乱是他们的特长，又能酌情选用最佳的营养支持治疗方式及手段。ICU内诸多的设备能解决许多临床难题，例如，床旁支气管镜用于吸痰及肺不张的治疗，床旁胃镜用于术后胃出血的诊断及处理，质量较高的床旁超声仪可随时检查发现胸、腹腔异常积液、积脓并指导穿刺引流，床旁体外膜肺氧合仪（ECMO）能对可逆性心肺功能衰竭发挥积极的治疗效果，床旁超滤设备用于肾衰竭的治疗等。ICU内日趋完善的设备及专职医师在救治各外科专科重症、复杂病例中，发挥了非常重要的作用。

必须强调，外科医师应直接参与患者在ICU期间的整个治疗过程；术后，外科医师应在第一时间向ICU医师提供术中情况。患者在ICU的观察期间，一旦发生病情变化，由于外科医师熟悉其治疗全过程，容易识别并提出相应的对策。因此，只有外科医师与ICU医师密切合作，才可能使治疗方案达到最优程度。

（五）《指南》体现了学术水平，也是规范化的标尺

近几年来，各全国性学术机构根据国际公认的准则，陆续制订、修改了符合国情的诊治指南。各专业指南的建立都非常严谨，由全国最优秀的专家参与，经过较长时间的酝酿，汇集国内外已成熟的经验及结论，经过反复讨论，最后以最简洁而确切的叙述方式，表明对各种病情的分析判断，并提出诊治对策。由于所涉及的内容很具体、很细，因此“指南”大都是针对亚专科。以普通外科为例，有专门针对胃癌、结直肠癌诊治的“指南”，它系统地叙述了疾病的诊治流程、诊断方法、临床TNM分期、手术治疗原则与方法、术后并发症防治，以及放化疗原则与方法等内容。术前可用超声内镜、腹部CT增强扫描判断病变的临床 分期，作为选择术式的依据。胃肠道癌症的治疗至今仍然以手术切除作为首选措施。根据癌症极易经淋巴系统扩散转移的特性，在手术切除病灶的同时应扫除相应站别的淋巴组织。国内外学者经过多年的研究，确定了恰当的淋巴结清除范围，既达到根治目的，又避免过度的手术创伤。我国制订的指南为癌症手术的规范化提出了科学、权威的观点，成为临床医师为患者实施诊疗的准则，例如，强调胃癌的D2根治性切除原则，直肠癌的全系膜切除术原则等。指南对上述根治术的操作要点均有具体的规定。以胃癌为例，早期病例可行D1或D1+术式；临床常见的进展期病例，则应采用D2术式，即在切除病灶的同时，必须清除第二站淋巴结。规范的D2术式可使胃癌术后5年生存率达到50%左右。关于对D3术式的评价，也已有明确结论：由于前瞻性研究提示扩大手术并不能进一步提高疗效，反而会增加术后并发症，因此并不提倡。这种“指南”成为临床处理胃肠肿瘤患者的规范。

在外科的其他领域，如神经外科、胸心外科、骨科、泌尿外科等，都同样制订了相关学科(主要是其下属的分支专业)的临床指南。

所有临床工作都应遵循专业指南，已成为医务人员的一致共识。指南是临床工作规范化的标尺。

(六)转化医学推动基础研究成果应用于临床

转化医学是20世纪末提出的一个新概念，目的是促进基础研究成果向临床应用的转化。实际上这是个双向过程，是连接基础与临床的循环式的研究体系。它强调多学科参与和合作，建立标准化的样本库，构建现代化的科研平台。

迄今，利用转化医学研究成果在提高肿瘤治疗效果中最成功的范例当数胃肠道间质瘤(gastrointestinal stromal tumors，GIST)的靶向治疗。基础研究发现，*c-kit*基因突变是导致GIST发生的主要分子病因。实验研究又发现，分子靶向药物伊马替尼能选择性地阻断*c-kit*介导的下游信号转导，从而达到抑制肿瘤生长的效果。现在，原发局限性GIST采用外科手术结合围手术期伊马替尼靶向治疗的模式已基本确立。通常，靶向药物主要是用于不能手术切除或术后复发转移者。进一步的研究提示：并非所有间质瘤都适用，只有肿瘤组织的基因检测有*c-kit*外显子11突变、PDGFRA非*D842V*突变的患者才对伊马替尼敏感。此外，基于针对人表皮生长因子-2(HER-2)的曲妥珠单抗、针对人源性血管内皮生长因子(VEGF)的贝伐单抗，都已选择性应用于胃肠道肿瘤患者。这也是转化医学的成功范例。

(七)多学科综合治疗成为处理恶性肿瘤的新模式

为提高各种恶性肿瘤的生存率及其生活质量，并进一步提高治愈率，近年来提出了多学科综合治疗(multi-disciplinary treatment，MDT)的理念及措施。该理念主张肿瘤的治疗模式应该从单纯的手术切除转变成以手术治疗为主，以放疗、化疗和靶向治疗为辅的多学科综合治疗模式。MDT由肿瘤内外科、内镜科、影像科、介入科、病理科和化疗科等专科医师参与。通常是针对某一器官疾病而设立MDT团队，由相对稳定的专业和专家组成，有固定的会诊时间和地点。临床外科医师虽有手术处理的专长，但对于晚期或转移复发患者，究竟采用哪一种方案最为合适，常缺乏足够的知识和能力。只有发挥多学科的优势，才能制订恰当的治疗方案。化疗专家熟悉各种方案，会选择最佳药物及应用时机。什么时候使用靶向药物也需要专家认定。面对复杂的病情，MDT专家都会酌情做出个体化的方案。目前，各大医院都相继构建了MDT，参与门诊、住院患者的治疗方案的制订。

(八)交叉学科的新技术参与外科疾病的诊断和治疗

近几十年以来，临床其他许多学科的发展为外科的进步创造了良好条件。诊断方面，CT、MRI及彩超等设备的不断更新，使其对各种组织器官病变的识别能力显著提高，为外科提供了更为准确的诊断信息。

各种内镜的设备更新推动了临床应用的迅速发展。从软质镜的不断改进开发，到电子影像显示；从有效的止血设备(超声刀)到各种辅助器具的创新，内镜技术已达到操作方便、手段安全的高水平。从初期仅作为简单的观察病变的阶段，到当今已能施行各种手术的新阶段，其功能已有了极大的拓展。以消化内镜为例，内镜检查首先是完全替代了早先的胃肠道钡剂检查，成为早期胃肠癌最有效的诊断方法。其优势在于其不仅能发现微小的病变，还可以准确判断病变的范围、性质和深度，直接获得病理学证据更是其独特优势。现在，一些大医院还有放大内镜、色素内镜和超声内镜等设备，使诊断准确度更为提高。消化内镜除了应用于诊断，现在已经成为癌前病变及早期胃肠道癌的一种微创治疗手段。许多大医院已成功实行了如内镜黏膜切除术及内镜黏膜下剥离术等手术。对切除的完整组织标本做细致的病理学观察，判断其立体的各切缘是否有肿瘤累及，作为进一步处理的依据。内镜切除的最大优势是创伤小、患者术后康复快，深受医生和患者的欢迎。但作为肿瘤治疗的新手段，同样应遵循“根治”的原则，术前必须对病情做全面分析，准确掌握手术适应证，只有早期、局限的病灶才是内镜手术切除的指征。术中要精细操作，术后要注重并发症的防治，并应定期随访。上述每一步骤都非常重要，否则就不能获得理想效果。实践证明，普通外科医师直接参与内镜诊治过程是提高质量的重要因素。他们对术后并发症的发生有独特的敏感性，不仅容易及时发现，而且不必再通过耗时的会诊过程，就能及时、直接做相应处理(如应急的开腹手术)，从而为扭转病情赢得宝贵的时机。

心内科导管技术的拓展，现在能采用支架、填塞等方法解决某些心血管的狭窄或缺损问题，避免了原先的外科手术。介入学科的发展，为肿瘤治疗创造了另一新途径，具有很强的针对性，免除了某些手术引流及手术过程。放疗的设备已今非昔比，螺旋断层放射治疗系统(TOMO)具有高精度、同步多靶点和不良反应少等特点，成为晚期复发患者的治疗选择。

第二章　抗菌术和灭菌术

医院既是病原微生物集中的地方，又是抵抗力低的人群聚集的场所，相互接触的机会多，故医院内感染的发生率是比较高的。在外科领域，微生物可通过直接接触、飞沫传播和空气进入伤口，引起感染。针对这些感染原所采取的一系列措施即称无菌术，由抗菌术、灭菌术和一定的操作规则及管理制度所组成。无菌原则除了作为预防医院内获得性感染的必要措施外，目前已渗透到医院管理工作中，因此要求医务人员建立无菌概念，在诊疗工作中贯彻无菌原则，尽量避免和减少外科感染的发生。

抗菌术又称消毒法，多数是指应用化学方法清除或杀灭外科用品、体表皮肤黏膜及表浅体腔的有害微生物。抗菌术只是针对病原微生物和其他有害微生物，并不要求清除或杀灭所有微生物(如芽孢等)。抗菌术只要求将有害微生物的数量减少到无害的程度，而并不要求把所有的有害微生物全部杀灭。用于抗菌术的化学药物，称为消毒剂。用物理或化学的方法清除或杀灭一切活的微生物，包括致病性和非致病性的，称为灭菌术。从理论上讲，灭菌是绝对的而不是相对的，但从实际来看，一些微生物总是以有限的机会得以保留，灭菌术仅要求把微生物存活的概率减少到最低限度。灭菌术本身对各种接受灭菌的物品也有损害，如灭菌可以改变药品的成分，故其应用受到一定的限制，且实际上要做到完 全无菌是困难的。灭菌术常用的物理方法有热力灭菌、电离辐射灭菌、紫外线灭菌和过滤除菌等，常用的化学药品则有环氧乙烷、甲醛、戊二醛、乙型丙内酯和过氧乙酸等。凡能杀灭繁殖体型微生物及其芽孢的物理因子或药物均称灭菌剂，所有的灭菌剂应当是优良的消毒剂。

病原微生物广泛存在于空气、地面、墙壁和物品的表面(包括医疗器械)及病员或工作人员的体表，可以通过呼吸道、胃肠道、皮肤黏膜，或经过输血、输液、注射和手术等途径进入人体而引起感染。随着抗生素的普遍应用，使致病菌的耐药性、分布及其流行均有变化；同时，检查技术的改进，也使能辨认的菌种增多。金黄色葡萄球菌、表皮葡萄球菌和多种肠道细菌(包括大肠埃希菌、类杆菌、克雷伯菌、铜绿假单胞菌、链球菌、肠球菌、厌氧球菌和组织毒素梭状芽孢杆菌)都成为切口感染的致病菌，耐药菌株也增多。因此，实施无菌术防止手术切口感染，是降低手术感染率的基本措施，抗生素的使用并不能代替这一措施。

抗菌技术的产生和采用大大促进了外科学的发展，而抗生素的确是防治感染的一种有力措施。但在抗生素时代的今天，尚有不少外科医生不重视手术无菌技术，过分依赖抗生素的作用，甚至滥用抗生素，常导致产生多种抗药性菌株，其结果是医源性伤口感染率、肺炎及败血症等发生率显著上升。同时部分医生夸大抗生素的治疗效果，并作为弥补无菌术或手术上缺陷的一种手段。因此，这种错误观念如不彻底纠正，必将阻碍外科学的进一步发展。用于无菌术中的一切操作规则和管理制度不容忽视，它们与抗菌术和灭菌术具有同等重要的地位，是无菌术中不可缺少的组成部分。

第一节　外科灭菌和消毒法

一、热力灭菌和消毒法

(一)热力杀灭微生物的机制

热力是最古老、最有效的消毒灭菌法，可以杀灭各种微生物，但不同种类的微生物对热的耐受力不尽相同。如细菌繁殖体、真菌和酵母菌在湿热80℃经过5～10min可被杀死，而真菌孢子比其菌丝体耐热力强，于100℃经过30min才能杀灭。细菌芽孢的抗热力要比繁殖体强得多，如炭疽杆菌的繁殖体在80℃只能耐受2～3min，而其芽孢在湿热120℃经过10min才能杀灭。为了达到热力灭菌的目的，必须对不同抵抗力微生物的热力致死温度和时间有所了解。

热力杀灭微生物的基本原理是破坏微生物的蛋白质、核酸、细胞壁和细胞膜，从而导致其死亡。干热和湿热破坏蛋白质的机制是不同的。干热主要是通过氧化作用灭活微生物，而湿热使微生物的蛋白质凝固以致其死亡。在干热灭菌时，干燥的细胞不具备生命的功能，缺水更使酶无活力和内源性分解代谢停止，微生物死亡时仍无蛋白凝固的发生，死亡是由于氧化作用所致。湿热使蛋白质分子运动加速，互相撞击，肽链断裂，暴露于分子表面的疏水基结合成为较大的聚合体而发生凝固和沉淀。蛋白质凝固变性所需的温度随其含水量而异，含水量越多，凝固所需的温度越低。

影响热力杀灭微生物的外界因素很多，溶液的类型、pH、缓冲成分、氯化钠和阳离子等对热力消毒均有一定的影响。如pH＜6.0或＞8.0时，某些微生物对热的抵抗力降低；磷酸盐缓冲能降低芽孢对湿热的抵抗力；微生物在高浓度的氯化钠内加热，其抗热力降低；灭菌环境的相对湿度可决定微生物的含水量，相对湿度越高微生物的灭活率越大。此外，气压直接影响着水及蒸汽的温度，气压越高水的沸点越高，当然微生物的灭活率越大。表2-1提示不同温度下干、湿热灭菌所需的时间。

表2-1　不同温度下干、湿热灭菌所需的时间

灭菌方法	温度/℃	所需时间/min
干热	160	60
	170	40
	180	20
湿热(饱和蒸汽)	121	15
	126	10
	134	3

(二)干热消毒和灭菌

1.火焰烧灼

可以直接灭菌，火焰温度高，效果可靠，外科手术器械急用时可予烧灼灭菌，但器械易遭破坏。

2.干烤

干烤灭菌是在烤箱内进行的，适用于玻璃制品、金属制品、陶瓷制品以及不能用高压蒸汽灭菌的吸收性明胶海绵和油剂等物品，因为这些物品在高温下不会损坏、变质和蒸发，但不适用于纤维织物和塑料制品的灭菌。表 2-2 提示一些物品采用干热灭菌所需的温度和时间。对导热性差的物品，适当延长高温的持续时间；对有机物品，温度不宜过高，因为超过170℃就会碳化。

表 2-2 部分物品干热灭菌所需的温度和时间

物品	温度/℃	所需时间/min
眼科器械、锋利的刀剪	150	60
注射油剂	150	120
甘油、液状石蜡	150	120
凡士林、粉剂	160	60
试管、吸管、注射器	160	60
装在金属筒内的吸管	160	120

使用烤箱灭菌时，器械应先洗净，待完全干燥后再干烤。灭菌时间应从烤箱内达到所要求的温度时算起。物品包装不宜过大，粉剂和油剂不宜太厚，以利于热力穿透；物品之间留有空隙，以利于热空气对流。烤箱温度降至40℃以下再打开门，以防炸裂。

3.红外线辐射灭菌

红外线有较好的热效应，以 1～10μm 波长者最强，其灭菌所需温度和时间与用干热烤箱相同，可用于医疗器械的灭菌。

(三)湿热消毒和灭菌

1.煮沸

消毒实用、简便而经济。适用于金属器械、玻璃、搪瓷以及橡胶类等物品的消毒。橡皮、丝线及电木类物品可待水沸后放入，煮沸 10min；金属及搪瓷类物品在水沸后放入，煮沸15min；玻璃类物品 可先放入冷水或温水，待水沸后煮沸 20min。上述物品在水中煮沸至100℃，维持 10～20min，一般的细菌可被杀灭，但其芽孢至少需煮沸 1h，而有的甚至需数小时才能将其杀灭。煮沸消毒时，在水中加入增效剂可以提高效果。如在煮沸金属器械时加入碳酸氢钠，使成 1%碱性溶液，可将沸点提高至 105℃，消毒时间缩短至 10min，还可防止器械生锈。同样，0.2%甲醛、0.01%氯化汞和 0.5%肥皂水(指加入后的浓度)均可作为煮沸消毒的增效剂，选用时应注意其对物品的腐蚀性。

锐利刀剪煮沸后，其锋利性易受损害，最好采用干热烤箱灭菌。疑有芽孢菌污染的器械，改用高压蒸汽灭菌。

煮沸消毒时注意事项：①先洗净物品，易损坏的物品用纱布包好，放入水中，以免沸腾时互相碰撞。水面应高于物品，加盖。自水沸腾时开始计算时间。如中途加入其他物品，重新计算时间。②消毒注射器时，应拔出内芯，针筒和内芯分别用纱布包好。③接触肝炎患者的刀剪器械，应煮沸 30min。④高原地区气压低，沸点也低，一般海拔高度每增高 300m，消毒时间应延长 2min。故可改用压力锅[其蒸汽压力可达 1.3kgf/cm^2(121kPa)]进行煮沸消毒，最高温度可达124℃左右，10min后即可达到消毒目的。

2.低温蒸汽消毒

随着医学科学的不断发展，越来越多的医疗器械选用了不耐高温(121℃和134℃)的材质，从而灭菌方法不能选用高温高压蒸汽灭菌法，只能选用低温灭菌法。低温灭菌方法很多，在这几年中也发生了变化，由传统的化学消毒剂浸泡、熏蒸等方法发展到环氧乙烷(EO)、低温蒸汽甲醛灭菌(LTSF)和过氧化氢等离子等，目前已广泛用于怕高热器材的消毒，如各种内镜、塑料制品、橡胶制品、麻醉面罩和毛毡等。其原理是将蒸汽输入预先抽成真空的高压锅内，温度的高低则取决于气压的大小。因此，可以通过控制高压锅内的压力来精确地控制高压锅内蒸汽的温度。

低气压和低温度的蒸汽比相同温度的水有更大的消毒作用，这是因为蒸汽在凝结时释放出潜热，加强了消毒作用，而同样温度的水则没有潜热。例如，80℃的低温蒸汽，可以迅速杀灭非芽孢微生物，但对怕热物品无明显损害。如在通入蒸汽之前加入甲醛，更可用以杀灭芽孢。

如低温蒸汽甲醛灭菌设备与预真空压力蒸汽灭菌器相似，采用预真空或脉动真空程序和甲醛气体与蒸汽输送混合程序，在73～83℃负压蒸汽下进行灭菌，不同于甲醛熏蒸，利用专门的设备精确控制甲醇加入的剂量、温度、湿度、作用时间、作用压力与作用状态，是常见的低温灭菌方法之一。它操作方便，容易掌握；周转时间快，1个周期4～6h，作用速度能满足器材周转；容易穿透包装至深处，特别是管腔，灭菌效果佳，能杀灭所有微生物，包括芽孢；对器材的包装、功能无损害；对人安全无害，无物质污染环境；操作简易，短期培训即可掌握；运行成本低；监测方便，灭菌的物品质量得到了保证，降低医院感染率，满足了临床对灭菌物品的要求。

3.高压蒸汽灭菌

高压灭菌器有两大类：一种是较为先进的程控预真空压力蒸汽灭菌器，国外发达国家多已采用。灭菌器装有抽气机，用以通入蒸汽前先抽真空，便于蒸汽穿透。它具有灭菌时间短和损害物品轻微的优点，在物品安放拥挤和重叠情况下仍能达到灭菌，甚至有盖容器内的物品也可灭菌。整个灭菌过程采用程序控制，既节省人力又稳定可靠。国内最近投产JWZK-12A型程控预真空压力蒸汽灭菌柜，性能良好。灭菌时最低真空度为8.0kPa(60mmHg)，最高温度为132～136℃。

另一种是目前广泛使用的下排气式高压灭菌器，其下部设有排气孔，用以排出内部的冷空气。分有手提式、立式和卧式等类型。手提式是小型灭菌器，全重12kg左右。立式是老式高压锅，使用时需加水16L左右。卧式高压灭菌器可处理大件物品，最为常用。结构上有单扉式和双扉式两种，后者有前、后两个门，分别供放入和取出物品之用。灭菌室由两层壁组成，中有夹套，蒸汽进入灭菌室内，积聚而产生压力。蒸汽的压力升高，温度也随之升高。蒸汽压达103.95～137.29kPa(1.06～1.40kgf/cm^2)时，温度上升至121～126℃，维持30min，能杀灭包括耐热的细菌芽孢在内的一切微生物，达到灭菌目的。

(1)适用范围：适用于各种布类、敷料、被服、金属器械和搪瓷用品的灭菌。对注射器及易破碎的玻璃用品，宜用干热灭菌。而油脂、蜡、凡士林、软膏和滑石粉等不易被蒸汽穿透的物品灭菌效果差。另外，一切不能耐受高温、高压和潮气的物品，如吸收性明胶海绵、塑料制品、橡胶和精密仪器等，可用环氧乙烷等消毒。

(2)使用方法：灭菌物品均须适当包装，以防取出后污染。物品包装不宜过大，每件不宜超过 30cm×30cm×50cm，各包件之间留有空隙，以利于蒸汽流通。瓶、罐、器皿应去盖后侧放。灭菌开始时，先关闭器门，使蒸汽进入夹套，在达到所需的控制压力后，旋开冷凝阀少许，使冷凝水和空气从灭菌室内排出。再开放总阀，使蒸汽进入灭菌室。在灭菌室温度表达到所需温度时开始计算灭菌时间，不同物品灭菌所需时间、温度和压力见表 2-3。

表 2-3 高压蒸汽灭菌所需的时间、温度和压力

物品种类	所需时间/min	蒸汽压力/kPa(kgf/in^2)	表压/kPa(lb/in^2)	饱和蒸汽相对温度/℃
橡胶类	15	103.95～107.87(1.06～1.10)	103～110(15～16)	121
敷料类	30～45	103.95～136.93(1.06～1.40)	103～137(15～20)	121～126
器械类	10	103.95～136.93(1.06～1.40)	103～137(15～20)	121～126
器皿类	15	103.95～136.93(1.06～1.40)	103～137(15～20)	121～126
瓶装溶液类	20～40	103.95～136.93(1.06～1.40)	103～137(15～20)	121～126

到达灭菌所需时间后，应即熄火或关闭进气阀，逐渐开放排气阀，缓缓放出蒸汽，使室内压力下降至 0。灭菌物品为敷料包、器械、金属用具等，可采用快速排气法。如灭菌物品是瓶装药液，不宜减压过快，以免药液沸腾或喷出瓶外。将门打开，再等 10～15min 后取出已灭菌的物品，利用余热和蒸发作用来烤干物品包裹。

(3)高压蒸汽灭菌效果的测定：

1)热电偶测试法：使用时将热电偶的热敏电极插入物品包内，通过电流的变化反应测出作用温度，可从温度记录仪描出的记录纸上观察整个灭菌过程中的温度曲线。新式高压蒸汽灭菌器都带有热电偶和温度记录仪的装置。

2)留点温度计测试法：留点温度计的最高温度指示为 160℃，使用时先将其水银柱甩到 50℃以下，放在灭菌物品内，灭菌完毕后方可取出观察温度计数，是其缺点。

3)化学指示剂测试法：将一些熔点接近于高压灭菌所需温度的化学物质晶体粉末装入小玻璃管内，在火上封闭管口，做成指示管。灭菌时将指示管放入物品内，灭菌完毕取出指示管，如其中化学物质已经熔化，说明灭菌室内的温度达到了指示管所指示的温度。常用化学物质的熔点：安息香酸酚为 110℃，安替比林为 111～113℃，乙酰苯胺为 113～115℃，琥珀酸酐为 118～120℃，苯甲酸为 121～123℃，芪(二苯乙烯)为 124℃，硫黄粉的熔点为 121℃，但国内多数医院所用的硫黄熔点为 114～116℃，最低者仅 111.2℃，可见硫黄熔点法判断高压灭菌的效果是不可靠的。

1982 年上海市卫生防疫站研制了一种变色管，在 2%琼脂内加入 1%NTC(新三氮四氯)，趁热吸取 1mL 左右置入耐高压小玻璃管内，封口备用。使用时将其放入物品最难达到灭菌的部位。当灭菌室内压力达到 6.8kg(15lb)，温度达到(120±1)℃并维持 15min 后，指示管内无色琼脂变为紫蓝色物质。若灭菌温度和时间未达到要求，则不会变色。

4)微生物学测试法：国际通用的热力灭菌试验代表菌株为脂肪嗜热杆菌芽孢，煮沸 100℃致死时间为 300min；高压蒸汽 121℃致死时间是 12min，132℃致死时间为 2min；干

热 160℃致死时间为 30min，180℃致死时间为 5min。制成菌片，套入小封套，置入灭菌物品内部。灭菌完毕后，取出菌片，接种于溴甲酚紫蛋白胨液体培养管内，56℃下培养 24～48h，观察结果。培养后颜色不变，液体无浑浊，说明芽孢已被杀灭，达到了灭菌要求。若变成黄色，液体浑浊，说明芽孢未被杀灭，灭菌失败。

5)纸片测试法：现多采用 Attest™ 生物指示剂。高压蒸汽灭菌所用生物指示剂是以脂肪嗜热杆菌芽孢制备，干热灭菌和环氧乙烷灭菌所用生物指示剂则是以枯草杆菌黑色变种芽孢制备。

二、紫外线辐射消毒法

紫外线属电磁波辐射，其波长范围约为 328～210nm，其最大杀菌作用为 240～280nm。现代水银蒸汽灯发射的紫外线 90%以上的波长在 253.7nm。紫外线所释放的能量低，所以它的穿透能力较弱，杀菌力不及其他辐射。具有灭菌作用的紫外线主要作用于微生物的 DNA，使 1 条 DNA 链上的相邻胸腺嘧啶键结合成二聚体而形成一种特殊的连接，使微生物 DNA 失去转化能力而死亡。

临床上采用紫外线灯对空气进行消毒。在室内有人的情况下，为防止损害人的健康，灯的功率平均每立方米不超过 1W。一般在每 10～15m^2面积的室内安装 30W 紫外线灯管 1 支，每日照射 3～4 次，每次照射 2h，间隔 1h，并通风，以减少臭氧，经照射，空气中微生物可减少 50%～70%。在无人的室内，灯的功率可增加到每 m^3 为 2～2.5W，照射 1h 以上。紫外线强度和杀菌效能主要有：硅锌矿石荧光法、紫外线辐射仪测定、紫外线摄谱仪法和平皿培养对比法 4 种。

紫外线用于污染表面的消毒时，灯管距污染表面不宜超过 1m，所需时间 30min 左右，消毒有效区为灯管周围 1.5～2.0m 处。

三、微波灭菌法

研究表明微波灭菌与其热效应和非热效应相关，后者包括电磁场效应、量子效应和超电导作用。微波的热效应是指当微波通过介质时，使极性分子旋转摆动，离子及带电粒子也作来回运动产热，从而使细胞内分子结构发生变化而死亡。但其热效应的消毒作用必须在一定含水量条件才能显示出来。微波灭菌作用迅速、所需温度低(100℃)、物品表面受热均匀，为灭菌提供了新的途径，有着广泛的应用前景，现已用于食品、注射用水和安瓿及口腔科器械的灭菌。

四、电离辐射灭菌法

利用 γ 射线、伦琴射线或电子辐射能穿透物品，杀灭微生物的低温灭菌方法，称之为电离辐射灭菌。电离辐射灭菌的辐射源分两类：放射性核素 ^{60}钴 γ 辐射装置源和粒子加速器。电离辐射灭菌法的灭菌作用除与射线激发电子直接作用于微生物 DNA 外，尚与射线引起细胞内水解离产生的自由基 OH 间接作用于 DNA 有关。灭菌彻底，无残留毒性，保留时间长、破坏性小。适用于不耐热物品的灭菌，如手术缝线、器械、辅料、一次性塑料制品、人造血管和人工瓣膜及药物的灭菌。电离辐射灭菌是 20 世纪 90 年代后发达国家最为常用的灭菌方法。

五、化学药品消毒法

(一)醛类消毒剂

1.甲醛

通过阻抑细菌核蛋白的合成而抑制细胞分裂，并通过竞争反应阻止甲硫氨酸的合成导致微生物的死亡，且能破坏细菌的毒素。甲醛对细菌繁殖体、芽孢、分枝杆菌、真菌和病毒等各种微生物都有高效的杀灭作用，对肉毒杆菌毒素和葡萄球菌肠毒素亦有破坏作用，用 50g/L 甲醛水溶液作用 30min 可将其完全破坏。含 37%～40%甲醛水溶液(福尔马林)，能杀灭细菌、病毒、真菌和芽孢。10%甲醛溶液可用作外科器械的消毒，浸泡 1h 后，用水充分冲洗。

甲醛气体熏蒸有两种用途：一是在一般性密封的消毒病室，用量为甲醛溶液 18～20mL/m^3，加热水，用氧化剂(高锰酸钾 9～10g/m^3 或漂白粉 12～16g/m^3)使其气化。甲醛溶液的用量可依室内物品多少做适当调整。密闭消毒 4～6h 后，通风换气。二是用密闭的甲醛气体消毒间(或消毒箱)处理怕热、怕湿和易腐蚀的受污染物品。甲醛溶液的用量为 80mL/m^3，加热水 40mL/m^3、高锰酸钾 40g/m^3 或漂白粉 60g/m^3。密封消毒 4～6h，如为芽孢菌，延长为 12～24h。

2.戊二醛

杀菌谱广、高效、快速、刺激性和腐蚀性小，被誉为继甲醇、环氯乙烷之后的第三代消毒剂。自发现戊二醛有明显的杀芽孢活性以来，许多科学家对其理化特性、杀菌活性、杀菌机制和毒性进行了广泛而深入的研究，研究表明戊二醛具有杀菌谱广、高效、刺激性小、腐蚀性弱、低毒安全、易溶于水和稳定性好等优点。由于戊二醛类消毒剂价格低廉和独特的优点，作为一种高效消毒剂和灭菌剂已在国内医院广泛应用于内镜等不耐热易腐蚀的医疗器械灭菌；其杀菌作用主要依赖其分子结构中的两个自由丙醛作用于微生物的蛋白质及其他成分。

市售品为 25%～50%酸性溶液，性质稳定。用时加水稀释成 2%溶液。如加碳酸氢钠使成碱性溶液(pH 7.5～8.5)，则杀菌力增强，但稳定性差，储存时间不超过 3 天，宜现用现配。常用 2%碱性戊二醛浸泡 10～30min(一般病菌和真菌为 5min，结核菌和病毒为 10min，芽孢菌为 30min)，可达到消毒目的。但当其含量下降到 1.98%±0.01%时，灭菌剂已失去有效杀菌及抑菌能力，通过对手术室使用中戊二醛 pH 监测发现，戊二醛被激活后 pH 保持在 7.30～7.60，具有强大的灭菌活性。通过 2 个周期悬液定量杀菌试验，证实戊二醛对大肠埃希菌及金黄色葡萄球菌有较好的杀灭作用，当使用至第 32 天时，戊二醛已不能有效杀灭白色念珠菌，却仍可对大肠埃希菌及金黄色葡萄球菌进行有效杀灭。因此，手术室使用中戊二醛消毒时限应为 32 天。

(二)烷基化气体消毒剂

本类消毒剂是一类主要通过对微生物的蛋白质、DNA 和 RNA 的烷基化作用而将微生物灭活的消毒剂，杀菌谱广、杀菌力强，其杀灭细菌繁殖体和芽孢所需的时间非常接近。环氧乙烷是其中一个代表，环氧乙烷穿透力强，不损坏物品，消毒后迅速挥发，不留毒性。适用于怕热、怕潮的精密器械和电子仪器，以及照相机、软片、书籍的消毒。

环氧乙烷为易挥发和易燃液体，遇明火燃烧爆炸，如与二氧化碳或氟利昂混合，则失去爆炸性。本品需装在密封容器或药瓶中。先将物品放入丁基橡胶尼龙布袋（84cm×52cm）中，挤出空气，扎紧袋口，将袋底部胶管与药瓶接通，开放通气阀，并将药瓶置于温水盆中，促进其气化。待尼龙布袋鼓足气体后，关闭阀门，隔 10min 再加药 1 次，两次共加药 50～60mL。取下药瓶，用塑料塞塞住通气胶管口，在室温放置 8h，打开尼龙布袋，取出消毒物品，通风 1h，让环氧乙烷挥发后即可使用。

环氧乙烷用量一般为 1.5mL/L（1335mg/L），在消毒 16～24h，在 25～30℃消毒 2h。

本品应放阴凉、通风、无火电源处，轻取轻放，贮存温度不可超过 35℃。本品对皮肤、黏膜刺激性强，吸入可损害呼吸道。

（三）含氯消毒剂

含氯消毒剂的杀菌机制包括次氯酸的氧化作用、新生氧作用和氯化作用，其中以次氯酸的氧化作用最为重要。漂白粉是此类消毒剂的杰出代表。适用于食具、便器、痰盂、粪、尿及生活污水等的消毒。通常加水配成 20%澄清液备用。临用时再稀释成 0.2%～0.5%澄清液。加入硼酸、碳酸氢钠配制成达金溶液、优索儿可用于切口冲洗，尤其是已化脓切口。

（四）过氧化物类消毒剂

本类消毒剂杀菌能力较强，易溶于水，使用方便，可分解成无毒成分。其中过氧乙酸杀菌谱广、高效、快速。市售品为 20%或 40%溶液，消毒皮肤及手时用 0.1%～0.2%溶液，浸泡 1～2min；黏膜消毒用 0.02%溶液；物品消毒用 0.042%～0.2%溶液，浸泡 20～30min；杀芽孢菌用 1%溶液，浸泡 30min。空气消毒用 20%溶液（$0.75g/m^3$），在密闭室内加热蒸发 1h，保持室温 18℃以上、相对湿度 70%～90%。污水消毒用 100mg/L，1h 后排放。高浓度过氧乙酸（浓度＞20%）有毒性，易燃易爆，并有腐蚀性。

（五）醇类消毒剂

醇类消毒剂的杀菌作用机制主要为变性作用，干扰微生物代谢和溶解作用。醇类可作为增效剂，协同其他化学消毒剂杀菌。乙醇能迅速杀灭多种细菌及真菌，对芽孢菌无效，对病毒作用甚差。皮肤消毒用 70%乙醇擦拭。本品不宜用作外科手术器械的消毒。

（六）酚类消毒剂

酚作为原生质的毒素，能穿透和破坏细胞壁，进而凝集沉淀微生物蛋白质而致死亡，而低浓度酚和高分子酚的衍生物则能灭活细菌的主要酶系统而致细菌死亡。

1.苯酚（石炭酸）

由于对组织的强力腐蚀性和刺激性，苯酚已很少用作消毒剂，仅供术中破坏囊壁上皮和涂抹阑尾残端之用。

2.煤酚

皂溶液能杀灭多种细菌，包括铜绿假单胞菌及结核分枝杆菌，但对芽孢菌作用弱。擦抹家具、门窗及地面用 2%～5%溶液；消毒器械用 2%溶液，浸泡 15～30min，用水洗净后再使用。因酚类可污染水源，已逐被其他消毒剂所替代。

酚类消毒剂被卤化后能增强杀菌作用，其中六氯酚是国外医院中用得较多的一种皮肤消毒剂。

（七）季铵盐类消毒剂

是一类人工合成的表面活性剂或洗净剂，可改变细胞的渗透性，使菌体破裂；又具有良好的表面活性作用，聚集于菌体表面，影响其新陈代谢；还可灭活细菌体内多种酶系统。本类包括苯扎溴铵溶液(新洁尔灭)、度米芬和消毒净等品种，以前两者使用较多。能杀灭多种细菌及真菌，但对革兰阴性杆菌及肠道病毒作用弱，且对结核分枝杆菌及芽孢菌无效。性质稳定，无刺激性。

苯扎溴铵溶液和度米芬消毒创面及黏膜用0.01%～0.05%溶液，消毒皮肤用0.02%～0.1%溶液；消毒手用0.1%溶液，浸泡5min；冲洗阴道、膀胱用1：20000～1：10000的水溶液。消毒刀片、剪刀、缝针用0.01%溶液，如在1000mL苯扎溴铵溶液中加医用亚硝酸钠5g，配成防锈苯扎溴铵溶液，更有防止金属器械生锈的作用。药液宜每周更换1次，注意勿与肥皂溶液混合，以免减弱消毒效果。

(八)碘及其他含碘消毒剂

碘元素可直接卤化菌体蛋白，产生沉淀，使微生物死亡，结合碘由于其渗透性能加强了含碘消毒剂的杀菌效果。

1.碘酊

常用为2%～2.5%碘酊。用于消毒皮肤，待干后再用70%乙醇擦除。会阴、阴囊和口腔黏膜处禁用。

2.碘附

是碘与表面活性剂的不定型结合物，表面活性剂起载体与助溶的作用，碘附在溶液中逐渐释出碘，以保持较长时间的杀菌作用，一般可持续4h。

聚维酮碘(PVP-Ⅰ)是通过聚维酮与碘结合而制成，具有一般碘制剂的杀菌能力，易溶于水。含有效碘1%的水溶液可用于皮肤的消毒，含有效碘0.05%～0.15%的水溶液用作黏膜的消毒。用含有效碘0.75%的肥皂制剂可用作术者手臂以及手术区皮肤的消毒。

近期已用固相法制成固体碘附，含有效碘20%，加入稳定剂和增效剂，大大加强其杀菌能力，且便于储存和运输。

(九)其他制剂

1.器械消毒溶液

由苯酚20g、甘油226mL、95%乙醇26mL、碳酸氢钠10g，加蒸馏水至1000mL配成，用作消毒锐利手术器械，浸泡15min。

2.氯己定(洗必泰，双氯苯双胍己烷)

是广谱消毒剂。能迅速吸附于细胞表面，破坏细胞膜，并能抑制细菌脱氢酶的活性，杀灭革兰阳性和阴性细菌繁殖体和真菌，但对结核分枝杆菌和芽孢菌仅有抑制作用。本品为白色粉末，难溶于水，多制成盐酸盐、醋酸盐与葡萄糖酸盐使用。病房喷雾消毒用0.1%溶液，每日2～3次，每次约数分钟。外科洗手及皮肤消毒用0.5%氯己定乙醇擦洗，创面及黏膜冲洗用0.05%水溶液。金属器械的消毒用0.1%水溶液，浸泡30min，如加入0.5%亚硝酸钠也有防锈作用。

3.诗乐液

由双氯苯胍己烷、戊二醛等制成的一种高效复合刷手液，具有迅速、持久的杀菌效应。可迅速杀灭甲、乙型肝炎病毒，对金黄色葡萄球菌、大肠埃希菌、铜绿假单胞菌和真菌均有极强的杀灭作用。pH为6.8～7.2，无刺激、无毒，可用于手术者手臂消毒，亦可用于手术器械消毒。急用时直接用原液浸泡 2min，平时可稀释至 5 倍，浸泡 5min，用无菌水冲净。

4.爱护佳液

以 1%葡萄糖酸氯己定和 61%乙醇为主要有效成分的消毒液，可杀灭肠道致病菌、化脓性球菌和致病性酵母菌，适用于手术前医护人员手的消毒。

第二节 手术室的灭菌和消毒

手术室的灭菌和消毒是一个很重要的问题。从手术室的建筑要求、布局以及一些管理制度都要有利于实施灭菌和巩固效果。如手术室内要划分清洁区、消毒区、污染区，并分别建立感染手术室、无菌手术室和五官科手术室。应采用牢固和耐洗的材料建造室顶和墙壁，以便于清洁；墙角做成弧形，以免灰尘堆积；地面有一定的倾斜度，低处留有排水孔，以便尽快排出冲洗地面的水。限制参观手术人员的数目。凡患有急性感染和上呼吸道感染者，不得进入手术室。进入手术室的人员必须换上手术室专用的清洁衣裤、鞋帽和口罩。定期清洁和彻底大扫除制度极为重要。

(一)空气消毒

消除空气中的微生物，可应用紫外线照射、化学药物蒸熏和过滤等方法。

1.紫外线照射消毒

见前节有关内容。

2.药物蒸熏消毒

(1)乳酸消毒法：在一般清洁手术后，开窗通风 1h，按 100m^3 空间，将 80%乳酸 120mL 倒入锅内，加等量的水，置于三脚架上，架下点一酒精灯，待蒸发完后熄火，紧闭门窗 30min 后再打开通风。在铜绿假单胞菌感染手术后，先用乳酸进行空气消毒，1～2h 后进行扫除，用 1：1000 苯扎溴铵溶液擦洗室内物品，开窗通风 1h。

(2)甲醛消毒法：用于破伤风、气性坏疽手术后。按每立方米空间用 40%甲醛溶液 2mL 和高锰酸钾 1g 计算，将甲醛溶液倒入高锰酸钾内，即产生蒸气，12h 后开窗通风。

3.过滤除菌法

空气滤器通常用纤维素酯、玻璃棉、玻璃棉纤维的混合物、含树脂的氟化碳、丙烯酸黏合剂等制成。装有空气调节设备者，空调机的滤过装置要定期做细菌学检查。目前广泛运用各种净化装置，其结构包括污染空气的进入、前置过滤、高效过滤、净化空间和气流排出等程序。净化气流的方向有垂直层流式和水平层流式两种。凡达到 100 级的洁净技术，即允许含尘量为 100 颗/0.3048m^3(3.5 颗/L)，粒径为 0.5μm，才符合空气消毒的要求。

(二)手术器械、用品的消毒和灭菌

见前节有关内容。

(三)感染手术后手套、敷料和器械的处理

如表 2-4 所示。

表 2-4 感染手术后手套、敷料和器械的处理

手术种类	手套、敷料的处理	器械的处理
化脓性感染手术	1：1000 苯扎溴铵溶液浸泡 1～2h	1：1000 苯扎溴铵溶液清洗后煮沸 10min 锐利器械可浸泡 1～2h
铜绿假单胞菌感染手术	1：1000 苯扎溴铵溶液浸泡 1～3h	1：1000 苯扎溴铵溶液浸泡 1～2h，煮沸 10min。锐利器械可浸泡 2h
破伤风、气性坏疽手术后	1：1000 苯扎溴铵溶液浸泡 4h	1：1000 苯扎溴铵溶液浸泡 2h，煮沸 20min。锐利器械可浸泡 4h
乙型肝炎抗原阳性患者手术后	2%戊二醛溶液或 0.2%过氧乙酸溶液浸泡 1h	2%戊二醛溶液或 0.2%过氧乙酸溶液浸泡 1h
人免疫缺陷病毒（HIV）阳性感染手术后	焚烧	高压蒸汽（121℃）15min，或（126℃）10min；干热（160℃）2h；煮沸（100℃）10～30min

第三节 手术人员的准备

手术人员手臂皮肤清洁与消毒，通常采用机械清洁法+化学消毒和单纯化学消毒法，前者主要指用普通肥皂洗手并刷手后涂布新型灭菌剂或 0.5%碘伏消毒液，后者则仅以自来水清洗双手臂后再涂布灭菌剂消毒液，其后再穿无菌衣和戴无菌手套。有报道认为，以自来水清洗手臂后涂抹 0.5%碘伏组的手部皮肤细菌检出率显著高于以 0.5%碘伏刷手后再涂抹碘伏组，认为刷手比洗手方法对细菌清除率要高。虽然目前沿用多年的肥皂刷手法逐渐被化学灭菌法所代替，但其基本原则仍应遵守。认真洗手是控制医院感染的一项重要措施，是对患者和医务人员双向保护的有效手段。

（一）洗手法

1.准备工作

（1）先更换洗手衣、裤、鞋。要脱去套衫，内衣的衣领和衣袖要卷入洗手衣内。

（2）戴好无菌口罩和帽子。口罩须遮住鼻孔；帽子要盖住全部头发，不使外露。

（3）修剪指甲。

（4）手臂皮肤有化脓性感染者，不能参加手术。

2.刷洗手、手臂

（1）用肥皂洗去手、手臂的污垢和油脂。

（2）如用乙醇浸泡消毒者，取无菌刷蘸肥皂冻按下列顺序依次刷洗手、手臂 3 遍，共约 10min：先刷指尖甲缝、手指、指蹼，然后刷手掌、手背、腕、前臂直至肘上 10cm 处。刷洗时，双手稍抬高；两侧交替刷洗，一侧刷洗完毕后，取手指朝上、肘部朝下的姿势，用清

水冲掉手臂上的肥皂沫。

(3)全部刷洗完毕后，用无菌小毛巾的一面依次擦干一侧的手、腕、前臂和肘部，取其另一面擦干另一侧的手臂。擦过肘部的毛巾不能再擦手部。

3.消毒手、手臂

(1)乙醇浸泡法：将手臂浸泡在70%乙醇内5min，浸泡范围至肘上6cm处。浸泡毕，取手指朝上、肘部朝下的姿势(如拱手姿势)沥干乙醇，也可取无菌毛巾擦干。

(2)苯扎溴铵浸泡法：刷手、手臂一遍。按上述方法将手臂浸泡在0.1%苯扎溴铵溶液内5min，并取小毛巾轻轻擦洗皮肤。浸泡完毕，取出手臂，呈拱手姿势，令其自然干燥。

(3)碘附洗手法：用含有效碘1%的吡咯烷酮碘刷手、手臂3min，流水冲净，再取少许刷手、手臂7min，流水冲净后即可穿戴无菌手术衣和手套。

(4)诗乐液洗手法：手术前用清水冲洗手臂，勿用肥皂，然后取诗乐洗手液3～5mL刷洗手臂，3min后用流水冲净。取无菌毛巾擦干手臂，再取0.5～1mL揉搓双手、腕部和前臂，晾干2min后穿戴手术衣和手套。

(5)爱护佳液洗手法：手术前用普通肥皂液清洗双手及前臂，擦干后，取5～6mL按通常洗手方法，擦洗双手及前臂3～6min，自然晾干后即可穿手术衣。

4.连续手术时的洗手法

(1)在施行无菌手术后，需接连进行另一手术时，由他人解开衣带，将手术衣向内翻转脱下。脱衣袖时，顺带将手套上部翻转于手上。戴手套的右手伸入左手套返折部(不能接触皮肤)，脱下左手套；未戴手套的左手拿右手套的贴皮肤面(不能接触手套的外面)，脱下手套。重刷手、手臂一遍，按同法进行浸泡或取碘附、诗乐洗手液擦手一遍。

(2)在施行污染手术后，需连续进行另一手术时，重新刷洗手及手臂消毒。

(二)戴手套

1.戴干手套法

先穿手术衣，后戴手套。双手可沾滑石粉少许，按图2-1所示戴上手套。注意在未戴手套前，手不能接触手套的外面；已戴手套后，手不能接触皮肤。最后，用无菌盐水冲净手套上的滑石粉。

2.戴湿手套法

先戴手套，后穿手术衣。戴手套方法如图2-2所示。注意戴好手套后，要抬手使手套内积水顺腕部流出。

(三)穿手术衣

穿手术衣的方法如图2-3所示。注意将手术衣袖压于手套腕部之内。

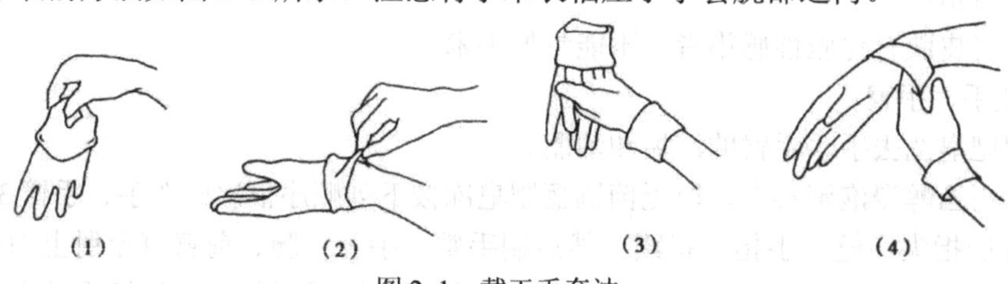

图2-1　戴干手套法

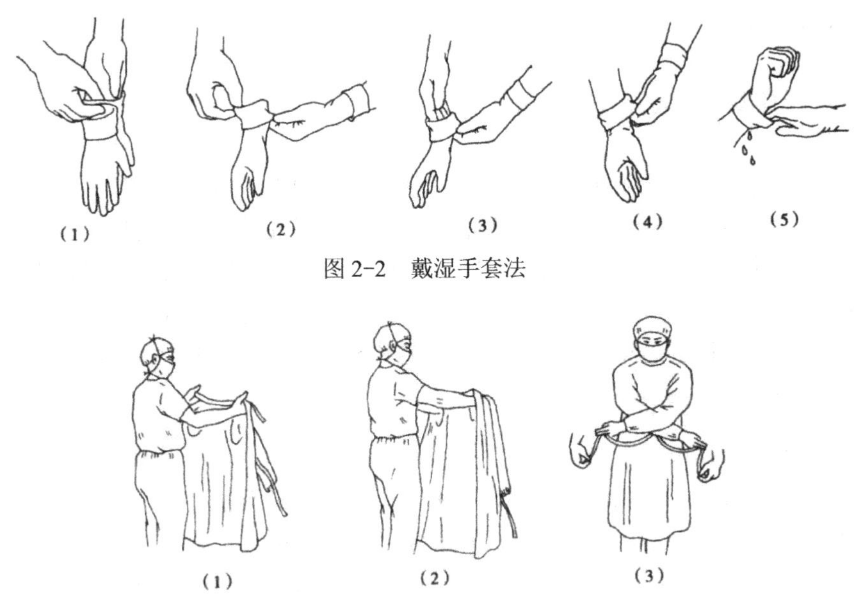

图 2-2 戴湿手套法

图 2-3 穿手术衣步骤

(1)手提衣领两端抖开全衣 (2)两手伸入衣袖中 (3)提出腰带，由他人系带

第四节 手术区的准备

一、手术区皮肤消毒

手术区域皮肤准备，除急症外，需于手术前完成。颅脑手术须于当日早晨或手术前一日下午剃光头发。手术区皮肤消毒的用药：均先用乙醚或汽油拭净皮肤上的油脂或胶布粘贴的残迹。

术前备皮可以降低手术切口被皮肤及毛发本身所携带的细菌污染的概率，降低术后切口感染的可能性。目前国内外常用的备皮方法有剃毛备皮法、脱毛剂备皮法、脱毛备皮法、不剃毛备皮法。常用的备皮用具有刮胡安全刀片、脱毛剂或电动剃毛器。清洁皮肤及剃毛备皮后皮肤细菌检出率可降至 20%～60%，提示清洁皮肤可以降低皮肤表皮携带细菌数量，且备皮时间与手术时间越近越好；手术日早晨用刮胡刀片备皮组感染率 6.4%，电动剃毛器备皮的感染率仅为 1.8%。对于剃毛与不剃毛备皮研究发现，不剃毛备皮组术后切口感染率低于剃毛备皮组。且脱毛剂对金黄色葡萄球菌、大肠埃希菌及铜绿假单胞菌等常见致病菌有一定的抗菌作用。因此提倡用电动剃毛器或化学脱毛法备皮。但需注意的是，无论使用何种备皮用具(刮胡安全刀或电动剃毛器)都必须严格消毒。在使用化学脱毛剂前需做皮肤过敏试验。

1.碘酊

用 2.5%～3%碘酊涂搽皮肤，待碘酊干后，以 70%乙醇将碘酊搽净 2 次。

2.苯扎溴铵酊或氯己定酊

适用于婴儿面部皮肤、口腔黏膜、肛门和外生殖器等处的消毒。用 0.1%苯扎溴铵酊或氯己定酊涂擦2次。

3.PVP碘

用0.75%吡咯烷酮碘涂擦2次。

4.点尔康

有多种商品名，均为碘附制剂。涂擦手术区域皮肤2次，不用乙醇。

注意事项：涂擦上述药液时，应由手术区中心部向四周涂擦。如为感染伤口或肛门等处手术时，应自手术区外周涂向感染伤口或会阴肛门处。皮肤消毒范围要包括手术切口周围15cm的区域。已接触污染部位的纱布，不得接触清洁区。皮肤消毒时应注意夹持纱布的钳头要始终朝下，以防接触污染区后的消毒液流到钳柄再反流到皮肤污染术区。

二、铺无菌单，保护手术野

小手术仅盖一块孔巾。对较大手术，须铺盖无菌巾、单等。除手术野外，至少要铺盖两层布单。顺序是由相对不洁区如下腹部、会阴部或操作者的对面开始，最后铺自己同侧，先铺4块小单，并用巾钳固定，防止移动；如果铺巾的位置不对则只可由内向外移，而不能由外向内移。然后再铺中单，中单铺好后，最后铺大单。大单头侧应盖过麻醉架，两边及足侧应超过手术台边缘30cm。铺好大单后，术区皮肤贴无菌塑料薄膜，应注意要与皮肤贴紧密，防止气泡及皱褶，可防止皮肤上及毛孔深部残存细菌污染切口。

第五节　手术中的无菌规则

为了保证达到手术进行中的无菌要求，参加手术的人员应自觉遵守下列规则。任何人发现或被指出违反无菌技术时，必须立即纠正，不得强辩。

(1)严格遵守前述的无菌规则，包括戴口罩和帽子的要求。

(2)手术衣的背部、肩部和脐平面以下区域均为有菌区，故不得在术者身后或脐平面以下传递器械。

(3)虽经刷洗和消毒，手在未戴上手套之前不得接触手术衣和器械桌上任何灭菌物品。

(4)手术台边缘以下的无菌单，也是有菌区，不得用手接触。

(5)术中发现手套破损，应及时更换。布类品一经潮湿即可以有细菌通过，必须另加无菌巾覆盖。如衣袖为汗水浸湿或污染时，应另加无菌袖套。

(6)放置在器械桌上的灭菌敷料和器械，虽未使用或无污染，也不能放回无菌容器中，须重新灭菌处理后再使用。

(7)切开或缝合皮肤之前，均需再次消毒皮肤；腹部手术进腹后，先行腹膜保护再进行下一步操作；肿瘤及污染手术，要用纱布保护好切口；切开空腔脏器前，先用纱布保护好周围组织，防止污染，切开处应注意消毒。术中已污染的器械，须另放于弯盘内，不得重新用于无菌区。

(8)在手术过程中，同侧手术人员如需调换位置时，应先退一步，转过身，背对背地转到另一位置，以防污染。

(9)术中应避免强力呼气、咳嗽、喷嚏，不得已时须旋转头部，背向无菌区。更不应大声嬉谈。

(10)参观手术人员不得太靠近手术人员，不要随意走动。

第六节 手术室设计的基本要求

手术室设计的基本要求应以符合无菌原则为主，以使用方便和适合实际情况为准，不能一味求大求多。手术室应严格划分三区即无菌区、清洁区、污染区，其目的是控制无菌手术的范围及卫生程序，减少各区之间的相互干扰，使各区手术间的空气质量达到国家的手术安全净化标准，防止院内感染。因此，手术室应提供工作人员出入口、患者出入口、敷料出入口三条专线，明确非限制区、半限制区和限制区。一个合格的手术室设计应从以下几方面考虑。

一、手术室的位置和朝向

(1)理想的手术室应设在大楼的顶层，较为安静、清洁。如运送患者条件较差，可设在大楼的中间，便于接送患者。位置应邻近外科病室、血库、放射科和病理科，能够迅速取血、摄片和病理切片检验等。

(2)手术室的方向以朝北为佳，因北面光线柔和，手术时可避免直接光的照射，方便手术野的对光。如不能朝北，朝南则可，采用茶色玻璃或窗玻璃涂上深色油漆及其他遮光措施，问题可大部分解决。

二、手术室的数目及其面积

新建手术室间数可按全院外科病床数×0.03 计算。

手术室的面积有四种：①特大手术室：面积为 55～70m^2，放置体外循环设备或激光机，供心脏手术、腹腔镜或激光手术之用。②大手术室：面积为 36m^2，放置备用医疗仪器，如手术显微镜等。③中手术室：面积以 25m^2 为宜，多供腹部手术之用。④小手术室：面积在 20～22m^2，供内镜检查、清创、下腹部手术之用。

大、中、小手术室的比例结构应是呈橄榄形的。医院若不设立心脏外科，就不建特大手术室。若医院以创伤外科(包括脑外科)为重点，大手术室则可稍多一些。

三、设计要求

1.要专设无菌区

有菌手术区和无菌手术区应分开，满足进行不同种类的手术，尽可能减少对手术的影响。

2.手术室的三条流程

①工作人员流程：入口－换鞋－更衣室(附带休息室、淋浴间)－洗手间－手术室－记录室－淋浴间－更衣室－换鞋－出口。②患者流程：患者随推床进入手术室前要经过几十米甚至上百米的距离，所黏附到的尘埃和细菌甚多，污染了手术室，这一问题必须引起注意，要加强措施，如在拖车路途中铺设湿毯等。③器械流程：器械－洗涤－处理－消毒－贮存(无菌物品贮存室)－手术室，这里需要严格遵守手术室工作制度。

手术后医疗废弃物的处理：医疗废物应与无菌物品分开放置，尤其是对回收物品回收的管理，避免与无菌物品相混淆，做到定位、定数量、定专人负责、定时清理、定时检查。使用后的一次性废物严格按照国家颁布的《医疗废物管理条例》要求，用黄色垃圾袋进行分类包装，并从污染出口运出。禁止手术垃圾、敷料、标本带至其他手术间及清洁区。

3.手术室的入口处理

入口处理是保证清污路线的一个重要关口。处理得好，清污分明；处理不好，清污混淆。入口设计一定要解决好男女医护人员的换鞋、领取消毒衣帽、更衣、患者推床出入、干净尚未消毒敷料的收受等。

4.手术间

需有两扇门，一扇大门供患者推车出入，另一扇边门供工作人员出入。

5.地面、墙面及屋顶用料

手术室的地面材料宜用浅绿色、浅米色或乳白色水磨石，便于冲洗，亦易寻找失落的缝针。手术间的地面应该可以导电，可避免挥发性麻醉剂的爆炸等。墙面宜用浅色瓷砖或水磨石，避免用油漆。屋顶或顶棚更不宜用石灰或油漆，以免受潮起皮而飘落在手术台上。近年用尿醛胶合板做顶棚，涂泡立水，无起皮之患。

四、手术室的空调

城市手术室一般有空调，设计参数是室温 23～26℃，相对湿度 55%～60%。空调装置有下列几种形式。

1.单位冷气机

有窗台式和立柜式两种，一般不能补充新鲜空气，适用于小型医院和门诊手术室。

2.集中式冷气装置

用风道把冷风送至手术室，风管送风系统必须分为几组，使每组供应的手术室间数不致过多，须将无菌手术室和有菌手术室严格分开，以免交叉感染。风管及设备要经常消毒，一般可在风机前散发福尔马林，吹向手术室，使整个空间都能得到消毒。

3.净化装置

使室内空气自动调节，并经初、中、高级过滤，以控制室内的湿度、温度和尘埃的含量。可选择各种气流和换气次数，使空气达到净化的一定级别。空气净化的方式可分为如下。

(1)乱流式：采用一般空调系统，在送风口上设高效过滤器装置。

(2)层流式：是指经过高度净化的空气，使形成的一种细薄的气流，以均匀的速度向同一方向输送，不形成涡流。层流又分垂直和水平层流两种，前者由顶棚过滤送风，下部两侧回风；后者由手术台前吹出经过过滤净化空气，使气流呈水平型，并沿墙侧或围墙返回机组的回风口。经过高效过滤器的超净层流，洁净度可达 99.98%。如利用层流空调方式洁净手术室，每小时换气 500～600 次，感染率可以接近于零。

第三章　外科患者的体液和酸碱平衡失调

正常体液容量、渗透压及电解质含量是维持机体正常代谢、内环境稳定和各器官功能正常的基本保证。疾病、禁食、创伤及手术等均可能导致体内水、电解质和酸碱平衡失调，如何处理水、电解质及酸碱平衡失调是外科患者治疗的一个重要内容。本章主要阐述外科疾病时，水、电解质及酸碱平衡失调的病因、病理生理改变、代偿机制、临床表现、诊断及治疗措施。

第一节　概述

保持机体正常的体液容量、渗透压及电解质含量具有重要意义，是物质代谢和各器官功能正常进行的基本保证。认识创伤、手术及许多外科疾病所导致的体液平衡及酸碱平衡失调，首先必须充分理解并掌握一些基本问题。

体液的主要成分是水和电解质，其量与性别、年龄及体形(胖瘦)有关。肌肉组织含水量较高(75%～80%)，而脂肪细胞则不含水分。由于男性的体脂含量少于女性，因此成年男性的体液量约为体重的60%，而成年女性的体液量约占体重的50%，两者均有±15%的变化幅度。小儿的脂肪较少，故体液量所占体重的比例较高，新生儿可达体重的80%。随着年龄增大，体内脂肪也逐渐增多，14岁之后体液所占比例已与成年人相差不多。超过60岁的男、女性的体液量均减少，约降至54%和46%。

体液可分为细胞内液和细胞外液，男性细胞内液约占体重的40%，绝大部分存在于骨骼肌中；女性的细胞内液约占体重的35%。男、女性的细胞外液均占体重的20%。细胞外液又分为血浆和组织间液两部分，血浆量约占体重的5%，组织间液量约占体重的15%。绝大部分的组织间液能迅速地与血管内液体或细胞内液进行交换并取得平衡，这在维持机体的水和电解质平衡方面具有重要作用，故又可称为功能性细胞外液。另有一小部分组织间液仅有缓慢地交换和取得平衡的能力，它们具有各自的功能，但在维持体液平衡方面的作用甚小，故可称其为无功能性细胞外液。结缔组织液和所谓透细胞液，如脑脊液、关节液和消化液等，都属于无功能性细胞外液。无功能性细胞外液约占体重的1%～2%，占组织间液的10%左右。某些体液虽属无功能性细胞外液，但其变化仍会导致机体水、电解质和酸碱平衡的明显失调。最典型的就是胃肠消化液，其大量丢失可造成体液量及其成分的明显变化，这种病理变化在外科很常见。

细胞外液和细胞内液中所含的离子成分有很大不同。细胞外液中最主要的阳离子是Na^+，主要的阴离子是Cl^-、HCO_3^-和蛋白质。细胞内液中的主要阳离子是K^+和Mg^{2+}，主要阴离子是HPO_4^{2-}和蛋白质。细胞外液和细胞内液的渗透压相等，为正常血浆渗透压290～310mmol/L。保持渗透压的稳定，是维持细胞内、外液平衡的基本保证。

体液及渗透压的稳定由神经-内分泌系统调节。体液的正常渗透压通过下丘脑-垂体-肾上腺系统来恢复和维持，血容量的恢复和维持则是通过肾素-醛固酮系统。此两系统共同作用于肾脏，调节水及钠等电解质的吸收及排泄，从而达到维持体液平衡、保持内环境稳定之目的。当血容量下降或平均动脉压下降10%，即可刺激抗利尿激素的分泌，使水、钠的吸收增加，以恢复血容量。血容量与渗透压相比，前者对机体更为重要。所以当血容量锐减又兼有血浆渗透压降低时，前者对抗利尿激素的促进分泌作用远远强于低渗透压对抗利尿激素分泌的抑制作用，其目的是优先保持和恢复血容量，使重要器官的灌流和氧供得到保证。

在体内丧失水分时，细胞外液的渗透压升高，可刺激下丘脑-垂体-肾上腺系统，产生口渴反应，机体主动增加饮水。抗利尿激素的分泌增加使远曲小管和集合管上皮细胞对水分的再吸收加强，于是尿量减少，水分被保留在体内，使已升高的细胞外液渗透压降至正常。反之，体内水分增多时，细胞外液渗透压即降低。口渴反应被抑制，并且因抗利尿激素的分泌减少，使远曲小管和集合管上皮细胞对水分的再吸收减少，排出体内多余的水分，使已降低的细胞外液渗透压回升至正常。抗利尿激素分泌的这种反应十分敏感，只要血浆渗透压较正常有±2%的变化，该激素的分泌亦有相应的变化，最终使机体水分能保持动态平衡。

此外，肾小球旁细胞分泌的肾素和肾上腺皮质分泌的醛固酮也参与体液平衡的调节。当血容量减少和血压下降时，可刺激肾素分泌增加，进而刺激肾上腺皮质增加醛固酮的分泌。后者可促进远曲小管对 Na^+的再吸收和 K^+、H^+的排泄。随着 Na^+再吸收的增加，水的再吸收也增多，这样就可使已降低的细胞外液量增加至正常。

酸碱度适宜的体液环境是机体进行正常生理活动和代谢过程的需要。通常，人的体液保持着一定的 H^+浓度，亦即是保持着一定的 pH(动脉血浆 pH 为 7.40±0.05)。但是人体在代谢过程中，不断产生酸性物质，也产生碱性物质，这将使体液中的 H^+浓度经常有所变动。为了使血浆中 H^+浓度仅在很小的范围内变动，人体对酸碱的调节是通过体液的缓冲系统、肺的 呼吸和肾的排泄而完成。

血液中的缓冲系统以 HCO_3^-/H_2CO_3 最为重要。HCO_3^-的正常值平均为24mmol/L，H_2CO_3 平均为 1.2mmol/L（HCO_3^-/H_2CO_3 比值= 24/1.2=20：1）。只要 HCO_3^-/H_2CO_3 的比值保持为20：1，即使 HCO_3^-及 H_2CO_3 的绝对值有高低，血浆的 pH 仍然能保持在 7.40。从调节酸碱平衡角度，肺的呼吸对酸碱平衡的调节作用主要是经肺将 CO_2 排出，使血 $PaCO_2$ 下降，即调节了血中的 H_2CO_3。如果机体的呼吸功能失常，就可引起酸碱平衡紊乱，也会影响其对酸碱平衡紊乱的代偿能力。另外，肾脏在酸碱平衡调节系统中的重要作用是通过改变排出固定酸及保留碱性物质的量，来维持正常的血浆 HCO_3^-浓度，使血浆 pH 不变。如果肾功能有异常，可影响其对酸碱平衡的正常调节，而且本身也会引起酸碱平衡紊乱。肾脏调节酸碱平衡的机制为：Na^+-H^+交换，排 H^+；HCO_3^-重吸收；产生 NH_3 并与 H^+结合成 NH_4^+排出；尿的酸化，排 H^+。

第二节 体液代谢的失调

体液平衡失调可有容量失调、浓度失调和成分失调三种表现。容量失调是指等渗性体液的减少或增加，只引起细胞外液容量的变化，而细胞内液容量无明显改变。等渗性缺水就是典型的容量失调。浓度失调是指细胞外液中的水分有增加或减少，以致渗透微粒的浓度发生改变，也即是渗透压发生改变。由于钠离子构成细胞外液渗透微粒的90%，此时发生的浓度失调就表现为低钠血症或高钠血症。细胞外液中其他离子的浓度改变虽也能产生各自的病理生理影响，但因渗透微粒的数量少，不会明显影响细胞外液渗透压，仅造成成分失调，如低钾血症或高钾血症，低钙血症或高钙血症。广义而言，酸中毒或碱中毒也属于成分失调。

一、水和钠的代谢紊乱

在细胞外液中，水和钠的关系非常密切，故一旦发生代谢紊乱，缺水和失钠常同时存在。不同原因引起的水和钠的代谢紊乱，在缺水和失钠的程度上会有所不同，既可水和钠按比例丧失，也可缺水少于缺钠，或缺水多于缺钠。这些不同缺失的形式所引起的病理生理变化以及临床表现也就各有不同。各种类型水、钠代谢紊乱的特征见表 3-1。

表 3-1　不同类型缺水的特征

缺水表现	丢失成分	典型病症	临床表现	实验室检查
等渗性	等比 Na、H_2O	肠瘘	舌干，不渴	血浓缩
低渗性	Na＞H_2O	慢性肠梗阻	神志不太清醒，不渴	血钠↓
高渗性	H_2O＞Na	食管癌梗阻	有口渴	血钠↑

(一)等渗性缺水

等渗性缺水又称急性缺水或混合性缺水。这种缺水在外科患者最易发生，此时水和钠成比例地丧失，因此血清钠仍在正常范围，细胞外液的渗透压也可保持正常。但等渗性缺水可造失的液体为等渗，细胞外液的渗透压基本不变，细胞内液并不会代偿性向细胞外间隙转移。因此细胞内液的量一般不发生变化。但如果这种体液丧失持续时间较久，细胞内液也将逐渐外移，随同细胞外液一起丧失，以致引起细胞缺水。机体对等渗性缺水的代偿机制是肾入球小动脉壁的压力感受器受到管内压力下降的刺激，以及肾小球滤过率下降所致的远曲小管液内 Na^+的减少。这些可引起肾素-醛固酮系统的兴奋，醛固酮的分泌增加。醛固酮促进远曲小管对钠的再吸收，随钠一同被再吸收的水量也有增加，从而代偿性地使细胞外液量回升。

1.病因

常见的病因有：①消化液的急性丧失，如肠外瘘、大量呕吐等。②体液丧失在感染区或软组织内，如腹腔内或腹膜后感染、肠梗阻、烧伤等。其丧失的体液的成分与细胞外液基本相同。

2.临床表现

临床症状有恶心、厌食、乏力、少尿等，但不口渴。体征包括舌干燥，眼窝凹陷，皮肤干燥、松弛等。若在短期内体液丧失量达到体重的 5%，即丧失 25%细胞外液，患者则会出现脉搏细速、肢端湿冷、血压不稳定或下降等血容量不足之症状。当体液继续丧失达体重的 6%～7%时(相当于丧失细胞外液的 30%～35%)，则有更严重的休克表现。休克的微循环障碍必然导致酸性代谢产物的大量产生和积聚，因此常伴发代谢性酸中毒。如果患者丧失的体液主要为胃液，因有 H^+的大量丧失，则可伴发代谢性碱中毒。

3.诊断

大多有消化液或其他体液大量丧失的病史，每日的失液量越大，失液持续时间越长，症状就越明显。因此，依据病史和临床表现常可确定诊断。实验室检查可发现有血液浓缩现象，包括红细胞计数、血红蛋白量和血细胞比容均明显增高。血清 Na^+、Cl^-等一般无明显降低，尿比重增高，动脉血血气分析可判别是否有酸(碱)中毒存在。

4.治疗

原发病的治疗十分重要，若能消除病因，则缺水将很容易纠正。对等渗性缺水的治疗，是针对性地纠正其细胞外液的减少。可静脉滴注平衡盐溶液或等渗盐水，使血容量得到尽快补充。对已有脉搏细速和血压下降等症状者，表示细胞外液的丧失量已达体重的5%，需从静脉快速滴注上述溶液约3000mL(按体重60kg计算)，以恢复其血容量。注意所输注的液体应该是含钠的等渗液，如果输注不含钠的葡萄糖溶液则会导致低钠血症。另外，静脉快速输注上述液体时必须监测心脏功能，包括心率、中心静脉压或肺动脉楔压等。对血容量不足表现不明显者，可给患者上述用量的1/2～2/3，即1500～2000mL，以补充缺水、缺钠量。此外，还应补给日需要水量2000mL和氯化钠4.5g。

平衡盐溶液的电解质含量和血浆内含量相近，用来治疗等渗性缺水比较理想。目前常用的平衡盐溶液有乳酸钠与复方氯化钠(1.86%乳酸钠溶液和复方氯化钠溶液之比为1：2)的混合液，以及碳酸氢钠与等渗盐水(1.25%碳酸氢钠溶液和等渗盐水之比为1：2)的混合液两种。如果单用等渗盐水，因溶液中的Cl^-含量比血清Cl^-含量高50mmol/L(Cl^-含量分别为154mmol/L及103mmol/L)，大量输入后有导致血Cl^-过高，引起高氯性酸中毒的危险。

在纠正缺水后，排钾量会有所增加，血清K^+浓度也因细胞外液量的增加而被稀释降低，故应注意预防低钾血症的发生。一般在血容量补充使尿量达40mL/h后，补钾即应开始。

(二)低渗性缺水

低渗性缺水又称慢性缺水或继发性缺水。此时水和钠同时缺失，但失钠多于缺水，故血清钠低于正常范围，细胞外液呈低渗状态。机体的代偿机制表现为抗利尿激素的分泌减少，使水在肾小管内的再吸收减少，尿量排出增多，从而提高细胞外液的渗透压。但这样会使细胞外液总量更为减少，于是细胞间液进入血液循环，以部分地补偿血容量。为避免循环血量的再减少，机体将不再顾及渗透压的维持。肾素-醛固酮系统发生兴奋，使肾减少排钠，增加Cl^-和水的再吸收。血容量下降又会刺激神经垂体，使抗利尿激素分泌增多，水再吸收增加，出现少尿。如血容量继续减少，上述代偿功能无法维持血容量时，将出现休克。

1.病因

主要病因有：①胃肠道消化液持续性丢失，例如反复呕吐、长期胃肠减压引流或慢性肠梗阻，以致大量钠随消化液而排出。②大创面的慢性渗液。③应用排钠利尿剂如氯噻酮、依他尼酸(利尿酸)等时，未注意补给适量的钠盐，以致体内缺钠程度多于缺水。④等渗性缺水治疗时补充水分过多。

2.临床表现

低渗性缺水的临床表现随缺钠程度而不同。一般均无口渴感，常见症状有恶心、呕吐、头晕、视觉模糊、软弱无力、起立时容易晕倒等。当循环血量明显下降时，肾的滤过量相应减少，以致体内代谢产物潴留，可出现神志淡漠、肌痉挛性疼痛、腱反射减弱和昏迷等。

根据缺钠程度，低渗性缺水可分为三度：轻度缺钠者血钠浓度在135mmol/L以下，患者感觉疲乏、头晕、手足麻木。尿中Na^+减少。中度缺钠者血钠浓度在130mmol/L以下，患者除有上述症状外，尚有恶心、呕吐、脉搏细速，血压不稳定或下降，脉压变小，浅静脉萎陷，视力模糊，站立性晕倒。尿量少，尿中几乎不含钠和氯。重度缺钠者血钠浓度在120mmol/L

以下，患者神志不清，肌痉挛性抽痛，腱反射减弱或消失；出现木僵，甚至昏迷。常发生休克。

3.诊断

如患者有上述特点的体液丢失病史和临床表现，可初步诊断为低渗性缺水。进一步的检查如下。①尿液检查：尿比重常在1.01以下，尿Na^+和Cl^-常明显减少。②血钠测定：血钠浓度低于135mmol/L，表明有低钠血症。血钠浓度越低，病情越重。③红细胞计数、血红蛋白量、血细胞比容及血尿素氮值均有升高。

4.治疗

应积极处理致病原因。针对低渗性缺水时细胞外液缺钠多于缺水的血容量不足的情况，应静脉输注含盐溶液或高渗盐水，以纠正细胞外液的低渗状态和补充血容量。静脉输液原则是：输注速度应先快后慢，总输入量应分次完成。每8～12h根据临床表现及检测资料，包括血Na^+、Cl^-浓度、动脉血血气分析和中心静脉压等，随时调整输液计划。

以17mmol Na^+相当于1g钠盐计算，补氯化钠量约为21g。当天先补1/2量，即10.5g，加每天正常需要量4.5g，共计15g。以输注5%葡萄糖盐水1500mL即可基本完成。此外还应补给日需液体量2000mL。其余的一半钠，可在第二天补给。

必须强调，临床上完全依靠任何公式决定补钠量是不可取的，公式仅用于估计补钠安全剂量。一般先补充缺钠量的一部分，以解除急性症状，使血容量有所纠正。肾功能亦有望得到改善，为进一步的纠正创造条件。如果将计算的补钠总量全部快速输入，可能造成血容量过高，对心功能不全者将非常危险。所以应采取分次纠正并监测临床表现及血钠浓度的方法。

重度缺钠出现休克者，应先补足血容量，以改善微循环和组织器官的灌注。晶体液（复方乳酸氯化钠溶液、等渗盐水）和胶体溶液（羟乙基淀粉、右旋糖酐和血浆）都可应用。但晶体液的用量一般要比胶体液用量大2～3倍。然后可静脉滴注高渗盐水（一般为5%氯化钠溶液）200～300mL，尽快纠正血钠过低，以进一步恢复细胞外液量和渗透压，使水从水肿的细胞中外移。但输注高渗盐水时应严格控制滴速，每小时不应超过150mL，以后根据病情及血钠浓度再调整治疗方案。

在补充血容量和钠盐后，由于机体的代偿调节功能，合并存在的酸中毒常可同时得到纠正，所以不需在一开始就用碱性药物治疗。如经动脉血血气分析测定，酸中毒仍未完全纠正，则可静脉滴注5%碳酸氢钠溶液100～200mL。以后视病情纠正程度再决定治疗方案。在尿量达到40mL/h后，同样要注意钾盐的补充。

（三）高渗性缺水

高渗性缺水又称原发性缺水。虽有水和钠的同时丢失，但因缺水更多，故血清钠高于正常范围，细胞外液的渗透压升高。严重的缺水、可使细胞内液移向细胞外间隙，结果导致细胞内、外液量都有减少。最后，由于脑细胞缺水而导致脑功能障碍的严重后果。机体对高渗性缺水的代偿机制是：高渗状态刺激位于视丘下部的口渴中枢，患者感到口渴而饮水，使体内水分增加，以降低细胞外液渗透压。另外，细胞外液的高渗状态可引起抗利尿激素分泌增多，使肾小管对水的再吸收增加，尿量减少，也可使细胞外液的渗透压降低和恢复其容量。如缺水加重致循环血量显著减少，又会引起醛固酮分泌增加，加强对钠和水的再吸收，以维持血容量。

1.病因

主要病因为：①摄入水分不足，如食管癌致吞咽困难，重危患者的给水不足，经鼻胃管或空肠造瘘管给予高浓度肠内营养溶液等。②水分丧失过多，如高热大量出汗(汗中含氯化钠0.25%)、大面积烧伤暴露疗法、糖尿病未控制致大量尿液排出等。

2.临床表现

缺水程度不同，症状亦不同。可将高渗性缺水分为三度：轻度缺水者除口渴外，无其他症状，缺水量为体重的2%～4%；中度缺水者有极度口渴，有乏力、尿少和尿比重增高，唇舌干燥，皮肤失去弹性，眼窝下陷，常有烦躁不安，缺水量为体重的4%～6%；重度缺水者除上述症状外，出现躁狂、幻觉、谵妄，甚至昏迷，缺水量超过体重的6%。

3.诊断

病史和临床表现有助于高渗性缺水的诊断。实验室检查的异常包括：①尿比重高。②红细胞计数、血红蛋白量、血细胞比容轻度升高。③血钠浓度升高至150mmol/L以上。

4.治疗

解除病因同样重要。无法口服的患者，可静脉滴注5%葡萄糖溶液或低渗0.45%氯化钠溶液，补充已丧失的液体。所需补充液体量可先根据临床表现，估计丧失水量占体重的百分比。然后按每丧失体重的1%补液400～500mL计算。为避免输入过量而致血容量的过分扩张及水中毒，计算所得的补水量一般可分在2天内补给。治疗1天后应监测全身情况及血钠浓度，酌情调整次日的补给量。此外，补液量中还应包括每天正常需要量2000mL。

应该注意，高渗性缺水者实际上也有缺钠，只是因为缺水更多，才使血钠浓度升高。如果在纠正时只补充水分，可能后来又会出现低钠血症。如需纠正同时存在的缺钾，可在尿量超过40mL/h后补钾。经上述补液治疗后若仍存在酸中毒，可酌情补充碳酸氢钠溶液。

(四)水中毒

水中毒又称稀释性低钠血症，临床上较少发生，指机体的摄入水总量超过了排出水量，以致水分在体内潴留，引起血浆渗透压下降和循环血量增多。病因有：①各种原因所致的抗利尿激素分泌过多。②肾功能不全，排尿能力下降。③机体摄入水分过多或接受过多的静脉输液。此时，细胞外液量明显增加，血清钠浓度降低，渗透压亦下降。

1.临床表现

急性水中毒的发病急骤。水过多所致的脑细胞肿胀可造成颅内压升高，引起一系列神经、精神症状，如头痛、嗜睡、躁动、精神紊乱、定向能力失常、谵妄，甚至昏迷。若发生脑疝则出现相应的神经定位体征。慢性水中毒的症状往往被原发疾病的症状所掩盖。可有软弱无力、恶心、呕吐、嗜睡等。体重明显增加，皮肤苍白而湿润。

实验室检查可发现：红细胞计数、血红蛋白量、血细胞比容和血浆蛋白量均降低；血浆渗透压降低，以及红细胞平均容积增加和红细胞平均血红蛋白浓度降低。提示细胞内、外液量均增加。

2.治疗

水中毒一经诊断，应立即停止水分摄入。程度较轻者，在机体排出多余的水分后，水中毒即可解除。程度严重者，除禁水外还需用利尿剂以促进水分的排出。一般可用渗透性利尿剂，如20%甘露醇或25%山梨醇200mL静脉内快速滴注(20min内滴完)，可减轻脑细胞水肿和增加水分排出。也可静脉注射袢利尿剂，如呋塞米和依他尼酸。

对于水中毒，预防显得更重要。有许多因素容易引起抗利尿激素的分泌过多，例如疼痛、失血、休克、创伤及大手术等。对于这类患者的输液治疗，应注意避免过量。急性肾功能不全和慢性心功能不全者，更应严格限制入水量。

二、体内钾的异常

钾是机体重要的矿物质之一，体内钾总含量的98%存在于细胞内，是细胞内最主要的电解质。细胞外液中的钾含量仅是总量的2%，但却十分重要。正常血钾浓度为3.5～5.5mmol/L。钾有许多重要的生理功能：参与、维持细胞的正常代谢，维持细胞内液的渗透压和酸碱平衡，维持神经肌肉组织的兴奋性，以及维持心肌正常功能等。钾的代谢异常有低钾血症和高钾血症，以前者为常见。

(一)低钾血症

血钾浓度低于3.5mmol/L为低钾血症。缺钾或低钾血症的常见原因有：①长期进食不足。②应用呋塞米、依他尼酸等利尿剂，肾小管性酸中毒，急性肾衰竭的多尿期，以及盐皮质激素(醛固酮)过多使肾排出钾过多。③补液患者长期接受不含钾盐的液体，或静脉营养液中钾盐补充不足。④呕吐、持续胃肠减压、肠瘘等，钾从肾外途径丢失。⑤钾向组织内转移，见于大量输注葡萄糖和胰岛素，或代谢性、呼吸性碱中毒者。

1.临床表现

最早的临床表现是肌无力，先是四肢软弱无力，以后可延及躯干和呼吸肌，一旦呼吸肌受累，可致呼吸困难或窒息。还可有弛缓性瘫痪(软瘫)、腱反射减退或消失。患者有厌食、恶心、呕吐和腹胀、肠蠕动消失等肠麻痹表现。心脏受累主要表现为传导阻滞和节律异常。典型的心电图改变为早期出现T波降低、变平或倒置，随后出现ST段降低、QT间期延长和U波。但并非每个患者都有心电图改变，故不应单凭心电图异常来诊断低钾血症。应该注意，低钾血症的临床表现有时可以很不明显，特别是当患者伴有严重的细胞外液减少时，临床表现主要是缺水、缺钠所致的症状。但当缺水被纠正之后，由于钾浓度被进一步稀释，即会出现低钾血症之症状。此外，低钾血症可致代谢性碱中毒，这是由于一方面K^+由细胞内移出，与Na^+、H^+的交换增加(每移出3个K^+，即有2个Na^+和1个H^+移入细胞内)，使细胞外液的H^+浓度降低；另外，远曲肾小管Na^+、K^+交换减少，Na^+、H^+交换增加，使排H^+增多，这两方面的作用即可使患者发生低钾性碱中毒。此时，尿却呈酸性，即反常性酸性尿。

2.诊断

根据病史和临床表现即可做低钾血症的诊断。血钾浓度低于3.5mmol/L有诊断意义。心电图检查可作为辅助性诊断手段。

3.治疗

通过积极处理造成低钾血症的病因，较易纠正低钾血症。临床上判断缺钾的程度很难。虽有根据血清钾测定结果来计算补钾量的方法，但其实用价值很小。通常是采取分次补钾，边治疗边观察的方法。外科的低钾血症者常无法口服钾剂，都需经静脉补给。补钾量可参考血钾浓度降低程度，每天补钾40～80mmol不等。以每克氯化钾等于13.4mmol钾计算，约每天补氯化钾 3～6g。少数低钾血症患者，上述补钾量往往无法纠正低钾血症，需要增加补充的钾量，每天可能高达 100～200mmol。静脉补充钾有浓度及速度的限制，每升输液中含钾量不宜超过 40mmol(相当于氯化钾 3g)，溶液应缓慢滴注，输入钾量应控制在 20mmol/h 以下。因为细胞外液的钾总量仅 60mmol，如果含钾溶液输入过快，血清钾浓度可能短期内增高许多，将有致命的危险。如果患者伴有休克，应先输给晶体液及胶体液，尽快恢复其血容量。待尿量超过 40mL/h 后，再静脉补充钾。临床上常用的钾制剂是 10%氯化钾，这种制剂除能补钾外，还有其他作用。

如上所述，低钾血症常伴有细胞外液的碱中毒，在补氯化钾后，其中的 Cl^-则有助于减轻碱中毒。此外，氯缺乏还会影响肾的保钾能力，所以输注氯化钾，不仅补充了 K^+，还可增强肾的保钾作用，有利于低钾血症的治疗。由于补钾量是分次给予，因此要完成纠正体内的缺钾，常需连续治疗 3～5 天。

(二)高钾血症

血钾浓度超过 5.5mmol/L 即为高钾血症。常见的原因为：①进入体内(或血液内)的钾量太多，如口服或静脉输入氯化钾，使用含钾药物，以及大量输入保存期较久的库血等。②肾排钾功能减退，如急性及慢性肾衰竭；应用保钾利尿剂如螺内酯(安体舒通）、氨苯蝶啶等；盐皮质激素不足，等等。③细胞内钾的移出，如溶血、组织损伤(如挤压综合征)，以及酸中毒等。

1.临床表现

高钾血症的临床表现无特异性。可有神志模糊、感觉异常和肢体软弱无力等。严重高钾血症者有微循环障碍之临床表现，如皮肤苍白、发冷、发绀、低血压等。常有心动过缓或心律不齐。最危险的是高钾血症可致心搏骤停。高钾血症，特别是血钾浓度超过 7mmol/L，都会有心电图的异常变化。早期改变为 T 波高而尖，P 波波幅下降，随后出现 QRS 增宽。

2.诊断

有引起高钾血症原因的患者，当出现无法用原发病解释的临床表现时，应考虑到有高钾血症的可能。应立即做血钾浓度测定，血钾超过 5.5mmol/L 即可确诊。心电图有辅助诊断价值。

3.治疗

高钾血症有导致患者心搏突然停止的危险，因此一经诊断，应予积极治疗。首先应立即停用一切含钾的药物或溶液。为降低血钾浓度，可采取下列几项措施：

(1)促使 K^+转入细胞内：①输注碳酸氢钠溶液：先静脉注射 5%碳酸氢钠溶液 60～100mL，再继续静脉滴注 100～200mL。这种高渗性碱性溶液输入后可使血容量增加，不仅可使血清 K^+得到稀释，降低血钾浓度，又能使 K^+移入细胞内或由尿排出。同时，还有助于酸中毒的治疗。注入的 Na^+可使肾远曲小管的 Na^+、K^+交换增加，使 K^+从尿中排出。②输注葡萄糖溶液及胰岛素：用 25%葡萄糖溶液 100～200mL，每 5g 糖加入胰岛素 1U，静脉滴注。可使 K^+转入细胞内，从而暂时降低血钾浓度。必要时，可以每 3～4h 重复用药。③对于肾功能不全，不能输液过多者，可用 10%葡萄糖酸钙 100mL+11.2%乳酸钠溶液 50mL+25%葡萄糖溶液 400mL，加入胰岛素 20U，24h 内缓慢静脉滴入。

(2)阳离子交换树脂的应用：可口服，每次 15g，每日 4 次。可从消化道将钾离子排出。

为防止便秘、粪块堵塞，可同时口服山梨醇或甘露醇以导泻。

(3)透析疗法：有腹膜透析和血液透析两种，用于上述治疗仍无法降低血钾浓度或者严重高钾血症患者。

钙与钾有对抗作用，静脉注射 10%葡萄糖酸钙溶液 20mL 能缓解 K^+对心肌的毒性作用，以对抗心律失常。此法可重复使用。

三、体内钙、镁及磷的异常

(一)体内钙的异常

机体内钙的绝大部分(99%)储存于骨骼中，细胞外液钙仅是总钙量的 0.1%。血钙浓度为 2.25～2.75mmol/L，相当恒定。其中 45%为离子化钙，它有维持神经肌肉稳定性的作用。不少外科患者可发生不同程度的钙代谢紊乱，特别是发生低钙血症。

1.低钙血症

可发生在急性重症胰腺炎、坏死性筋膜炎、肾衰竭、消化道瘘和甲状旁腺功能受损的患者。后者是指由于甲状腺切除手术影响了甲状旁腺的血供或甲状旁腺被一并切除，或是颈部放射治疗使甲状旁腺受累。

临床表现与血清钙浓度降低后神经肌肉兴奋性增强有关，有口周和指(趾)尖麻木及针刺感、手足抽搐、腱反射亢进以及 Chvostek 征阳性。血钙浓度低于 2mmol/L 有诊断价值。

应纠治原发疾病。为缓解症状，可用 10%葡萄糖酸钙 10～20mL 或 5%氯化钙 10mL 静脉注射，必要时 8～12h 后再重复注射。长期治疗的患者，可逐渐以口服钙剂及维生素 D 替代。

2.高钙血症

多见于甲状旁腺功能亢进症，如甲状旁腺增生或腺瘤形成者。其次是骨转移性癌，特别是在接受雌激素治疗的乳癌骨转移。

早期症状无特异性，血钙浓度进一步增高时可出现严重头痛、背和四肢疼痛等。在甲状旁腺功能亢进症的病程后期，可致全身性骨质脱钙，发生多发性病理性骨折。

甲状旁腺功能亢进(甲旁亢)者应接受手术治疗，切除腺瘤或增生的腺组织之后，可彻底治愈。对骨转移性癌患者，可给予低钙饮食，补充水分以利于钙的排泄。静脉注射硫酸钠可能使钙经尿排出增加，但其作用不显著。

(二)体内镁的异常

机体约半数的镁存在于骨骼内，其余几乎都在细胞内，细胞外液中仅有 1%。镁对神经活动的控制、神经肌肉兴奋性的传递、肌肉收缩及心脏激动性等方面均具有重要作用。正常血镁浓度为 0.70～1.10mmol/L。

1.镁缺乏

饥饿、吸收障碍综合征、长期胃肠道消化液丧失(如肠瘘)，以及长期静脉输液中不含镁等是导致镁缺乏的主要原因。

临床表现与钙缺乏很相似，有肌震颤、手足抽搐及 Chvostek 征阳性等。血清镁浓度与机体镁缺乏不一定相平行，即镁缺乏时血清镁浓度不一定降低，因此凡有诱因且有症状者，就应疑有镁缺乏。镁负荷试验具有诊断价值。正常人在静脉输注氯化镁或硫酸镁 0.25mmol/kg

后，注入量的90%很快从尿中排出。而镁缺乏者则不同，注入量的40%～80%被保留在体内，尿镁很少。

治疗上，可按0.25mmol/(kg·d)的剂量静脉补充镁盐(氯化镁或硫酸镁)，60kg者可补25%硫酸镁15mL。重症者可按1mmol/(kg·d)补充镁盐。完全纠正镁缺乏需较长时间，因此在解除症状后仍应每天补25%硫酸镁5～10mL，持续1～3周。

2.镁过多

体内镁过多主要发生在肾功能不全时，偶可见于应用硫酸镁治疗子痫的过程中。烧伤早期、广泛性外伤或外科应激反应、严重细胞外液量不足和严重酸中毒等也可引起血清镁增高。

临床表现有乏力、疲倦、腱反射消失和血压下降等。血镁浓度明显增高时可发生心脏传导障碍，心电图改变与高钾血症相似，可显示PR间期延长，QRS波增宽和T波增高。晚期可出现呼吸抑制、嗜睡和昏迷，甚至心搏骤停。

治疗上应经静脉缓慢输注10%葡萄糖酸钙(或氯化钙)溶液10～20mL以对抗镁对心脏和肌肉的抑制。同时积极纠正酸中毒和缺水。若疗效不佳，可能需用透析治疗。

(三)体内磷的异常

机体约85%的磷存在于骨骼中，细胞外液中含磷仅2g。正常血清无机磷浓度为0.96～1.62mmol/L。磷是核酸及磷脂的基本成分、高能磷酸键的成分之一，磷还参与蛋白质的磷酸化、参与细胞膜的组成，以及参与酸碱平衡等。

1.低磷血症

其病因有：甲状旁腺功能亢进症、严重烧伤或感染；大量葡萄糖及胰岛素输入使磷进入细胞内；以及长期肠外营养未补充磷制剂者。此时血清无机磷浓度＜0.96mmol/L。低磷血症的发生率并不低，往往因无特异性的临床表现而常被忽略。低磷血症可有神经肌肉症状，如头晕、厌食、肌无力等。重症者可有抽搐、精神错乱、昏迷， 甚至可因呼吸肌无力而有生命危险。

采取预防措施很重要。长期静脉输液者应在溶液中常规添加磷10mmol/d，可补充10%甘油磷酸钠10mL。对甲状旁腺功能亢进者，针对病因的手术治疗可使低磷血症得到纠正。

2.高磷血症

临床上很少见。可发生在急性肾衰竭、甲状旁腺功能低下等。此时血清无机磷浓度＞1.62mmol/L。

由于高磷血症常继发性低钙血症，患者出现的是低钙血症的一系列临床表现。还可因异位钙化而出现肾功能受损表现。

治疗方面，除对原发病作防治外，可针对低钙血症进行治疗。急性肾衰竭伴明显高磷血症者，必要时可做透析治疗。

第三节　酸碱平衡的失调

临床上，许多外科疾病状态下机体会出现酸碱平衡失调。原发性的酸碱平衡失调可分为代谢性酸中毒、代谢性碱中毒、呼吸性酸中毒和呼吸性碱中毒4种，有时可同时存在两种以上的原发性酸碱失调，此即为混合性酸碱平衡失调。当任何一种酸碱失调发生之后，机体都会通过代偿机制以减轻酸碱紊乱，尽量使体液的 pH 恢复至正常范围。机体的这种代偿，可根据其纠正程度分为部分代偿、代偿及过度代偿。实际上，机体很难做到完全的代偿。

根据酸碱平衡公式(Handerson Hasselbach 方程式)，正常动脉血的 pH 为：

$pH=6.1+\log HCO_3^-/(0.03\times PaCO_2)=6.1+\log 24/(0.03\times 40)=6.1+\log 20/1=7.40$。

从上述公式可见，pH、HCO_3^-及 $PaCO_2$ 是反映机体酸碱平衡的三大基本要素。其中，HCO_3^-反映代谢性因素，HCO_3^-的原发性减少或增加，可引起代谢性酸中毒或代谢性碱中毒。$PaCO_2$ 反映呼吸性因素，$PaCO_2$ 的原发性增加或减少，则引起呼吸性酸中毒或呼吸性碱中毒。

一、代谢性酸中毒

代谢性酸中毒是临床上最常见类型的酸碱平衡失调。由于酸性物质的积聚或产生过多，或 HCO_3^-丢失过多，即可引起代谢性酸中毒。

1.病因

(1)碱性物质丢失过多：多见于腹泻、肠瘘、胆瘘和胰瘘等。经粪便、消化液丢失的 HCO_3^-超过血浆中的含量。应用碳酸酐酶抑制剂(如乙酰唑胺)，可使肾小管排 H^+及重吸收 HCO_3^-减少，导致酸中毒。

(2)酸性物质产生过多：失血性及感染性休克致急性循环衰竭、组织缺血缺氧，可使丙酮酸及乳酸大量产生，发生乳酸性酸中毒，这在外科很常见。糖尿病或长期不能进食，体内脂肪分解过多，可形成大量酮体，引起酮性酸中毒。抽搐、心搏骤停等也能引起体内有机酸形成过多。为某些治疗的需要，应用氯化铵、盐酸精氨酸或盐酸过多，以致血中 Cl^-增多，HCO_3^-减少，也可引起酸中毒。

(3)肾功能不全：由于肾小管功能障碍，内生性 H^+不能排出体外，或 HCO_3^-再收减少，均可致酸中毒。其中，远曲小管性酸中毒系泌 H^+功能障碍所致，而近曲小管性酸中毒则是 HCO_3^-再吸收功能障碍所致。

上述任何原因所致的酸中毒均直接或间接地使 HCO_3^-减少，血浆中 H_2CO_3 相对过多，机体则很快会出现代偿反应。H^+浓度的增高刺激呼吸中枢，使呼吸加深、加快，加速 CO_2 的呼出，使 $PaCO_2$ 降低，HCO_3^-/H_2CO_3 的比值重新接近 20∶1 而保持血 pH 在正常范围，此即为代偿性代谢性酸中毒。与此同时，肾小管上皮细胞中的碳酸酐酶和谷氨酰酶活性开始增高，增加 H^+和 NH_3 的生成。H^+与 NH_3 形成 NH_4^+后排出，使 H^+的排出增加。另外，$NaHCO_3$ 的再吸收亦增加。但是，机体的这些代偿机制作用有限，如果病因持续存在，超过了机体的代偿能力，则会产生失代偿性代谢性酸中毒。

2.临床表现

轻度代谢性酸中毒可无明显症状。重症患者可有疲乏、眩晕、嗜睡，可有感觉迟钝或烦躁。最明显的表现是呼吸变得又深又快，呼吸肌收缩明显。呼吸频率有时可高达每分钟 40～50 次。呼出气带有酮味。患者面颊潮红，心率加快，血压常偏低。可出现腱反射减弱或消失、神志不清或昏迷。患者常可伴有缺水的症状。代谢性酸中毒可降低心肌收缩力和周围血管对儿茶酚胺的敏感性，患者容易发生心律不齐、急性肾功能不全和休克，一旦产生则很难纠治。

3.诊断

根据患者有严重腹泻、肠瘘或休克等病史，又有深而快的呼吸，即应怀疑有代谢性酸中毒。做血气分析可以明确诊断，并可了解代偿情况和酸中毒的严重程度。此时血液 pH 和 HCO_3^-明显下降。代偿期的血 pH 可在正常范围，但 HCO_3^-、BE(碱剩余)和 $PaCO_2$均有一定程度的降低。如无条件进行此项测定，可做二氧化碳结合力测定(正常值为 25mmol/L)。在除外呼吸因素之后，二氧化碳结合力的下降也可确定酸中毒之诊断和大致判定酸中毒的程度。

4.治疗

病因治疗应放在代谢性酸中毒治疗的首位。由于机体可加快肺部通气以排出更多 CO_2，又能通过肾排出 H^+、保留 Na^+及 HCO_3^-，即具有一定的调节酸碱平衡的能力。因此只要能消除病因，再辅以补充液体、 纠正缺水，则较轻的代谢性酸中毒(血浆 HCO_3^-浓度为 16～18mmol/L)常可自行纠正，不必应用碱性药物。低血容量性休克可伴有代谢性酸中毒，经补液、输血以纠正休克之后，轻度的代谢性酸中毒也可纠正。对这类患者不宜过早使用碱剂，否则可能造成代谢性碱中毒。

对血浆 HCO_3^-低于 10mmol/L 的重症酸中毒患者，应立即输液和用碱剂进行治疗。常用的碱性药物是碳酸氢钠溶液。该溶液进入体液后即离解为 Na^+和 HCO_3^-。HCO_3^-与体液中的 H^+化合成 H_2CO_3，再离解为 H_2O 及 CO_2，CO_2则自肺部排出，从而减少体内 H^+，使酸中毒得以改善。Na^+留于体内则可提高细胞外液 渗透压和增加血容量。5%碳酸氢钠每 100mL 含有 Na^+和 HCO_3^-各 60mmol。临床上是根据酸中毒严重程度，补给 5%$NaHCO_3$溶液的首次剂量可 100～250mL。在用后 2～4h 复查动脉血血气分析及血浆电解质浓度，根据测定结果再决定是否需继续输给及输给用量。边治疗边观察，逐步纠正酸中毒，是治疗的原则。5% $NaHCO_3$溶液为高渗性，过快输入可致高钠血症，使血渗透压升高，应注意避免。在酸中毒时，离子化的 Ca^{2+}增多，故即使患者有低钙血症，也可以不出现手足抽搐。但在酸中毒被纠正之后，离子化的 Ca^{2+}减少，便会发生手足抽搐。应及时静脉注射葡萄糖酸钙以控制症状。过快地纠正酸中毒还能引起大量 K^+转移至细胞内，引起低钾血症，也要注意防治。

二、代谢性碱中毒

体内 H^+丢失或 HCO_3^-增多可引起代谢性碱中毒。

1.病因

代谢性碱中毒主要病因如下。

(1)胃液丧失过多：这是外科患者发生代谢性碱中毒的最常见的原因。酸性胃液大量丢失，例如严重呕吐、长期胃肠减压等，可丧失大量的 H^+及 Cl^-。肠液中的 HCO_3^-未能被胃液的 H^+所中和，HCO_3^-被重吸收入血液中，使血浆 HCO_3^-增高。另外，胃液中 Cl^-的丢失使肾近曲小管的 Cl^-减少，为维持离子平衡，代偿性地重吸收 HCO_3^-增加，导致碱中毒。大量胃液的丧失也丢失了 Na^+，在代偿过程中，K^+和 Na^+的交换、H^+和 Na^+的交换增加，即保留了 Na^+，但排出了 K^+及 H^+，造成低钾血症和碱中毒。

(2)碱性物质摄入过多：长期服用碱性药物，可中和胃内的盐酸，使肠液中的 HCO_3^-没有足够的 H^+来中和，以致 HCO_3^-被重吸收入血液中。以往常用碳酸氢钠治疗溃疡病，可致碱中毒，目前此法已基本不用。大量输注库存血，抗凝剂入血后可转化成 HCO_3^-，致碱中毒。

(3)缺钾：由于长期摄入不足或消化液大量丢失，可致低钾血症。此时 K^+从细胞内移至细胞外，每 3 个 K^+从细胞内释出，就有 2 个 Na^+和 1 个 H^+进入细胞内，引起细胞内的酸中毒和细胞外的碱中毒。同时，在血容量不足的情况下，机体为了保存 Na^+，经远曲小管排出的 H^+及 K^+则增加，HCO_3^-的回吸收也增加，更加重了细胞外液的碱中毒及低钾血症，此时可出现反常性的酸性尿。

(4)利尿剂的作用：呋塞米、依他尼酸等能抑制近曲小管对 Na^+和 Cl^-的再吸收，而并不影响远曲小管内 Na^+与 H^+的交换。因此，随尿排出的 Cl^-比 Na^+多，回入血液的 Na^+和 HCO_3^-增多，发生低氯性碱中毒。

机体对代谢性碱中毒的代偿过程表现为：受血浆 H^+浓度下降的影响，呼吸中枢抑制，呼吸变浅变慢，CO_2 排出减少，使 $PaCO_2$ 升高，HCO_3^-/H_2CO_3 比值可望接近 20∶1 而保持 pH 在正常范围内。肾的代偿是肾小管上皮细胞中的碳酸酐酶和谷氨酰酶活性降低，使 H^+排泌和 NH_3 生成减少。HCO_3^-的再吸收减少，经尿排出增多，从而使血 HCO_3^-减少。代谢性碱中毒时，氧合血红蛋白解离曲线左移，使氧不易从氧合血红蛋白中释出。此时尽管患者的血氧含量和氧饱和度均正常，但组织仍然存在缺氧。因此，应该认识到积极纠治碱中毒的重要性。

2.临床表现

代谢性碱中毒一般无明显症状，有时可有呼吸变浅变慢，或精神神经方面的异常，如嗜睡、精神错乱或谵妄等。可以有低钾血症和缺水的临床表现。严重时患者可因脑和其他器官的代谢障碍而发生昏迷。

3.诊断

根据病史可做出初步诊断。血气分析可确定诊断及其严重程度，代偿期血液 pH 可基本正常，但 HCO_3^-和 BE(碱剩余)均有一定程度的增高。失代偿时血液 pH 和 HCO_3^-明显增高，$PaCO_2$ 正常。可伴有低氯血症和低钾血症。

4.治疗

首先应积极治疗原发疾病。对丧失胃液所致的代谢性碱中毒，可输注等渗盐水或葡萄糖盐水，既恢复了细胞外液量，又补充了 Cl^-，经过这种治疗即可将轻症低氯性碱中毒纠正。必要时可补充盐酸精氨酸，既可补充 Cl^-，又可中和过多的 HCO_3^-。另外，碱中毒时几乎都同时存在低钾血症，故须同时补给氯化钾。补 K^+之后可纠正细胞内、外离子的异常交换，终止从尿中继续排 H^+，将利于加速碱中毒的纠正。但应在患者尿量超过 40mL/h 才可开始补 K^+。

治疗严重碱中毒时(血浆 HCO_3^-为 45～50mmol/L，pH＞7.65)，为迅速中和细胞外液中过多的 HCO_3^-，可应用稀释的盐酸溶液。0.1mol/L 或 0.2mol/L 的盐酸用于治疗重症、顽固性代谢性碱中毒是很有效的，也很安全。具体方法是：将 1mol/L 盐酸 150mL 溶入生理盐水 1000mL 或 5%葡萄糖溶液 1000mL 中(盐酸浓度成为 0.15mol/L)，经中心静脉导管缓慢滴入(25～50mL/h)。切忌将该溶液经周围静脉输入，因一旦溶液渗漏会发生软组织坏死的严重后果。每 4～6h 监测血气分析及血电解质，必要时第 2 天可重复治疗。纠正碱中毒不宜过于迅速，一般也不要求完全纠正。关键是解除病因(如完全性幽门梗阻)，碱中毒就很容易彻底治愈。

三、呼吸性酸中毒

呼吸性酸中毒系指肺泡通气及换气功能减弱，不能充分排出体内生成的 CO_2，以致血液 $PaCO_2$ 升高，引起高碳酸血症。

1.病因

常见原因有全身麻醉过深、镇静剂过量、中枢神经系统损伤、气胸、急性肺水肿和呼吸机使用不当等。上述原因均可明显影响呼吸，通气不足，引起急性高碳酸血症。另外，肺组织广泛纤维化、重度肺气肿等慢性阻塞性肺部疾病，有换气功能障碍或肺泡通气-灌流比例失调，都可引起 CO_2 在体内潴留，导致高碳酸血症。外科患者如果合并存在这些肺部慢性疾病，在手术后更容易产生呼吸性酸中毒。术后由于痰液引流不畅、肺不张，或有胸腔积液、肺炎，加上切口疼痛、腹胀等因素，均可使换气量减少。

机体对呼吸性酸中毒的代偿可通过血液的缓冲系统，血液中的 H_2CO_3 与 Na_2HPO_4 结合，形成 $NaHCO_3$ 和 NaH_2PO_4，后者从尿中排出，使 H_2CO_3 减少，HCO_3^- 增多。但这种代偿性作用较弱。还可以通过肾代偿，肾小管上皮细胞中的碳酸酐酶和谷氨酰酶活性增高，使 H^+ 和 NH_3 的生成增加。H^+ 与 Na^+ 交换，H^+ 与 NH_3 形成 NH_4^+，H^+ 排出增加，$NaHCO_3$ 的再吸收增加。但这种代偿过程很慢。总之，机体对呼吸性酸中毒的代偿能力有限。

2.临床表现

患者可有胸闷、呼吸困难、躁动不安等，因换气不足致缺氧，可有头痛、发绀。随酸中毒加重，可有血压下降、谵妄、昏迷等。脑缺氧可致脑水肿、脑疝，甚至呼吸骤停。

3.诊断

患者有呼吸功能受影响的病史，又出现上述症状，即应怀疑有呼吸性酸中毒。动脉血血气分析显示 pH 明显下降，$PaCO_2$ 增高，血浆 HCO_3^- 可正常。慢性呼吸性酸中毒时，血 pH 下降不明显，$PaCO_2$ 升高，血 HCO_3^- 亦有增高。

4.治疗

机体对呼吸性酸中毒的代偿能力较差，而且常合并存在缺氧，对机体的危害性极大，因此除需尽快治疗原发病因之外，还须采取积极措施改善患者的通气功能。做气管插管或气管切开术并使用呼吸机，能有效地改善机体的通气及换气功能。应注意调整呼吸机的潮气量及呼吸频率，保证足够的有效通气量。既可将潴留体内的 CO_2 迅速排出，又可纠正缺氧状态。一般将吸入气氧浓度调节在 0.6～0.7，可供给足够 O_2，且较长时间吸入也不会发生氧中毒。

引起慢性呼吸性酸中毒的疾病大多很难治愈。针对性地采取控制感染、扩张小支气管、促进排痰等措施，可改善换气功能和减轻酸中毒程度。患者耐受手术的能力很差，手术后很容易发生呼吸衰竭，此时所引发的呼吸性酸中毒很难治疗。

四、呼吸性碱中毒

呼吸性碱中毒是由于肺泡通气过度，体内生成的 CO_2 排出过多，以致血 $PaCO_2$ 降低，最终引起低碳酸血症，血 pH 上升。

1.病因

引起通气过度的原因很多，如癔症、抑郁、疼痛、发热、创伤、中枢神经系统疾病、低氧血症、肝衰竭，以及呼吸机辅助通气过度等。

$PaCO_2$的降低，机体的代偿起初虽可抑制呼吸中枢，使呼吸变浅变慢，CO_2排出减少，血中H_2CO_3代偿性增高。但这种代偿很难维持下去，因这样可导致机体缺氧。肾的代偿作用表现为肾小管上皮细胞分泌H^+减少，以及HCO_3^-的再吸收减少，排出增多，使血中HCO_3^-降低，HCO_3^-/H_2CO_3值接近于正常，尽量维持pH在正常范围之内。

2.临床表现

多数患者有呼吸急促的表现。引起呼吸性碱中毒之后，患者可有眩晕，手、足和口周麻木和针刺感，肌震颤及手足搐搦。患者常有心率加快。危重患者发生急性呼吸性碱中毒常提示预后不良，或将发生急性呼吸窘迫综合征。

3.诊断

结合病史和临床表现，可做出诊断。此时血pH升高，$PaCO_2$和HCO_3^-下降。

4.治疗

治疗上同样应首先积极治疗原发疾病。用纸袋罩住口鼻，增加呼吸道无效腔，可减少CO_2的呼出，以提高血$PaCO_2$。虽采用吸入含5% CO_2的氧气有治疗作用，但这种气源不容易获得，实用价值小。如系呼吸机使用不当所造成的通气过度，应调整呼吸频率及潮气量。危重患者或中枢神经系统病变所致的呼吸急促，可用药物阻断其自主呼吸，由呼吸机进行适当的辅助呼吸。

第四节　临床处理的基本原则

水、电解质和酸碱平衡失调是临床上很常见的病理生理改变。无论是哪一种平衡失调，都会造成机体代谢的紊乱，进一步恶化则可导致器官功能衰竭，甚至死亡。因此，如何维持患者水、电解质及酸碱平衡，如何及时纠正已产生的平衡失调，成为临床工作的首要任务。处理水、电解质及酸碱失调的基本原则是：

(1)充分掌握病史，详细检查患者体征。大多数水、电解质及酸碱失调都能从病史、症状及体征中获得有价值的信息，得出初步诊断：①了解是否存在可导致水、电解质及酸碱平衡失调的原发病。如严重呕吐、腹泻，长期摄入不足、严重感染或败血症等。②有无水、电解质及酸碱失调的症状及体征。如脱水、尿少、呼吸浅快、精神异常等。

(2)即刻采取实验室检查：①血、尿常规，血细胞比容，肝肾功能，血糖。②血清K^+、Na^+、Cl^-、Ca^{2+}、Mg^{2+}及Pi(无机磷)。③动脉血血气分析。④必要时做血、尿渗透压测定。

(3)综合病史及上述实验室资料，确定水、电解质及酸碱失调的类型及程度。

(4)在积极治疗原发病的同时，制订纠正水、电解质及酸碱失调的治疗方案。如果存在多种失调，应分轻重缓急，依次予以调整纠正。首先要处理的应该是：①积极恢复患者的血容量，保证循环状态良好。②缺氧状态应予以积极纠正。③纠正严重的酸中毒或碱中毒。④重度高钾血症的治疗。

纠正任何一种失调不可能一步到位，用药量也缺少理想的计算公式作为依据。临床实践时应密切观察病情变化，边治疗边调整方案。最理想的治疗结果往往是在原发病已被彻底治愈之际。

第四章　甲状腺外科

第一节　甲状腺炎

甲状腺炎是指甲状腺组织发生变性、渗出、坏死、增生等炎症病理改变而导致的一系列临床病症。甲状腺炎的命名和分类，目前尚无统一的定论。各种炎症之间无内在联系，其病因、病理变化、临床特点和预后各不相同。

一、急性化脓性甲状腺炎

临床上，本病可发生于任何年龄，国外统计资料表明多见于20～40岁女性，且已有甲状腺疾病，尤其有结节性甲状腺肿者易患本病。

（一）病因

急性化脓性甲状腺炎是急性甲状腺炎中的主要类型，但临床较少见。大多由化脓性细菌经血行或邻近感染蔓延到甲状腺所致，常见病原菌为葡萄球菌、链球菌或肺炎球菌等，亦有报道布鲁氏菌感染可引起本病。梨状窝窦道瘘常伴有本病或引起本病反复发作。

（二）病理

在病理上，表现为急性炎症的特征性改变，可为局限性或广泛性，初期有大量多形核细胞和淋巴细胞浸润，常伴有坏死和脓肿形成，发病前已有结节性甲状腺肿者易产生脓肿，如甲状腺本来正常者，则广泛化脓多见。脓液可进入深部组织，甚至进入纵隔、破入气管、食管。愈合时具有大量纤维组织增生。

（三）临床表现

临床可见发病急，甲状腺肿大、疼痛、压痛，伴发热、畏寒、寒战、心动过速。颈部后伸、吞咽时甲状腺疼痛加剧，疼痛可向两颊、两耳或枕部放射，甲状腺肿大多为单侧，偶可双侧，质硬，并有邻近器官或组织感染的征象。甲状腺脓肿形成时可有波动感，局部皮肤红、肿、痛。

（四）辅助检查

血常规检查可见末梢血白细胞计数升高，以多形核白细胞为主，血培养可能为阳性，红细胞沉降率（ESR）加快。一般甲状腺功能无变化，检测甲状腺摄 ^{131}I 率正常，血清 T_3、T_4 水平亦在正常范围。甲状腺扫描显像可见局部有放射性减低区。对反复发生本病或颈部脓肿的患者应排除是否有先天异常，应行食管吞钡或CT检查，是否来源于梨状窝的鳃囊窦道或梨状窝窦道瘘。

（五）诊断

根据患者的临床表现及一般实验室检查即可做出诊断。诊断主要根据全身败血症症状，伴有高热、寒战、白细胞总数及中性粒细胞增高，或原有颈部化脓感染，随即出现甲状腺肿大、疼痛、压痛。需与亚急性肉芽肿性甲状腺炎鉴别。后者通常不侵犯颈部其他器官，疼痛相对较轻，红细胞沉降率（ESR）明显增快，早期有一过性甲亢症状以及血 T_3、T_4 升高而甲状腺摄 ^{131}I 率降低的分离现象，甲状腺活检有多核巨细胞出现或肉芽肿形成。另外，进行性恶性甲状腺肿瘤(AMTT)也可发生局部坏死，类似急性化脓性甲状腺炎，但预后差，病死率高应予以鉴别。

(六)治疗

局部热敷，卧床休息，合理使用抗生素，可根据脓液中细菌种类选用抗生素。如局部已形成脓肿或保守治疗不能使感染消退时，则应手术切开引流，也可进行针吸治疗。

二、亚急性甲状腺炎

亚急性甲状腺炎可分为亚急性肉芽肿性甲状腺炎和亚急性淋巴细胞性甲状腺炎(又称无痛性甲状腺炎)两型。

(一)病因

本病的病因不明。一般认为本病起因为病毒感染，多数患者于上呼吸道感染后紧接着发病。发病时，患者血清某些病毒抗体滴度升高，包括柯萨奇病毒、腺病毒、流感病毒、腮腺炎病毒等。当腮腺炎流行时，亦可造成流行性甲状腺炎，患者血清中有高滴度的腮腺炎病毒抗体。根据对 HLA 的研究，一些患者可能与 HLA-B35 相关，本病患者可能对病毒存在易患性。近年来又发现本病患者循环系统中存在直接针对 TSH-R 的抗体，并证实存在针对甲状腺抗原的致敏 T 淋巴细胞，所以本病病因不能完全以病毒感染解释，是否有自身免疫功能异常，尚无定论。

(二)病理

甲状腺滤泡上皮细胞的破坏及滤泡完整性的丧失是本病病理的主要结局。已经生成的 TH 与异常的碘化物质一起从滤泡释放入血中，促使血清中的 T_4 及 T_3 升高，临床上产生甲状腺功能亢进，抑制 TSH 的分泌。由于滤泡上皮细胞的破坏，TSH 不能增加对放射性碘的摄取，致使放射性碘摄取率减低。在疾病的后期，滤泡内贮存的以前生成的激素已排尽，血中的 T_4 及 T_3 浓度下降，有时降至甲状腺功能减退水平，而 TSH 上升，常可高于正常。如病情稳定，甲状腺摄 ^{131}I 率可高于正常一段时间，最终随着激素分泌的恢复，血中 T_4、T_3 升高，TSH 浓度下降至正常范围。

甲状腺通常中度肿大，常不对称，病变可局限于甲状腺的一部分，累及一侧或双侧甲状腺，甲状腺肿大呈结节状。包膜纤维组织增生，并和周围组织粘连，但很少侵及甲状腺附近器官。甲状腺质地较硬，有弹性，切面灰白色或浅黄色。病变与周围甲状腺分界清楚。镜下病变呈灶性分布，范围大小不一，各处病变处于不同病变阶段。早期可见滤泡破坏，上皮细胞崩解、基底膜碎裂、类胶质减少或消失。中性粒细胞可浸润到被破坏的滤泡内，形成微小脓肿。病变进一步发展，可见组织细胞和多核巨细胞位于滤泡内，围绕胶质形成肉芽肿。上皮样细胞与多核巨细胞构成结核样肉芽组织，但无干酪样坏死。间质水肿，有淋巴细胞、浆细胞、嗜酸性粒细胞和组织细胞浸润，后期成纤维细胞增生纤维化。本病经数月后，炎症逐渐消退，最后纤维化而痊愈。病灶之间可见新生的小滤泡，腔内无胶质。上皮细胞呈立方或砥柱状，有的含有胶质和吸收空泡，也可见中等或较大的甲状腺滤泡，胞内有胶质。上皮细胞呈立方或扁平，这可能是残留的滤泡或压迫萎缩的滤泡。

(三)临床表现

亚急性甲状腺炎多见于中年女性，发病有季节性(夏季是其发病的高峰)，发病时患者常有上呼吸道感染。典型者整个病程可分为早期伴甲亢、中期伴甲减(又可分为过渡期和甲减期两期)以及恢复期 3 期。

1.早期

起病多急骤，常伴有上呼吸道感染的症状和体征，如发热，伴畏寒、疲乏无力和食欲缺乏，淋巴结肿大。最为特征性的表现为甲状腺部位的疼痛和压痛，常向颌下、耳后或颈部等处放射，咀嚼和吞咽时疼痛加重。甲状腺病变范围不一，可先从一叶开始，以后扩大或转移到另一叶，或始终限于一叶。病变腺体肿大，坚硬，压痛显著。亦有少数患者首先表现为无痛性结节、质硬、TSH 受抑制，需注意鉴别。病变广泛时滤泡内甲状腺激素以及碘化蛋白质一过性大量释放入血，因而除感染的一般表现外，尚可伴有甲状腺功能亢进的常见表现，如一过性心悸、神经过敏等，但通常 2～4 周可消失。

2.中期(过渡期及甲减期)

本病多为自限性，大多持续数周至数月可完全缓解，少数患者可迁延 1～2 年，个别留有永久性甲减的后遗症。当甲状腺滤泡内甲状腺激素由于感染破坏而发生耗竭，甲状腺实质细胞尚未修复前，血清甲状腺激素浓度可降至甲减水平。本病临床上大部分患者不出现甲减期，经历甲亢期后，由过渡期直接进入恢复期；少数患者出现甲减期，可持续 2～4 个月，甲状腺功能逐渐恢复正常。个别患者由于甲状腺损坏严重，进入甲减期后，不能恢复，留下永久性甲减的后遗症。

3.恢复期

症状逐渐好转，甲状腺肿及结节逐渐消失，也有不少病例遗留小结节，以后缓慢吸收。如果治疗及时，患者多可完全恢复。极少数变成永久性甲减患者。

4.复发

在轻症或不典型病例中，甲状腺仅略增大，疼痛和压痛轻微，不发热，全身症状轻微，临床上也可没有甲亢或甲减表现。本病病程长短不一，可有数周至半年以上，一般为 2～3 个月。病情缓解后，尚可能复发。

(四)实验室检查和特殊检查

1.一般检查

红细胞、白细胞计数轻至中度增高，中性粒细胞正常或稍高，偶可见淋巴细胞增多，红细胞沉降率(ESR)明显增快，多大于或等于 40mm/h，可达 100mm/h。

2.甲状腺功能检查

甲亢期血清 TT_3、TT_4、FT_3、FT_4 升高，TSH 分泌受抑制，甲状腺摄 ^{131}I 率低，呈现所谓“分离现象”。这主要是由于甲状腺滤泡细胞破坏，原贮存的 T_3、T_4 漏入血液循环，使血中 T_3、T_4 升高，反馈抑制垂体分泌 TSH，失去 TSH 刺激、甲状腺摄碘功能减退之故；其次是炎症损害了滤泡细胞摄碘功能，甲亢期甲状腺摄 ^{131}I 率可低至测不出。甲减期患者血清 TT_3、TT_4、FT_3、FT_4 减低，TSH 升高，甲状腺摄 ^{131}I 率可反跳性升高。

3.彩色多普勒超声检查

在急性阶段，受累增大的甲状腺组织没有血运增加，彩色多普勒超声示低回声区；而在恢复阶段，超声显示为伴轻微血运增加的等回声区。一般 1 年以后血运恢复正常。对鉴别诊断及对本病的评价与监测，彩色多普勒超声是一种无创且快捷的检查方法。

4.甲状腺放射性核素扫描

可见图像残缺或显影不均匀，一叶肿大者常见无功能结节或一叶残缺。但摄 ^{131}I 率低时，放射性核素碘不能用于扫描。

5.甲状腺活检

可见特征性多核巨细胞或肉芽肿样改变。

（五）诊断

依据甲状腺肿大、疼痛、有压痛，伴全身症状，发病前有上呼吸道感染史，ESR 增快，血清 T_3、T_4 升高而甲状腺摄 ^{131}I 率降低，呈分离现象，诊断常不难确定。诊断标准如下所述。

(1)甲状腺肿大、疼痛、质硬、触痛，常伴上呼吸道感染症状和体征(发热、乏力、食欲缺乏、颈淋巴结肿大等)。

(2)ESR 加快。

(3)甲状腺摄 ^{131}I 率受抑制。

(4)一过性甲亢。

(5)抗甲状腺球蛋白抗体(TGAb)或抗过氧化酶抗体(TPOAb)阴性或低滴度。

(6)甲状腺细针穿刺或活检有多核巨细胞或肉芽肿改变。

本病符合上述 4 条即可诊断。

（六）鉴别诊断

颈前包块伴有疼痛者除本病外可见于甲状腺囊肿或腺瘤样结节急性出血、甲状腺癌急性出血、急性化脓性甲状腺炎、迅速长大的甲状腺癌、疼痛性桥本甲状腺炎、甲状舌骨导管囊肿感染、支气管腮裂囊肿感染、颈前疏松结缔组织炎等，需注意鉴别。但亚急性甲状腺炎、甲状腺囊肿或腺瘤样结节急性出血占全部病例的 90%以上。本病常需同下列疾病鉴别。

1.甲状腺囊肿或腺瘤样结节急性出血

常见于用力活动后骤然出现疼痛，甲状腺局部有波动感，ESR 正常，甲状腺功能正常，超声包块内有液性暗区。

2.甲状腺癌

亚急性甲状腺炎的甲状腺质硬，10%患者甲状腺部分肿大，且无明显症状，扫描可为冷结节，需与甲状腺癌鉴别。但本病的疼痛可自行缓解或迅速波及对侧，ESR 增快，摄 ^{131}I 率低，应用泼尼松治疗疗效显著，可资鉴别。必要时可甲状腺穿刺活检。

3.桥本甲状腺炎

也可伴轻微甲腺疼痛、触痛，但较少见，一般不伴明显的碘代谢紊乱和 ESR 加快，TGAb 或 TPOAb 显著升高。

4.亚急性淋巴细胞性甲状腺炎

不伴甲状腺疼痛或压痛，反复发作者可达 10%～15%；无病毒感染前驱症状，很少有病毒抗体滴度改变，ESR 大多正常，活检示淋巴细胞性甲状腺炎。

5.侵袭性纤维性甲状腺炎

病理检查可鉴别侵袭性纤维性甲状腺炎及甲状腺结核肉芽肿。

（七）治疗

(1)症状较轻的患者不需特殊处理，可适当休息，并给予非甾体类消炎镇痛剂。阿司匹林 0.5～1.0g 或吲哚美辛 25mg，3～4 次/d，疗程约 2 周。

(2)全身症状较重、持续高热，甲状腺肿大，压痛明显者，可采用肾上腺糖皮质激素治疗。首选泼尼松 20～40mg/d，在治疗后数小时即可出现疼痛缓解，甲状腺肿大开始缩小，用药 1～2 周后逐渐减量，疗程 1～2 个月，但停药后部分患者可能反复，再次用药仍然有效；亦可合用非甾体类消炎镇痛剂，不但可消除疼痛，还可减少反复；伴甲亢时，一般较轻，不需服用抗甲状腺药物治疗，有些患者可给予小剂量普萘洛尔。

(3)如病程较长，有可能发生甲减，对这些患者应考虑加服干甲状腺片 40～60mg/d，或 L-T_4 100～150μg/d，直到功能恢复正常为止(一般为 3～6 个月)。加服干甲状腺片可以加强垂体的反馈调节，减少 TSH 分泌，有利于甲状腺肿及结节的缩小及症状消除。

(4)本病多可自行缓解，一般不需手术治疗。90%以上的患者病情缓解后甲状腺功能亦恢复正常，只有 5%～10%的患者发生永久性甲减，需给予终身替代治疗。

三、亚急性淋巴细胞性甲状腺炎

(一)病因

病因尚未阐明。库欣综合征肾上腺切除术后，本病发病率升高，自身抗体滴度增加。本病发病前病毒感染证据较少，近年来有证据提示本病病因可能与自身免疫有关。

(二)病理

淋巴细胞浸润是亚急性淋巴细胞性甲状腺炎与亚急性肉芽肿性甲状腺炎的共同表现，亚急性淋巴细胞性甲状腺炎也可看到类似亚急性肉芽肿性甲状腺炎那样的滤泡细胞破坏和纤维化，但罕见多核巨细胞和桥本甲状腺炎的特征性生发中心。

(三)临床表现

1.症状

主要表现是甲亢，可有心动过速、怕热、多汗、疲劳、肌无力、体重下降等。但无甲亢的突眼和胫前黏液性水肿，可有甲亢本身所致的凝视、眼裂增宽。

2.体征

包括典型的甲亢体征，甲状腺轻度肿大或正常大小(本病散发型 50%无甲状腺肿)，甲状腺无触痛，质地较坚实。典型患者病程为在甲亢期后接着是需要治疗的一过性甲状腺功能减退期，通常 1～8 个月后甲状腺功能恢复。约有 1/3 患者甲亢后会出现明显的甲减期。极少数患者成为永久性甲减。对女性，本病在产后 1～2 个月内发病率升高。

(四)实验室检查

疾病早期，随着甲状腺滤泡细胞的破坏，血液循环中 T_3、T_4 明显升高。ESR 正常或轻度升高(通常低于 50mm/h)，这与肉芽肿性甲状腺炎明显不同。甲状腺摄 ^{131}I 率下降，TSH 刺激也不能使其增加。血清甲状腺球蛋白升高，甲状腺球蛋白抗体和微粒体抗体在 80%的产后发病型和 50%的散发型患者中低至中度升高。甲状腺超声示弥漫性或局灶性低回声。甲状腺活检有诊断价值。本病有弥漫性或局灶性淋巴细胞浸润，无肉芽肿改变，无桥本甲状腺炎所见纤维化、Hurthle 细胞，无生发中心形成或罕见。

(五)诊断

本病早期表现为甲状腺功能亢进(甲亢)，血 T_3、T_4 升高，甲状腺摄 ^{131}I 率降低，甲状腺不痛，亦无触痛等。该病较易漏诊，常易把产后甲状腺肿大或肿大加重看成非毒性甲状腺肿，而且往往不考虑“慢性虚弱综合征”的乏力、精神障碍可能与甲状腺的变化有关系。偶尔可以长期低热为突出表现，以“发热待查”而做其他检查，忽略了亚急性甲状腺炎可能。对于产后1年内出现的疲劳、心悸、情绪波动或甲状腺肿大的任何妇女都应怀疑有产后甲状腺炎的可能。诊断中应注意因缺乏甲状腺激素使垂体假腺瘤性增生的高催乳素血症及真正的产后发生PRL瘤的鉴别。产后甲状腺功能障碍引起的长期闭经应注意避免与Sheehan病或自身免疫性垂体瘤相混淆。

（六）鉴别诊断

1.亚急性淋巴细胞性甲状腺炎与亚急性肉芽肿性甲状腺炎相鉴别

亚急性淋巴细胞性甲状腺炎与亚急性肉芽肿性甲状腺炎的临床过程及实验室检查极为相似，可依据以下几点鉴别。

(1)亚急性肉芽肿性甲状腺炎较少发生甲亢。甲状腺很痛并且有压痛，而无痛性甲状腺炎的甲状腺不痛亦无压痛。

(2)伴随一过性甲亢的亚急性肉芽肿性甲状腺炎很少反复发作，而10%～15%的无痛性甲状腺炎可反复发作。

(3)病毒感染前驱症状常见于亚急性肉芽肿性甲状腺炎，但很少见于无痛性甲状腺炎。

(4)亚急性肉芽肿性甲状腺炎绝大多数ESR加快，可达100mm/h。

(5)无痛性甲状腺炎很少有病毒抗体滴度改变，而44%亚急性肉芽肿性甲状腺炎有病毒抗体滴度改变。

(6)甲状腺活检在无痛性甲状腺炎显示为淋巴细胞性甲状腺炎，而不是肉芽肿性甲状腺炎。

2.亚急性淋巴细胞性甲状腺炎与甲亢(GD)相鉴别

亚急性淋巴甲状腺炎与甲亢鉴别见表4-1。本病甲亢持续时间短，通常小于3个月，甲亢程度通常中等。

表4-1 亚急性淋巴细胞性甲状腺炎与甲亢GD的鉴别

项目	亚急性淋巴细胞甲状腺炎	甲亢（GD）
发病	突然	逐渐
甲亢程度	轻、中度	中至重度
甲亢持续时间	不足3个月	超过3个月
继发性甲亢	数周至数月	无
甲状腺肿大	轻度肿大，弥漫，很硬	轻至中度肿大，弥漫，轻至中度硬度
甲状腺血管杂音	缺乏	常有
突眼和胫前黏液水肿	缺乏	可以有
T_3/T_4	小于20：1	大于20：1
^{131}I摄取率	降低	升高

(七)治疗

本病的治疗为对症治疗。患者症状常轻微而短暂，故不需特殊治疗。

(1)对于甲亢症状非常明显者，可用β受体阻滞剂如普萘洛尔，不必用抗甲状腺药物，手术与放射性核素治疗当属禁忌。本病甲状腺不痛，一般不需要用糖皮质激素治疗。但有报道，分娩后即采用泼尼松 20mg/d，2 个月后逐渐减量，可预防苯丙氨酸丙酮酸氨基转移酶(PPT)复发，但疗效及是否合理尚待进一步证实。

(2)甲减期，如症状持续时间延长或加重，可采用 L-T_4或干甲状腺片替代治疗 3～6 个月，然后停药。永久性甲减者则需终身替代治疗。有报道过量的碘吸收对临床和实验性自身免疫性疾病存在有害的影响。甲状腺功能减退最易发生在日摄碘量高于日需要量的、有 PPT 病史的妇女，因此，除缺碘地区外，对于产后甲状腺炎或有该病史者，应避免过多接受碘。甲状腺激素不能预防再次妊娠后产后甲状腺炎的复发和永久甲减的发生。

(八)预后

本病甲亢期通常 1～2 个月内缓解，整个病程不足 1 年，而滤泡贮碘功能的恢复却很慢，可以长至临床症状完全缓解以后的 1 年以上。由于潜在甲减的可能，本病患者需每年检查 1 次甲状腺功能，长期随访，持续多年。甲状腺肿大及甲状腺功能障碍对年轻妇女只是短暂不适，无真正危险性，但合并红斑狼疮者应引起重视。PPT 患者急性期过后，半数患者仍有甲状腺肿大，测定抗甲状腺抗体滴度仍高，TRH 试验呈过度反应，再次分娩后 PPT 复发的危险性为 25%～40%。无论患者甲状腺实质是否有萎缩，真正的危险是永久性甲减的发生。

四、慢性淋巴细胞性甲状腺炎

慢性淋巴细胞性甲状腺炎包括两个临床类型，即甲状腺肿大的桥本甲状腺炎(HT)和甲状腺萎缩的萎缩性甲状腺炎。二者有相同的甲状腺自身抗体和甲状腺功能的改变，不同点为前者甲状腺肿大，后者甲状腺萎缩，后者可能是前者的终末期，但是有些现象提示，桥本甲状腺炎与自身免疫性甲状腺病(AT)是两种独立的疾病。

(一)病因

本病由遗传因素与非遗传因素相互作用产生。本病有家族聚集现象，且女性多发。HLA 基因部分决定遗传易感性，但这种作用不强，而且此种因素与不同的群体(人种、地区)之间存在一定关系。甲状腺自身抗体的产生与常染色体显性遗传有关。在欧洲及北美，本病患者中 HLA-B8 及 HLA-DR3、HLA-DR5 多见，而日本人多见的是 HLA-B35。自身免疫性甲状腺病患者与 HLA-DR3 明显相关，而桥本甲状腺炎患者与 HLA-DR5 明显相关。目前多倾向认为本病是由于先天性免疫监视缺陷，器官特异抑制性 T 淋巴细胞数量或质量的异常所致。

(二)病理

1.肉眼观

甲状腺弥漫性对称性肿大，少数病例可不对称，体积可增大至正常大小的 4～5 倍。包膜完整、增厚、与周围组织少有粘连，一般表面光滑。切面无胶质，灰白色或灰黄色，或略呈分叶状肉样，质韧如橡皮。也可形成大小不一的结节，灰白色，质硬，质量可达 350g，临床遇见结节型常误诊为甲状腺癌而做甲状腺手术。

2.分型

按细针穿刺细胞学表现可分为淋巴细胞型和嗜酸细胞型。

(1)淋巴细胞型：中等量至大量的淋巴细胞，滤泡上皮细胞多形性，无胞质丰富而红染的嗜酸性粒细胞，也称 Hurthle 细胞或 Askanazy 细胞，有时可见滤泡上皮细胞团中有淋巴细胞。

(2)嗜酸细胞型：在前者基础上出现较多的 Askanazy 细胞。一般认为涂片中，淋巴细胞数等于滤泡上皮细胞数为中等量淋巴细胞，淋巴细胞数大于滤泡细胞数为大量淋巴细胞。

(三)临床表现

桥本甲状腺炎为甲状腺炎中最常见的临床类型，90%以上发生于女性。不少本病患者临床症状缺如，体检时的异常发现也不多。

1.典型临床表现

本病多见于中年女性，病程较长，甲状腺呈弥漫性、质地硬韧、无痛的轻度或中度肿大，发展慢，可有轻压痛、颈部局部压迫和全身症状不明显，常有咽部不适感，这比甲状腺肿大更常见。

甲状腺肿大是桥本甲状腺炎最突出的临床表现，肿大可轻度至重度，多数中等度肿大，为正常人的 2～3 倍，重 40～60g；肿大多为弥漫性，可不对称，质地坚实，韧如橡皮样，随吞咽活动；表面常不光滑，可有结节，质硬，尤其是老年人易误诊为恶性疾病；甲状腺肿大压迫食管、气管和喉返神经者，非常罕见；甲状腺疼痛、触痛罕见，如有疼痛，应与亚急性甲状腺炎鉴别。甲状腺若为非对称性肿大，在甲状腺功能正常者，易误诊为孤立性或多结节性甲状腺肿。

2.特殊临床表现

(1)桥本甲亢：是指桥本甲状腺炎临床上有甲亢表现，桥本甲状腺炎与甲亢共存，甲状腺同时有桥本甲状腺炎及甲亢两种组织学改变。临床可见到典型甲亢表现和实验室检查结果：①具有甲亢高代谢综合征，怕热、多汗、细震颤、心动过速、体重减轻等。②甲状腺肿大可有血管杂音。③部分患者有浸润性突眼、颈前黏液性水肿等。④高滴度 TPOAb、TGAb，可有 TSAb 阳性。⑤甲状腺摄 ^{131}I 率增高，不被 T_3 抑制试验所抑制，TRH 兴奋试验不能兴奋。⑥其原因可能与自身免疫性甲状腺炎使甲状腺破坏，甲状腺激素的释放增多有关，也可因存在有 TSAb，刺激尚未受到自身免疫炎症破坏的腺体组织，使甲状腺激素增加。但由于腺体组织的不断被破坏，或由于 TSH 阻断性抗体的影响，最终甲状腺功能是减低的。桥本甲亢常需抗甲状腺药物治疗，但不宜应用手术及放射性核素治疗，因易发生永久性甲减。

(2)桥本假性甲亢或桥本一过性甲亢：可能与炎症破坏了正常甲状腺滤泡上皮，原贮存的甲状腺激素漏入血液循环有关。甲亢为本病的部分临床表现，但甲状腺活检无甲亢表现。TSAb 阳性，甲状腺摄 ^{131}I 率正常或降低，TRH 兴奋试验可兴奋，甲亢症状可短期内消失、不需抗甲状腺药物治疗，或对症给予小剂量普萘洛尔。

(3)浸润性突眼：本病可伴发浸润性突眼，其甲状腺功能正常、减退或亢进。眼外肌间质有大量淋巴细胞、浆细胞浸润，成纤维细胞分泌糖胺聚糖增多，胶质合成活跃，眼外肌水肿，体积增大、病变常先累及下直肌和内直肌，原因未明。

(4)自身免疫性多内分泌腺病综合征Ⅱ型：此型为自身免疫性甲状腺疾病合并 Addison

病、1 型糖尿病、性腺功能减退症。

(5)儿童桥本甲状腺炎：约占儿童甲状腺肿 40%以上，多见于 9～13 岁，5 岁以下罕见。同成人相比，儿童桥本甲状腺炎甲状腺质韧硬如橡皮者较成人为少，伴结节较少；TPOAb 和 TGAb 滴度较成人为低，TPOAb 及 TGAb 阴性病例较成人多见；病理类型以淋巴细胞型多见；易误诊为非毒性或青春期甲状腺肿。

(6)合并淋巴瘤或癌：下列情况应想到合并淋巴瘤或癌的可能，而应做穿刺或切开活检：①甲状腺疼痛明显，甲状腺激素治疗和一般对症处理无效。②甲状腺激素治疗后甲状腺不见缩小反而增大。③甲状腺肿大伴邻近淋巴肿大或有压迫症状。④甲状腺内有冷结节，不对称、质硬、单个者。桥本甲状腺炎合并淋巴瘤及乳头状癌文献中介绍较多，而伴甲状腺髓样癌却很少。

(7)亚急性桥本病：亚急性起病较急，甲状腺肿大较快，可伴疼痛，需与亚急性淋巴细胞性甲状腺炎鉴别。但无 T_3、T_4升高而甲状腺摄 ^{131}I 率降低的分离现象，无发热等全身症状，抗甲状腺抗体阳性，后期出现甲减。

(8)桥本脑炎：本病严重，但罕见，其病因有争论但肯定与自身免疫有关，其最具特征性改变是高滴度抗甲状腺抗体，特别是单克隆抗体（MCA）。本病糖皮质激素治疗效果很好。

(四)实验室检查和特殊检查

1.甲状腺功能

多数桥本甲状腺炎患者甲状腺功能正常，约 20%患者有甲减表现，有甲亢表现者不到 5%。本病为慢性进行性，最终随甲状腺破坏而出现甲减。本病进展为甲减的速度同下列因素相关：①女性比男性进展快，女性进展速度是男性的 5 倍。②45 岁以后进展快。③最初甲状腺抗体滴度高预示进展快。④最初 TSH 升高者进展快。

2.抗体测定

(1)抗甲状腺抗体：抗甲状腺抗体测定对诊断本病有特殊意义。大多数患者血中 TGAb 及 TPOAb 滴度明显升高，可持续较长时间，甚至可达数年或十多年。采用目前国内常用的放射免疫双抗体测定方法，二者值＞50%时有诊断意义。

(2)TSBAb:在 10%的桥本甲状腺炎及 20%的自身免疫性甲状腺病患者血液循环中存在。TSBAb 阳性的成人甲减，以 T_4治疗，当 TSBAb 自然消失后，停止 T_4治疗，甲状腺功能恢复正常者只有 40%，且观察到 TSBAb 仅在 5%～10%的慢性自身免疫性甲状腺炎的甲减中起作用。

3.甲状腺 B 超检查

超声检查为诊断本病的常用方法，但无特异性。

4.甲状腺扫描

甲状腺扫描表现为核素分布不均、为不规则的稀疏与浓集区，边界不清或表现为冷结节。甲状腺扫描在本病中无特异诊断价值。

5.过氯酸钾排泌试验

60%患者过氯酸钾排泌试验为阳性。

（五）诊断

典型的自身免疫性甲状腺炎病例诊断并不困难，但临床不典型病例容易漏诊或误诊。可根据以下几条确诊。

(1)甲状腺肿大、质韧，有时峡部肿大或不对称或伴结节均应疑为本病。

(2)凡患者具有典型的临床表现，只要血中 TGAb 或 TPOAb 阳性，则可诊断。

(3)临床表现不典型者，需要有高滴度的抗甲状腺抗体测定结果才能诊断，即两种抗体用放免法测定时，连续 2 次结果值≥60%。

(4)同时有甲亢表现者，上述高滴度的抗体持续存在半年以上。

(5)一般来说，采用血中抗甲状腺抗体测定多能帮助诊断，但有些患者需要多次检测才能检出抗体滴度增高，还有的患者抗甲状腺抗体滴度始终不高，因此，必要时考虑做穿刺活检(FNA)或手术活检检查。甲状腺穿刺活检方法简便，有确诊价值。

(6)如前所述，超声检查对诊断本病有一定意义。

(7)与本病易于同时发生的自身免疫性疾病和甲亢不完全相同。

（六）鉴别诊断

本病需与其他甲状腺疾病鉴别。关于桥本甲状腺炎与其他甲状腺疾病的鉴别诊断一般不困难，前者见高滴度的抗甲状腺抗体，而后者少见。

1.非毒性甲状腺肿及甲状腺肿瘤

甲状腺功能一般正常，易与桥本甲状腺炎鉴别。年轻的桥本甲状腺炎患者与弥漫性非毒性甲状腺肿的鉴别更加困难，因为在这个年龄组的患者，不像成人那样血中有较高水平的抗甲状腺抗体。

2.弥漫性毒性甲状腺肿

通常肿大的甲状腺质地较软，抗甲状腺抗体滴度较低，两者区别常较困难，必要时做活检查。

3.Riedel 甲状腺炎

Riedel 甲状腺炎大多见于成年女性。发病后病情进展缓慢。甲状腺可有不同程度的肿大。病变部位呈进行性纤维硬化，质地坚硬，如木石样，无压痛。可发生不同程度的呼吸道阻塞和吞咽困难，可有声音嘶哑，压迫症状与甲状腺肿大程度不成比例，亦无颈淋巴结肿大。临床上常伴有腹膜后纤维化及硬化性胆囊炎。白细胞计数和 ESR 大多正常。T_3、T_4、TSH、^{131}I 摄取率等多正常。抗甲状腺抗体阴性或滴度很低。甲状腺扫描示未受累部位正常，受累部位无核素分布。当病变侵犯甲状腺两叶时，可发生甲减，此时血 T_3、T_4 低于正常、甲状腺摄 ^{131}I 率亦低于正常范围。有甲状腺一叶或两叶肿大，再结合该病的临床特点如病变部位质地坚硬、无压痛、无颈淋巴结肿大，有不同程度的气管压迫症状及有关实验室检查可拟诊本病。本病确诊依赖甲状腺活检。因甲状腺极硬，针刺活检常不满意。注意应与甲状腺癌、淋巴瘤、桥本甲状腺炎（纤维型）以及亚急性肉芽肿性甲状腺炎相鉴别。

（七）治疗

桥本甲状腺炎目前无特殊治疗方法。临床确诊后，视甲状腺大小及有无症状而决定是否进行治疗。如甲状腺较小，又无明显压迫症状者可随诊观察，暂不治疗；对甲状腺肿大明显并伴有压迫症状者，采用 L-T_4 制剂治疗可减轻甲状腺肿；有甲减者，则需采用甲状腺激素替代治疗。

1.桥本甲状腺炎伴甲减的治疗

桥本甲状腺炎伴有甲减者，长期以干甲状腺片或 L-T_4 替代治疗。一般从小剂量开始，干甲状腺片 40～60mg/d，或 L-T 450～100μg/d，逐渐增量分别至 120～180mg/d 或 200～300μg/d，直到腺体开始缩小，敏感的 TSH 水平降至正常。因人而异逐渐调整到维持量。老年患者或有缺血性心脏病者，L-T_4 从 12.5～25μg/d 较小剂量用起，增加剂量应缓慢，间隔 4 周，以便 TSH 在变动剂量后能达到一个稳定浓度。妊娠期患者应增加 L-T_4 剂量 25%～50%。

桥本甲状腺炎有亚临床型甲减者的治疗同上，剂量宜小。有学者观察到用 L-T_4 治疗 1 年，约 24%的患者甲状腺功能可恢复正常。这种甲状腺功能恢复可能同 TSBAb 消失、细胞毒作用停止、锂盐、胺碘酮或其他含碘物消失有关。甲状腺功能恢复后 T_4 减量或停用。下列情况应做缓解后跟踪：①分娩 1 年内。②进食高碘或低碘食物者。③用细胞因子治疗者。

2.桥本甲状腺炎伴甲亢的治疗

对桥本甲亢应按甲亢治疗，可以硫脲类或咪唑类药物处理，一般不用 RAI 治疗及手术治疗；一过性甲亢者，用β受体阻滞剂对症治疗即可。当怀疑桥本甲状腺炎合并有甲状腺癌或淋巴瘤时，需采用手术治疗，术后终身 L-T_4 替代治疗。

第二节　甲状腺结节

甲状腺结节可以是单发的或多发的，可以由于结节性甲状腺肿、甲状腺腺瘤或甲状腺癌等所引起，约 4%的成人中可发生甲状腺结节。甲状腺结节恶性病变虽不常见，但术前难以鉴别，最重要的是如何避免漏诊恶性肿瘤。如何判断结节属于良性或恶性，选择适当的治疗方案以及手术方式和范围是外科医师常会碰到的一个重要问题。判断甲状腺结节属于良性或恶性，主要依靠病史、体检、放射性核素扫描和穿刺细胞学检查。

一、病史

不少患者并无症状，而在体格检查时偶然发现。儿童期出现的甲状腺结节约 50%为恶性，青年人的单发结节恶性比例亦较高。如短时间内出现突然生长快速的甲状腺结节，则可能是腺瘤囊性变出血所致，但多伴有局部疼痛；若过去存在甲状腺结节，近日突然快速、无痛地增大，且原来活动良好而近期固定，应考虑腺瘤恶性变的可能性较大。

二、体检

触诊时良性腺瘤表面光滑，质地较软或中等硬，肿瘤随吞咽移动，推之活动范围大。多数甲状腺癌之表面不平，质地较硬或石样硬，虽可随吞咽移动，但推挤肿瘤本身活动性差，或与喉及气管粘连固定，若同时伴有肿瘤侧颈淋巴结肿大，则诊断几乎可以确定。中、下颈部淋巴结肿大时，应认真检查甲状腺，有时甲状腺原发肿瘤很小，触诊很难发现，应借助于超声波辅助诊断，可提供重要诊断信息。

三、核素扫描

应用放射性 ^{131}I(碘)或 ^{99m}Tc 扫描，将结节的放射性密度与周围正常甲状腺组织的放射性密度进行比较：密度较正常增高者为热结节，与正常相等者为温结节，较正常减弱者为凉结节，完全缺如者为冷结节。甲状腺癌均为冷结节，其边缘一般较模糊。但冷结节不一定都为癌肿的表现。结节性甲状腺肿，由于血液循环不良，结节内常发生退行性变，形成囊肿，这种囊肿也表现为冷结节，但其边缘多清晰可见。也可采用“亲肿瘤”的放射性核素 ^{131}CS、^{75}Se 或 ^{67}Ga 做甲状腺显影，如在冷结节处出现放射性浓聚，则恶性可能性更大，反之，则良性可能大。

甲状腺腺瘤可表现为温结节、冷结节或凉结节，其边缘较清晰，但也可能略模糊；凉结节是冷结节上覆盖着正常甲状腺组织的假象。热结节常提示为高功能腺瘤，一般不癌变。

四、细针穿刺细胞学检查

细针穿刺细胞学诊断准确率可达 80%以上，但有时出现假阳性或假阴性，这与穿刺技术及医师诊断水平有关。操作时嘱患者仰卧，肩部垫枕，颈部过伸，但老年人颈部过伸应有限度，以免椎动脉血流受阻。采用 7 号针头，宜用局部麻醉。强调多方向穿刺的重要性，至少应穿刺 6 次，以保证取得足够的标本。穿刺时以左手示指、中指固定结节，以右手持针筒，回抽针栓以产生负压，同时缓慢向外将针头拔出 2mm，再刺入，重复数次。见到针栓内有细胞碎屑后停止抽吸，去除负压吸引，拔出针头，脱开针筒，针筒内吸入数毫升空气，再接上针头，并将针头内标本排到玻片上，要求能有 1～2 滴橘红色液体，内有细胞碎屑。然后用另一玻片按 45°推出涂片。或以另一玻片平放稍加压后分开，可得到薄而均匀的涂片。若能恰当应用细针抽吸细胞学检查，则可更精确地选择治疗方法。细胞学阳性结果一般表示甲状腺恶性病变，而细胞学阴性结果则 90%为良性。若细针穿刺活检发现结节呈实质性，以及细胞学诊断为可疑或恶性病变，则需早期手术以取得病理诊断。若细胞学检查为良性，仍有 10%机会可能是恶性，需做甲状腺核素扫描及甲状腺功能试验。

五、处理原则

对甲状腺结节的处理原则，简单地说有以下几点：①甲状腺多发结节一般多属良性病变。如果甲状腺功能是正常的或减退的，可试行一段时间的甲状腺干制剂治疗，结节可能消退。但鉴于多发结节有继发功能亢进，也有恶变的可能，所以仍以手术治疗为妥。②对甲状腺单发结节，如果核素扫描为热结节，一般无癌变可能，常采用核素治疗或手术切除。但如为冷结节，则多需手术治疗。对发展快、质地硬的单发结节，特别对伴有颈部淋巴结肿大的，或在小儿及男性患者的单发结节，由于恶性可能较大，更应早日手术。③手术时，如果发现为单个囊性结节，可做单纯囊肿摘除。如果为实性结节，仅做结节的摘除是不够的，甲状腺实性结节至少应行一侧腺叶大部切除术；术中虽肉眼观察为囊肿，但亦不可行单纯囊肿摘除术，因乳头状癌有一部分病例表现为“囊肿”，故应行术中快速病理切片，明确性质后再决定切除范围。颈淋巴结清除与否应视是否有淋巴结肿大而定。若术中冷冻切片报告为良性腺瘤，而术后石蜡切片报告为腺癌，应根据第一次手术情况决定进一步治疗方案，只做结节切除或腺叶大部分切除者，应再次行甲状腺叶+峡部+对侧腺叶大部分切除术。

第三节　单纯甲状腺肿

单纯性甲状腺肿主要是因缺碘所致甲状腺肿大或甲状腺激素相对不足等原因引起甲状腺代偿性增大。可为地方性或散发性，一般不伴功能改变。本病多呈地方性，称为地方性甲状腺肿，散发者较少；多见于青春期或妊娠期。肿大的程度有轻有重，用手触到的甲状腺一般较软，有的稍硬，表面光滑，有时有结节样感，但无结节边界。

一、病因病理

(一)合成甲状腺激素原料(碘)缺乏

这是引起单纯性甲状腺肿的主要原因，在我国离海较远的山区，如云贵高原和陕西、山西、宁夏等地，由于山区土壤中碘盐被冲洗流失，以至食物及饮水中含碘不足，故得此病者较多，又称为“地方性甲状腺肿”。由于缺碘，合成甲状腺素不足，通过神经-体液调节，使垂体前叶分泌促甲状腺素增多，促使甲状腺组织代偿性增生肥大。主要的病理是腺体内滤泡的扩张，这个改变均匀分布时，形成弥漫性甲状腺肿。集中某一区域形成多个大小不等的结节则成为结节性甲状腺肿。当结节肿大，血供不足而发生退行性变，引起液化或出血则成为囊肿，久之可纤维化或钙化。

(二)甲状腺激素的需要量增加

在青春期、妊娠期、哺乳期和绝经期，身体的代谢旺盛、甲状腺激素的需要量增加，引起长时期的促甲状腺激素的过多分泌，亦能促使甲状腺肿大。这种肿大是一种生理现象，常在成人或妊娠哺乳期后自行缩小。

(三)甲状腺激素生物合成和分泌的障碍

部分单纯性甲状腺肿的发生是由于腺激素生物合成和分泌过程中某一环节的障碍，如甲状腺肿物质中的过氧酸盐、硫氧酸盐、硝酸盐等可妨碍甲状腺摄取无机碘化物；磺胺类药、硫脲类药以及含有硫脲类的蔬菜(萝卜、白菜)能阻止甲状腺激素的合成，由此而引起血中甲状腺激素的减少。因此，也就增强了垂体前叶促甲状腺激素的分泌，促使甲状腺肿大。同样，隐性遗传的先天缺陷如过氧化酶或蛋白水解酶等的缺乏，也能造成甲状腺激素生物合成或分泌障碍，而引起甲状腺肿。

二、临床表现

本病患者多在青春期发病，女性比男性多。一般无全身症状，甲状腺功能和基础代谢率除了结节性甲状腺肿可继发甲状腺功能亢进外，大多正常。甲状腺可有不同程度的肿大，能随吞咽上下移动。早期，两侧呈对称的弥漫性肿大，腺体表面平滑，质地柔软。逐渐，在肿大腺体的一侧，也可在两侧，扪及多个(或单个)结节；一般常存在多年，增长很慢。囊肿样变的结节，可并发囊内出血，结节可在短期内较快增大。

较大的单纯性甲状腺肿可压迫邻近器官产生相应症状。最常见为压迫气管，使其向对侧移位、弯曲、狭窄而影响呼吸。患者呼吸不畅、急促呈渐进性加重，甚至安静状态下亦有呼吸困难，久之可产生气管软化。极少数患者可因喉返神经及食管受压而产生声音嘶哑和(或)吞咽困难。

巨大甲状腺肿可达儿头大小，垂于胸前，如果向胸骨后生长，则形成胸骨后甲状腺肿，极易产生气管、食管压迫症状。颈深部大静脉受压时则可出现面部发绀、肿胀及胸部浅静脉扩张的头颈部静脉回流障碍的体征，若喉返神经受压，引起声嘶，颈交感神经受压引起霍纳综合征。此外，结节性甲状腺肿可继发甲状腺功能亢进，亦可发生恶变。

三、诊断检查

检查发现甲状腺肿大或结节比较容易，但临床上更需要判断甲状腺肿大及结节的性质，这就需要仔细收集病史，认真执行检查，诊断地方性甲状腺肿大需进行流行病学调查。

（一）血清甲状腺激素

血清 TT_3 多数正常或轻度升高，TT_4 正常或正常低值，TT_3/TT_4 比值增高。缺碘严重地区，部分患者甲状腺功能失代偿，可出现下降。

（二）血清 TSH

多数在正常范围，部分 TSH 升高，处于甲状腺功能代偿状态。

（三）尿碘

正常成人尿碘排出量为 50～100μg/g 肌酐。地方性甲状腺肿患者碘摄入量减少，尿碘量明显下降。

（四）^{131}I 摄取率

地方性甲状腺肿患者处于碘饥饿状态，^{131}I 摄取率增高，但高峰常在 24h 或 24h 后出现，少数患者可出现高峰前移，类似甲状腺功能亢进症的吸碘改变。

（五）甲状腺激素抑制试验

患者 ^{131}I 摄取率增高，尤其出现高峰前移者，必须行此试验，可以和甲状腺功能亢进症患者鉴别。地方性甲状腺肿患者甲状腺激素抑制试验阳性。

（六）放射性核素显像

甲状腺弥漫性增大，早期放射性分布均匀，随着病程延长和结节、囊肿及钙化形成，放射性分布常不均匀。

（七）超声波检查

甲状腺触诊法对甲状腺肿大的分度，特别是学龄儿童生理性肿大和Ⅰ度肿大之间准确性较差。甲状腺超声波检查能较客观、准确地反映甲状腺体积，并能发现甲状腺较小结节及囊肿，且容易普及。目前 WHO 在地方性甲状腺肿流行病学研究中推荐此方法。

（八）X 线检查

见颈部软组织肿大，部分患者见甲状腺钙化影，当甲状腺压迫气管，可造成气管移位、弯曲、狭窄以及气管软化。

四、鉴别诊断

（一）良、恶性鉴别

单纯性甲状腺肿如伴有结节，应与甲状腺肿瘤鉴别，单纯性甲状腺肿及良性腺瘤者质地较软，而腺癌则质地坚硬如石，如有转移可扪及肿大淋巴结。

（二）颈部和纵隔肿瘤

单纯性甲状腺肿，如明显肿大，产生压迫气管、食管或喉返神经时，应与颈部或纵隔部的肿瘤相鉴别，后者甲状腺不肿大，甲状腺对 ^{131}I 摄取率不增加。

（三）甲状腺炎

甲状腺肿如因出血或坏死而出现疼痛时，应与甲状腺炎相鉴别。甲状腺炎患者的甲状腺 ^{131}I 摄取率降低为该病特征。

（四）甲亢症

单纯性甲状腺肿伴自主神经功能紊乱，应与甲亢症的高代谢综合征鉴别，甲亢时血清 T_3，T_4 浓度明显升高，碘吸收率升高且高峰提前，T_3 抑制试验呈不可抑制反应。

五、治疗

青春期或妊娠期的生理性甲状腺肿，可以不给药物治疗，应多食含碘丰富的海带、紫菜等。对于 20 岁以前年轻人的弥漫性单纯性甲状腺肿，手术治疗不但妨碍了此时期甲状腺的功能，复发率也很高。早期甲状腺轻度肿大，每日可服少量碘化物，如碘化钾 10～30mg/d，或复方碘液每日 3～5 滴，治疗 3～6 个月后多数患者症状可消失或甲状腺缩小，但长期服用或剂量过大可引发甲亢症等不良反应，故近年少用，而代之以适量的甲状腺制剂，如中度以上肿大者，口服甲状腺片 40～120mg/d，3～6 月为一个疗程，补充内生性甲状腺激素的不足，可抑制过多的内源性 TSH 分泌。达到缓解甲状腺增生的目的。

甲状腺体积过大，经药物治疗无效或因气管、食管或喉返神经受压引起压迫症状者；或伴有毒性症状而影响心脏者；或单纯性甲状腺肿伴结节形成和疑有恶性病变者；或甲状腺肿位于胸腔内者，均应及时行手术治疗，施行甲状腺大部切除术。

在手术过程中应注意如下事项：①对精神紧张且腺体较大或气管受压严重的患者，应采用气管内插管麻醉，以保证术中患者呼吸道通畅和手术顺利进行，减少术后并发症。②切口要有足够的长度，一般需要超过肿块外缘 1～2cm，必要时可以切断部分胸锁乳突肌。以保证充分显露腺体，安全地在直视下分别处理上、下极血管，防止损伤其他组织。③止血时，对较大血管要常规双重结扎，断端要留得长些，防止术中或术后线结滑脱、出血，上极血管的处理尤其要慎重。腺体切除后，宜用热盐水纱布反复热敷，细心检查，即使是微小的出血点也应结扎止血，待整个创面无出血后方可缝合，关闭切口。④注意保护喉返神经及喉上神经的外侧支，喉返神经与甲状腺下动脉接近，一般不必常规显露喉返神经。甲状腺大部分切除术也不一定需要显露或结扎甲状腺下动脉，如需结扎，应在颈动脉内侧甲状腺下动脉起点处结扎一道，然后再在甲状腺下动脉分叉后进入甲状腺腺体处分别结扎、切断。这种方法不会误扎，又不会损伤喉返神经，当楔状切除腺体时，要尽量多留一些腺体被膜，也可防止喉返神经损伤。喉上神经外侧支撑伴甲状腺上动、静脉走行，为了不损伤喉上神经的外侧支，结扎甲状腺上动、静脉时，一定要靠近甲状腺组织。⑤注意癌变可能，对结节性甲状腺肿患者，在行甲状腺次全切除术时，须注意检查腺体周围的淋巴结，如发现有可疑癌变的淋巴结，或甲状腺组织不正常，疑有癌变时，立即送冷冻切片活组织检查，以求确诊，及时根治手术。

术后甲状腺激素及其他辅助治疗的适当应用，有助于降低复发率，提高生存率。

第四节　甲状腺肿瘤

一、甲状腺腺瘤

甲状腺腺瘤分滤泡状和乳头状囊性腺瘤两种。

(一)诊断

1.临床表现

(1)患者多为40岁以下女性。

(2)一般为甲状腺体内的单发结节，结节质较软、表面光滑、随吞咽上下移动、生长缓慢，大部分患者无任何不适感。

(3)乳头状囊性腺瘤有时可因囊壁血管破裂而发生囊内出血，此时肿瘤体积可在短期内迅速增大，局部出现胀痛。

2.辅助检查

(1)B超：可判断单发或多发，囊性或实性。

(2)放射性核素扫描或ECT：一般为温结节，囊性变后可呈凉或冷结节。

(二)治疗

由于腺瘤有癌变的危险和引起甲状腺功能亢进的可能，应早期切除。

二、甲状腺癌

甲状腺癌约占全身恶性肿瘤的0.2%(男性)～1%(女性)。

(一)病理类型

1.乳头状腺癌

约占60%，恶性程度较低。主要转移至颈淋巴结，有时原发癌很小，未被觉察，但颈部转移的淋巴结已很大。患者多为年轻女性。

2.滤泡状腺癌

约占20%，中度恶性。手术时约有10%患者已有血行转移，颈淋巴结转移较少。患者多为中年人。

3.未分化癌

约占10%～15%，恶性度高，很早转移至颈淋巴结，经血行转移至骨和肺，患者多为老年人。

4.髓样癌

约占5%～10%，恶性程度中等，发生于滤泡旁细胞(C细胞)，较早出现颈淋巴结转移，晚期可有血行转移。

(二)诊断

1.临床表现

(1)甲状腺结节明显增大，质变硬，腺体在吞咽时的上下移动性减小。

(2)地方性甲状腺肿非流行地区的儿童甲状腺结节、成年男性甲状腺内的单发结节、多年存在的甲状腺结节短期内明显增大，应特别引起注意。

(3)早期无明显自觉症状，晚期出现波及至耳、枕部和肩的疼痛，声音嘶哑，继之发生压迫症状，如呼吸困难、吞咽困难和明显的 Horner 综合征。

(4)髓样癌常有家族史。由于肿瘤本身可产生激素样活性物质(5-羟色胺和降钙素)，因此在临床上可出现腹泻、心悸、颜面潮红和低钙血症等症状。

2.辅助检查

(1)B 超：区别结节的囊肿性或实体性。实体性结节若呈强烈不规则反射，则恶性的可能性更大。

(2)放射性核素扫描或 ECT：如果为冷结节，则有 10%～20%可能为癌。

(3)细针穿刺细胞学检查。

3.鉴别诊断

(1)亚急性甲状腺炎：病史中多有上呼吸道感染，血清 T_3、T_4浓度增加，但放射性碘的摄取量却显著降低，试用小剂量泼尼松后，局部疼痛很快缓解，甲状腺肿胀接着消失。

(2)慢性淋巴细胞性甲状腺炎：此病女性多发，病程较长，甲状腺肿大呈弥漫性、对称，表面光滑，试用甲状腺制剂后腺体常可明显缩小。

(3)甲状腺腺瘤囊性变：由于囊内出血，短期内甲状腺腺体迅速增大，追问病史常有重体力劳动或剧烈咳嗽史。

(三)治疗

以手术为主，而手术的范围和疗效与肿瘤的病理类型有关。

1.乳头状腺癌

如果颈淋巴结没有转移，癌肿尚局限在一侧的腺体内，应将患侧腺体连同峡部全部切除、对侧腺体大部切除；如果癌肿已侵及左、右两叶，就需将两侧腺体连同峡部全部切除。对没有颈淋巴结转移的乳头状腺癌一般不需同时清除患侧颈淋巴结，术后继续服用甲状腺素片 80～120mg/d，5 年治愈率可达 80%以上，即使在日后随访中再出现颈淋巴结转移，再行清除手术仍能达到较好疗效。但如已有颈淋巴结转移，则应在切除原发癌的同时清除患侧的颈淋巴结。

2.滤泡状腺癌

即使癌肿尚局限在一侧腺体内，也应行两侧腺体、连同峡部的全部切除，术后服用甲状腺素片 80～120mg/d，如有远处转移应做放射性碘治疗。

3.未分化癌

治疗以放射治疗为主。

4.髓样癌

手术切除两侧腺体连同峡部，同时清除患侧或双侧颈淋巴结。

第五节　甲状腺癌

甲状腺癌是最常见的内分泌恶性肿瘤，占全身恶性肿瘤的 1.1%(男性约占 0.5%，女性约占 2.0%)。随着地理位置、年龄和性别的不同，甲状腺癌每年的发病率也不同。美国每年约有 17200 例甲状腺癌新病例。以年龄为基准的年发病率为 55/100 万。女性发病率(80/100 万)，比男性(29/100 万)高得多。女男发病比例为 3：1。某些地区是世界上甲状腺发病率非常高的地区，如夏威夷，女性发病率为104/100万，男性为39/100万；而波兰的发病率最低，女性为14/100万，男性为4/100万。甲状腺癌在15岁以下儿童比较罕见，女童年发病率约为2.2/100万，男童为0.9/100万。甲状腺癌的年发病率随年龄增长而升高，至50～80岁达到高峰，约90/100万～100/100万。甲状腺癌死亡率低，约占所有肿瘤死亡的0.2%，说明大多数甲状腺癌病例预后较好。近年来，甲状腺发病率有所上升，但死亡率却在下降。文献报道甲状腺癌5年相对生存率达95%以上，这与甲状腺早期诊断和治疗水平的不断提高有关。

一、病因与发病机制

(一)分类和分期

1.分类

根据1988年世界卫生组织(WHO)对甲状腺肿瘤的分类，可对甲状腺癌进行如下的临床病理分类：①乳头状癌，约占甲状腺癌的60%～75%。②滤泡状癌，约占甲状腺癌的10%～15%。③未分化癌，约占甲状腺癌的5%～10%。④髓样癌，约占甲状腺癌的3%～10%。⑤恶性淋巴瘤。⑥肉瘤，恶性血管内皮细胞瘤。⑦其他原发肿瘤，如鳞状上皮癌、类黏液上皮瘤和黏液腺癌。⑧转移癌。

其中后4种病理类型少见，临床所见多为前4种病理类型。

2.分期

可根据国际抗癌学会分类(UICC)1997年第5次修订的国际肿瘤疾病分类。

(1)T(原发肿瘤)：

T_X无法对原发肿瘤做出估计。

T_0未发现原发肿瘤。

T_1肿瘤局限于甲状腺，最大直径≤1cm。

T_2肿瘤局限于甲状腺，最大直径＞1cm，但≤4cm。

T_3肿瘤局限于甲状腺，最大直径＞4cm。

T_4肿瘤不论大小，超出甲状腺包膜。

注：以上各项可再分为：①孤立性肿瘤。②多发性肿瘤。

(2)N(区域淋巴结)：

N_X无法对区域淋巴结做出估计。

N_0未发现区域淋巴结转移。

N_1区域淋巴结转移。

N_{1a}同侧单发或多个颈淋巴结转移。

N_{1b}双侧，中线或对侧颈或纵隔单个或多个淋巴结转移。

(3)M(远处转移)：

M_X不能确定有无远处转移。

M_0无远处转移。

M_1有远处转移。

(二)病因与发病机制

甲状腺癌的病因和发病机制至今仍不十分清楚，相关因素如下。

1.放射线

颈部的放射线外照射可导致甲状腺癌已得到证实。如在儿童时期接受胸腺照射预防哮喘，头颈部外照射以治疗颈淋巴结炎和腮腺炎，或治疗儿童霍奇金病等情况下，由于甲状腺部位受到照射，经过10～20年，甚至长达50年的随访，发现接受了5～10Gy外照射剂量者有7%～9%发生了甲状腺癌。Winships等收集的562例儿童甲状腺癌，其中80%曾经有放射线照射史。从外照射治疗到做出甲状腺癌诊断的平均时间各地报道不一，一般为10～50年。生活环境受到放射性污染也可导致生活在该地区的人群发生甲状腺癌的病例增多，如日本广岛和长崎地区在原子弹爆炸后幸存的人群中发生甲状腺癌的比例比其他地区明显高，在儿童表现更为突出白俄罗斯地区的切尔诺贝利核电站事故后5年发现儿童甲状腺癌患者达100例以上，仅1991年就发生54例，而事故发生前10年中总计才7例。

2.TSH的长期刺激

TSH水平长期增高可能导致甲状腺高度增生而诱发肿瘤。TSH可作用于甲状腺滤泡上皮细胞的TSH受体上，使滤泡细胞增生而致癌。长期缺碘所致的地方性甲状腺肿流行区，甲状腺癌的发生率就比其他地区高。此外，凡是能促使甲状腺滤泡细胞生长的因素，如甲状腺腺叶切除、抗甲状腺药物等都可能刺激甲状腺形成癌。

3.遗传因素

目前已明确家族性甲状腺髓样癌是常染色体显性遗传性疾病，约占甲状腺髓样癌的20%，其他类型的甲状腺恶性肿瘤绝大多数为散发型，但也有家族遗传性病例报道。

4.致癌基因的作用

从20世纪90年代开始，许多学者都在致力于甲状腺癌的致病基因研究。初步的研究结果发现，分化型甲状腺癌与*Ras*和*Gap*致癌基因有一定关系，而*Ret/MCT*致癌基因与髓样癌的发生关系密切。现已证明在各种类型甲状腺癌中有几种不同的致癌基因和至少一种抑癌基因在起作用。研究结果表明，甲状腺癌极可能是由多种基因突变所致。当前提出的一种各种类型甲状腺癌发生的分子生物学事件过程为：TSH受体和*GsP-α*基因的激活突变刺激甲状腺滤泡细胞生长和功能改变，产生自主功能性滤泡性腺瘤，发生恶性改变的可能性较小。而*Ras*基因突变，如仅引起甲状腺变异细胞迅速生长，则促进非功能性滤泡性腺瘤形成；如影响*Ras*受体或诱导端粒酶表达的基因突变则可能导致乳头状癌生长。另外，如引起*Myc*和(或)*Fos*基因过度表达和突变，则可将滤泡性腺瘤转变为滤泡性腺癌。在乳头状和滤泡状变异细胞系中，*p53*基因的突变失活可导致高度恶性的低分化性甲状腺癌的生成。

二、诊断

(一)临床表现

颈前和(或)颈侧区肿块是甲状腺癌的主要临床表现，癌肿局限于甲状腺腺叶内的称为腺内型，浸润至腺叶以外的称为腺外型。前者甲状腺腺叶的肿瘤位于颈前区，大多为位于一侧的孤立实性结节，无明显疼痛，触诊质地坚实，边界不清，随吞咽活动度变小，较大的肿块前表面不平。腺外型癌可浸润至甲状腺邻近组织和器官，由于进行性破坏和压迫可产生一系列的继发症状和体征。如侵犯喉返神经可出现声音嘶哑；侵犯颈交感神经链时可产生Horner综合征，表现为：患侧眼睑下垂、瞳孔缩小、眼球内陷、面部无汗等；侵犯压迫气管时可出现呛咳、呼吸困难，肿瘤破入气管腔时产生咯血或大出血；食管受累时可发生吞咽困难。

癌瘤伴有区域淋巴结转移时，可在颈侧区胸锁乳突肌前、后缘触及肿大淋巴结，质韧、无痛、活动度中等。肿大淋巴结可呈孤立性，能活动，亦可融合成一团块而固定不动。更多见的情况为沿颈部淋巴结链的一串淋巴结皆肿大。区域淋巴结转移可在甲状腺肿瘤的同侧，也可在双侧出现，约4%的病例转移至对侧淋巴结。一般认为，对侧颈部淋巴结转移意味着对侧甲状腺腺体内有癌细胞播散，但也有报道少数病例对侧颈部淋巴结转移而对侧腺体内找不到癌播散的证据。甲状腺乳头状癌常出现区域淋巴结转移，甚至有时为首发表现。据报道，约有50%以上的乳头状癌会出现区域淋巴结转移。甲状腺癌通过血行播散可发生远处转移，出现骨、肝、肺等远处转移时可出现相应的临床表现。滤泡状癌早期即可发生血行转移。未分化癌的颈部肿块生长快，病程短，肿块质硬实而固定，常伴有周围组织器官浸润和双侧颈部淋巴结肿大。血行转移亦在早期出现，部分甲状腺癌病例在还不能触及腺内结节时(如微小癌)就可能发生区域淋巴结转移和远处转移。因此，如远处转移病灶未能找到原发病灶时，应注意有无甲状腺癌存在。

髓样癌常有家族史，由于髓样癌来自甲状腺滤泡旁细胞，该细胞又起源于神经鞘的内分泌细胞，即所谓的APUD细胞，因此，肿瘤本身可产生激素类活性物质(5-羟色胺和降钙素)。临床上常可出现腹泻、心悸、面部潮红和低钙血症表现。此外还可伴其他内分泌腺肿瘤和增生，如嗜铬细胞瘤、肾上腺增生、甲状旁腺增生等。髓样癌患者的血清降钙素浓度比正常人高出4倍以上。

(二)实验室检查及其他检查

1.放射性核素检查

放射性核素检查可以明确甲状腺的形态，甲状腺肿块的位置、大小和功能，曾经是诊断甲状腺疾病的常规手段。由于甲状腺具有吸收和浓集碘的功能，放射性核素碘进入人体后，相当多的碘会分布在甲状腺内，根据其浓集度可以显示甲状腺的形态、大小以及甲状腺结节的吸碘功能。常用的制剂有 ^{131}I 和 ^{99m}TC。

甲状腺内的结节在核素扫描时可表现为热、温、凉和冷四种结节图像。①热结节：甲状腺结节区 ^{131}I 或 ^{99m}Tc 的浓度高于周围正常组织。②温结节：甲状腺结节摄取 ^{131}I 或 ^{99m}Tc 后显示的浓度与周围正常的甲状腺组织相似。③凉结节：结节区的吸 ^{131} I 或 ^{99m}Tc 功能低于周围正常的甲状腺组织。④冷结节：结节区的吸取 ^{131}I 或 ^{99m}Tc 的功能明显低于周围正常甲状腺组织，甚至无吸取核素功能。甲状腺恶性肿瘤的结节可表现为冷、凉或温性结节，以冷结节为常见，约占85%。凉和温结节也不能排除甲状腺癌的可能性，热结节亦有少数可能是癌结节。核素扫描仅能反映结节摄取核素的功能。因此，目前认为其对甲状腺恶性肿瘤的诊断价值有限。尽管甲状腺癌的摄碘能力差，核素扫描时常表现为冷结节，但一部分分化型甲状腺癌，尤其是滤泡状癌因有一定的摄碘能力而可表现为凉结节甚至温结节。另外，肿瘤较小时，可能位于甲状腺深面，会被正常的甲状腺组织的显像所覆盖，往往使原本应表现为冷结节的甲状腺肿瘤呈现温或凉结节。甲状腺良性病变的囊性变在核素扫描中常表现为冷结节，因此，结合B超证实表现为“冷结节”的甲状腺肿物为实质性时，有助于恶性肿瘤的诊断。放射性核素扫描用于甲状腺癌的术后复发或转移癌的诊断更为有效，但转移或复发癌的摄碘能力受血中TSH水平的影响。因而在用 ^{131}I 全身扫描前应停用甲状腺素，以刺激TSH的分泌，可提高全身扫描对甲状腺癌复发或转移灶的发现率。

2.超声波检查

B超检查不仅可探测甲状腺肿块的形态、大小和数目，而且更重要的是可确定其为囊性还是实质性，对于甲状腺疾病的诊断有重要意义。甲状腺恶性肿瘤的声像特点是肿块形态和边界不规则，内外回声不均匀，常可见颈侧肿大淋巴结声像。不同类型甲状腺癌的超声声像可有所不同。乳头状癌多无包膜或包膜不完整，肿瘤内囊肿中可有乳头状突起。滤泡状癌一般有完整包膜。未分化癌无包膜，常因肿瘤部分出血、坏死而出现液化暗区或伴钙化。髓样癌多为单发圆形结节，界限清楚，无包膜，可伴有钙化声像。有些临床检查难以发现的甲状腺肿瘤或复发性小结节，B超常能探及，对指导治疗有一定帮助，尤其对于颈部淋巴结的探测往往比临床触诊更为准确。近年来应用于临床的高频超声和彩色多普勒超声，可以显示小血管被肿瘤压迫或包围的征象以及肿瘤内血管生长情况，对于提高甲状腺癌的B超诊断率具有一定帮助。

3.CT检查

CT片上甲状腺癌呈不规则低密度或等密度影，增强扫描可见明显坏死。如癌肿内有坏死或囊性变则表现为更低密度。CT还可显示甲状腺癌对周围器官组织如食管、气管的侵犯，区域淋巴结的转移情况及上纵隔的转移情况，还可显示癌肿与血管的关系。

4.MRI检查

MRI除可以显示甲状腺的肿物外，还能显示肿瘤与食管、气管、血管的关系以及颈部淋巴结转移情况，并可能辨别肿瘤切除术后甲状腺床内的组织特征，有利于将纤维化与肿瘤复发区分开来。MRI的优点是软组织对比度好，可在任意方位做断层扫描，无放射性损害。

5.颈部X线检查

可以了解气管是否受压和移位。部分甲状腺恶性肿瘤内有钙化征象，X线片上可表现为散片云雾状和沙粒状钙化影，皆为乳头状癌的特征。

6.细针抽吸细胞学检查

自1977年Walfish等报道采用针吸活检细胞学检查(ABC)作为甲状腺结节术前常规检查的手段后，世界各地相继开展了此项检查，这是一种安全、痛苦较小、快速、并发症少、诊断准确率较高的诊断方法。目前多采用细针穿刺抽吸细胞学检查(FNAC)，操作更为简单、安全，除组织内有轻微出血外，无癌细胞播散及种植危险。约90%的患者可以用FNAC做出诊断。此法结果的假阳性率极小，假阴性率约为10%，近年，利用B超引导下进行FNAC，更提高了FNAC检查的准确性，使诊断准确率提高到95%以上。

7.甲状腺球蛋白测定(Tg)

分化型甲状腺癌(乳头状或滤泡状)及其转移癌患者的血清Tg值可升高，可作为辅助诊断的指标之一。但许多甲状腺疾病如甲状腺功能亢进症、甲状腺炎、甲状腺肿等均可有Tg值升高，故此项检查对于诊断甲状腺癌不具特异性，但对于治疗后的监护和随访确有一定意义。分化型甲状腺癌局部复发或远处转移时，血清Tg值明显升高，在甲状腺全部切除并停用甲状腺素4周后测定Tg，若Tg值＞10μg/L，应怀疑癌复发或转移，超过30μg/L则几乎可以确定。对于未分化癌和髓样癌测定Tg值的意义不大。

8.血清降钙素测定

对甲状腺髓样癌为高度特异性诊断方法，假阴性率仅0.5%～1.0%，多采用放射免疫法测定。如果降钙素在正常值上限300pg/L以上就有诊断意义，如持续增高，髓样癌的诊断基本可确定。

三、治疗

甲状腺癌的治疗方法有手术、放疗和药物治疗，其中以手术治疗为主。治疗方案应根据肿瘤的病理、分期以及患者的年龄和健康状况等情况而制定。

（一）手术治疗

手术是公认的治疗甲状腺癌的首选方法。甲状腺癌确诊后如无明显手术禁忌证均应及时行原发病灶和区域淋巴结转移灶的彻底清除。然而对于手术的方式和范围存在较多的争议和不同意见。目前无论何种意见，有两点已为大家所接受，即部分和局部切除肿物是不合理的手术方式，应予摒弃；预防性颈淋巴结清扫术并不能提高生存率，临床上发现淋巴结转移再做手术清扫并不影响预后。对于不同病理类型的甲状腺癌应采取不同的手术方式。

1.乳头状癌

临床上具有恶性程度低、颈部淋巴结转移率高、好发于中青年女性的特点，手术时必须考虑这些因素。对是否采取全甲状腺切除，也有不同的意见。主张做全甲状腺切除者认为，甲状腺虽分左、右叶和峡部，但实际上并无明显界限，且肿瘤有腺内播散可能，乳头状癌常表现为多中心性，如残留腺体可能导致病灶残留，而全甲状腺切除术可杜绝这些情况发生。此外，还认为全甲状腺切除术后的局部复发率低于其他手术方式，且可为日后可能出现的远处转移选择核素治疗做好准备。然而，很多人并不赞成采取如此彻底的手术方式，认为采取甲状腺次全切除（即病灶侧甲状腺叶次切除，对侧甲状腺叶次全切除，峡部全切除）或患侧叶甲状腺全切除+峡部切除也可达到同样的目的，术后的局部复发率和远处转移率与全甲状腺切除相差不大，但术后并发症明显减少。根据资料，经长期随访，甲状腺次全切除或腺叶全切除后对侧的残余腺叶出现复发而需再次手术者仅为2%。如果因为有2%的病例可能出现残余腺叶的复发，而对所有病例采取全甲状腺切除，显然是不够合理的。即使这2%的复发病例，在给予再次手术切除后仍可达根治目的。采取次全甲状腺切除或腺叶全切除，可以避免甲状腺永久性功能低下的后遗症。此外，其他手术并发症如喉返神经损伤和甲状旁腺功能低下的发生率也比全甲状腺切除为低。当然，如已确定双侧腺体内都有甲状腺癌结节时，应做全甲状腺切除术。

对于颈淋巴结肿大并证实为甲状腺癌转移的患者，应进行包括颈部淋巴结清扫术在内的甲状腺癌联合根治手术，对此，国内外的方案都是一致的。传统的区域淋巴结清扫范围为：颈筋膜囊内所有的淋巴结和脂肪组织、胸锁乳突肌、二腹肌、颌下腺、颈内静脉和副神经。术后常出现颈部软组织毁损，锁骨头外翻、肩下垂畸形，面部水肿及痉挛性肩综合征等后遗症。1967年Bocca提出改良颈部淋巴结清扫术也称功能性颈清扫术，可完整切除颈筋膜囊内所有淋巴结和脂肪组织，而其他颈部血管、神经和胸锁乳突肌等组织可酌情保留。此术式特别适用于分化型甲状腺癌的颈淋巴结清扫。

乳头状癌的颈部淋巴结转移主要集中于颈内静脉周围，尽管有时可能延至后三角，但大部分淋巴结都有包膜，与颈部重要血管和神经无粘连。术中只要仔细把颈内静脉、胸锁乳突肌和副神经表面的筋膜剥离，连同颈筋膜囊内的淋巴结和脂肪组织一并完整剥除，即可达到根治目的，肿瘤一般不会转移至颌下腺，只要将颌下腺包膜剥除，其包膜外颌下区淋巴结也可完整清除。即使不能完整清除颌下区淋巴结，日后此处复发，再做该区域淋巴结清扫，也可达到根治的目的。根据资料，甲状腺癌区域淋巴结转移累及颌下区淋巴结的病例不到5%。

少数病例因病情延误或处理不当使病灶广泛累及双侧腺体并转移至双侧颈部淋巴结，原发病灶与转移灶相互融合粘连。对此类患者不应轻易放弃手术，应尽可能争取行全甲状腺切除双侧颈淋巴结清扫术。如压迫气管致气管狭窄、软化或塌陷，应行气管切开，留置气管套，必要时留置永久性气管套。

在行甲状腺叶全切除时，应十分注意保护喉返神经和甲状旁腺，即使甲状腺癌已浸润喉返神经时，亦应尽量保护另一侧的喉返神经。术中要完整保留甲状腺后侧包膜内的甲状旁腺，如不得已要切除时，应将其与其他组织分离开再移植到前臂的肌肉内。

2.滤泡状癌

与乳头状癌同是低度恶性癌，早期即可能发生血行转移，约20%的病例可发生淋巴结转移。手术原则与乳头状癌基本相同。由于滤泡状癌和滤泡状腺瘤不易鉴别，B超、放射性核素甚至FNAC都难以鉴别，因此术中发现可疑为癌的肿物，应即时送病理科做冰冻切片检查。同时应探查对侧腺体有无可疑肿物，如有则应同时做腺叶切除。滤泡状癌具有吸碘功能，即使发生远处转移，也应将原发病灶和区域淋巴结切除，其远处转移病灶可留待日后行 ^{131}I 治疗。

3.髓样癌

恶性程度中等，常见区域淋巴结和远处转移。一旦发生颈部淋巴结转移，即可较快浸润到包膜外并累及周围组织。因此，术中如能做冰冻切片确诊髓样癌，则应做全甲状腺切除，且不论有无触及颈部淋巴结肿大，一律应做选择性颈部淋巴结清扫。伴有嗜铬细胞瘤的患者，在甲状腺手术前首先应处理嗜铬细胞瘤，否则在术中会继发严重高血压而危及生命。

4.未分化癌

为高度恶性甲状腺癌，大多数病例确诊时病灶已广泛侵犯或已有远处转移，往往难以彻底切除，即使勉强切除，也会很快复发。因此不宜手术治疗。可做活检明确诊断后放弃手术。如为了解除气管压迫，可行气管切开术。但也有一些病例病灶小，侵犯范围小，可积极采取一期根治手术。对多例未分化癌行根治手术，术后5年均未见复发。未分化癌不论能否手术，均可进行放射治疗。

(二)放射治疗

为甲状腺癌的一种辅助治疗手段。

1.外放射

各种类型甲状腺癌对外放射的敏感性相差较大。分化好的甲状腺癌敏感性差，而分化差的甲状腺癌敏感性较高，其中以未分化癌对放疗效果最好。因此未分化癌主要以外放射为主要治疗方法。其他类型甲状腺癌对放疗敏感性差，一般临床不主张进行外放射治疗。

2.内放射

分化型甲状腺癌具有吸碘功能，放射性碘高浓度集中于甲状腺癌组织中，可能起内放射作用，但一般仅适用于复发癌或远处转移不能手术切除的病灶。只要肿瘤内含有功能性的滤泡成分，能显示出吸碘功能，就可用放射性碘治疗。有人用 ^{131}I 治疗作为分化型甲状腺癌的常规治疗，证实与甲状腺素同用可减少甲状腺癌复发率。但如果甲状腺癌病灶及区域转移淋巴结已消除干净，则不必再用内放射治疗。

(三)内分泌治疗

所有甲状腺癌患者不论手术与否均应长期服用甲状腺素，特别是全甲状腺切除者应终身服用甲状腺素，可以防止甲状腺功能减退和抑制 TSH 增高。所有甲状腺癌术后的患者服用适量的甲状腺素都可在一定程度上防止癌的复发。国人一般每日使用左甲状腺素片 100～150μg，用以维持血中较高的甲状腺激素水平。应根据临床表现、血清 T_4、T_3 和 TSH 水平来调节剂量，以保持 TSH 在低水平而 T_4 在正常值的高值区内。至于服用的时间，应根据不同患者的不同情况进行安排。如患者停药后仍能维持 T_3、T_4 在正常水平和 TSH 在低值水平，则为停药的指征。

第六节　原发性甲状旁腺功能亢进症

一、甲状旁腺功能亢进症分类

甲状旁腺功能亢进症(甲旁亢)可分为原发性、继发性、三发性和假性 4 类。

1.原发性甲旁亢

原发性甲旁亢是由于甲状旁腺本身病变引起的甲状旁腺激素(PTH)合成、分泌过多。

2.继发性甲旁亢

继发性甲旁亢是由于各种原因所致的低钙血症，刺激甲状旁腺，使之增生肥大，分泌过多的 PTH 所致，见于肾功能不全、骨质软化症和小肠吸收不良或维生素 D 缺乏与羟化障碍等疾病。

3.三发性甲旁亢

三发性甲旁亢是在继发性甲旁亢的基础上，由于腺体受到持久和强烈的刺激，部分增生组织转变为腺瘤伴功能亢进，自主地分泌过多的 PTH，常见于肾脏移植后。

4.假性甲旁亢

假性甲旁亢是由于某些器官，如肺、肝、肾和卵巢等的恶性肿瘤，分泌 PTH 多肽物质，致血清钙增高。

二、病因和病理

原发性甲旁亢是由于甲状旁腺本身病变引起的甲状旁腺素合成、分泌过多，从而引起钙、磷和骨代谢紊乱的一种全身性疾病，表现为骨吸收增加的骨骼病变、泌尿系结石、高钙血症和低磷血症等。其病理表现如下。

1.甲状旁腺腺瘤

甲状旁腺腺瘤大多单个腺体受累，少数有 2 个及 2 个以上腺瘤。2 个腺体异常，2 个腺体正常的情况不到 3%，多发性腺瘤为 1%～5%。病变腺体中会存在部分正常组织或第二枚腺体正常者，可诊断为腺瘤。腺瘤大小相差悬殊。偶尔病变腺体很大，但血清钙及 PTH 不高，这种腺体通常有囊性变。腺瘤常呈椭圆形、球形或卵圆形；颜色似鲜牛肉色，切除时呈棕黄色。

2.甲状旁腺增生

原发性增生占7%～15%。所有腺体都受累(不论数目多少)，但以某腺体增大为主。原发性增生有两种类型，即透明主细胞和主细胞增生。肉眼所见腺体呈暗棕色，形状常不规则，有伪足。镜下所见腺体主要由大量透明细胞组成，偶尔含主细胞。主细胞或水样透明细胞增生亦伴有间质脂肪、细胞内脂质增多，常保存小叶结构，手术至少要活检一侧腺体，若第二枚腺体也有病变，则能确立原发性增生的诊断。相反，如第二枚腺体正常，则增大的腺体为腺瘤。本病并非4枚腺体都同样大小，某些腺体可明显增大，某些腺体可仅稍大于正常。仅根据大小来确定甲状旁腺是否正常并不可靠。

3.甲状旁腺腺癌

甲状旁腺腺癌少见。细胞排列成小梁状并为厚的纤维索所分割，细胞核大，深染，有核分裂相，镜下可见有丝分裂及无细胞小梁，伴有大的多形性主细胞。甲状旁腺癌呈典型的灰白色，坚硬，可有包膜和血管的浸润或局部淋巴结和远处转移(以肺部最常见，其次为肝和骨骼)。手术时可见结节周围有明显的局部反应，喉返神经、食管及气管常遭侵犯。若怀疑为癌者不得切开活检。偶尔甲状旁腺癌有较强的侵袭性，在首次手术时已发现有远处转移。在癌组织中有丝分裂象的增多和腺体基质纤维化的增加可能比肿瘤的浸润表现得更为明显。

4.骨骼病理

早期仅有骨量减少，以后骨吸收日渐加重，可出现畸形、骨囊性变和多发性病理性骨折，易累及颅骨、四肢长骨和锁骨等部位。镜下见骨内膜和骨外膜的骨吸收部位增多，破骨细胞数量增加，骨皮质哈佛管腔变大且不规则，骨皮质明显变薄。骨形成部位也增多，矿化骨体积减小，但矿化沉积速率仅轻度下降。病程长和(或)病情重者，在破坏的旧骨与膨大的新骨处形成囊肿状改变，囊腔中充满纤维细胞、钙化不良的新骨及大量毛细血管，巨大多核的破骨细胞衬于囊壁，形成纤维性囊性骨炎，较大囊肿常有陈旧性出血而呈棕黄(棕色瘤)色。

三、临床表现

悲叹、呻吟、结石和骨病是本病的典型症状。以往的甲旁亢(PT)主要是骨骼和泌尿系病变，患者可有多种症状和体征，包括复发性肾石病、消化性溃疡、精神改变以及广泛的骨吸收。目前大多数患者在发现时没有症状或诉说的症状相当含糊。精神神经的症状较前多见(尤其在老年病例)。约50%无症状PT患者只表现为血清钙、磷生化改变和血PTH升高。具有显著高钙血症的患者可表现出前述高钙血症的症状和体征。

临床症状可分为高钙血症、骨骼系统表现和泌尿系统表现三组，可单独出现或合并存在。一般进展缓慢，常数月或数年才引起患者的注意，甚至不能叙述明确的发病时间。在极少数情况下，该病可以突然发病，患者可有严重的复发症，如明显脱水和昏迷(高钙血症性甲状旁腺危象)。

1.高钙血症

正常情况下，与正常的血清钙水平对应的是正常的PTH水平。并且，低血清钙常伴有PTH升高，而高血清钙常伴PTH降低。PT时PTH升高，但血清钙亦高。血清钙增高所引起的症状可影响多个系统。中枢神经系统方面有表情淡漠、意志消沉、性格改变、反应迟钝、记忆力减退、烦躁、过敏、多疑多虑、失眠、情绪不稳定和衰老加速等。偶见明显的精神症状，如幻觉、狂躁、甚至昏迷。某些患者在甲状旁腺切除后，神经精神表现可逆转。近端肌无力、易疲劳和肌萎缩亦可完全消失，一般无感觉异常。消化系统表现一般不明显，可有腹部不适及胃和胰腺功能紊乱。高钙血症致神经肌肉激惹性降低，胃肠道平滑肌张力降低，蠕动缓慢，引起食欲缺乏、腹胀、便秘，可有恶心、呕吐、反酸、上腹痛。高血清钙可刺激促胃液素分泌，胃酸增多，10%～24%患者有消化性溃疡，随着手术治疗后高血清钙症被纠正，高胃酸、高促胃液素血症和消化性溃疡亦缓解。钙离子易沉着于有碱性胰液的胰管和胰腺内，激活胰蛋白酶原形成胰蛋白酶，5%～10%患者有急性或慢性胰腺炎发作。临床上慢性胰腺炎为甲旁亢的一个重要诊断线索，一般胰腺炎时血清钙降低，如患者血清钙正常或增高，应追查是否存在甲旁亢。高钙血症还可引起心血管症状，如心悸、气短、心律失常、心力衰竭以及眼部病变(如结合膜钙化颗粒、角膜钙化及带状角膜炎)等。

2.骨骼系统表现

(1)骨骼广泛脱钙：骨骼受累的主要表现为广泛的骨关节疼痛，伴明显压痛。绝大多数患者有脱钙，骨密度低。开始症状是腰腿痛，逐渐发展到全身骨及关节，活动受限，严重时不能起床，不能触碰，甚至在床上翻身也引起难以忍耐的全身性疼痛。轻微外力冲撞可引起多发性病理性骨折，牙齿松动脱落，重者有骨畸形，如胸廓塌陷变窄、椎体变形、骨盆畸形、四肢弯曲和身材变矮。有囊样改变的骨骼常呈局限性膨隆并有压痛，好发于颌骨、肋骨、锁骨外 1/3 端及长骨。易误诊为有巨细胞瘤，该处常易发生骨折。病程长、肿瘤体积大、发病后仍生长发育的儿童或妊娠哺乳者骨病变更为严重。骨髓被纤维结缔组织填充而出现继发性贫血和白细胞减少等。80%以骨骼病变表现为主或与泌尿系结石同时存在，但亦可以骨量减少和骨质疏松为主要表现，而纤维性囊性骨炎罕见。

(2)骨质软化：呈广泛性骨密度减低，程度不等，重者如软组织密度减低，骨皮质变薄、骨髓腔增大。骨小梁模糊不清，同时可合并长骨弯曲变形、三叶骨盆，双凹脊椎，胸部肋骨变形，致胸廓畸形，可有假骨折线形成。

(3)骨膜下骨质吸收：常发生于双手短管状骨，表现为骨皮质外缘呈花边状或毛刺状，失去骨皮质缘的光滑锐利外观。严重者呈局限性骨缺损。骨皮质内缘亦可有类似改变，为骨内膜下骨质吸收的表现。骨膜下骨质吸收是甲旁亢的可靠征象，但要注意以下两点：①轻型或早期患者可无此表现。②继发性甲旁亢(特别是肾性骨营养不良症)可有此种表现，诊断时应加以排除。

骨质吸收亦可见于关节软骨下、锁骨近端或远端的软骨下骨、后肋上、下缘骨膜下及指(趾)末节丛状部等处。掌骨、指骨骨膜下骨质吸收以摄放大像(小焦点 0.3mm)或普通照片用放大镜观察显示更清楚。

(4)骨囊性病变：包括破骨细胞瘤(或棕色瘤)和皮质囊肿。前者为较大的骨质密度减低区，圆形或不规则形，与正常骨分界清楚，可发生于骨盆骨、长骨、下颌骨、肋骨等处，直径为 2～8cm，常为多发。手术切除甲状旁腺腺瘤后，此种病变可以消退，仅在原囊壁处残留条状高密度影。皮质囊肿为骨皮质膨起的多发小囊性改变。棕色瘤为甲旁亢的特异表现，具有较高的诊断价值，但常被误诊为骨巨细胞瘤、骨囊肿或骨纤维异常增生病。棕色瘤发生在骨软化的背景上，常呈分叶状，发生在长骨骨干呈多发性，有时棕色瘤巨大，伴骨折。当甲旁亢的病因去除后，棕色瘤可消失。这些特点可与骨肿瘤或骨的肿瘤样病变相区别。

(5)颅骨颗粒状改变：在骨密度减低的情况下，颅骨出现大小不等、界限不清的颗粒状高密度影，使颅骨呈现密度不均的斑点状，并夹杂小圆形低密度区，以额骨明显。颅骨外板模糊不清。

(6)病理性骨折：骨折往往发生在骨棕色瘤部位，有时表现为明显弯曲变形，有如小儿的青枝骨折，常见为四肢长骨、肋骨、脊椎骨、锁骨、骨盆骨，常为反复多发骨折，骨折处有骨痂生成。

(7)牙周硬板膜消失：牙周硬板膜为牙的骨衣，为高密度白线样结构围绕在牙根周围，甲旁亢患者此膜消失。此征象并非本病的特征性表现，畸形性骨炎、维生素 D 缺乏症亦可有此表现。

3.泌尿系统表现

长期高钙血症可影响肾小管的浓缩功能，同时尿钙和磷排量增多，因此，患者常有烦渴、多饮和多尿。可反复发生肾脏或输尿管结石，表现为肾绞痛或输尿管痉挛的症状，血尿或砂石尿等，也可有肾钙盐沉着症。结石一般由草酸钙或磷酸钙组成。结石反复发生或大结石形成可以引起尿路阻塞和感染，一般手术后可恢复正常，少数可发展为肾功能不全和尿毒症。肾钙质沉着也可引起肾功能下降和磷酸盐滞留。原发性甲旁亢患者肾石病的发生率国外为 57%～90%(国内为 41%～49%)。单纯肾石病而无骨病变的甲旁亢患者甚少见。

4.软组织钙化(肌腱、软骨等处)

软组织钙化可引起非特异性关节痛，常先累及手指关节，有时主要在近端指间关节，皮肤钙盐沉积可引起皮肤瘙痒。新生儿出现低钙性手足抽搐应检查母亲有无甲旁亢。软骨钙质沉着症和假痛风在原发性甲旁亢中较常见。对这些患者要仔细筛选。偶尔假痛风可以作为本病的首发表现。在老年人中常存在有其他疾病(如高血压、肾功能减退、抑郁症)，选择手术治疗要慎重。

5.特殊临床类型

(1)急性型：少数甲旁亢发病急剧或病程凶险，血清钙迅速升高达 4.25mmol/L(15～17mg/dl)伴肾功能不全。患者食欲极差，顽固性恶心、呕吐、便秘、腹泻或腹痛、烦渴、多尿、脱水、氮质血症、虚弱无力、易激惹、嗜睡，最后高热、抽搐和昏迷，病死率达 60%。

(2)无症状型：约 1/3 患者属此型，或仅有一些非本病特有的症状，经检查血清钙而发现本病。有些婴儿因低钙性搐搦症而发现为本病。

(3)自发缓解型：甲状旁腺腺瘤发生梗死，PTH 分泌锐减，高血清钙症状消失或有暂时性甲旁减症状，血、尿的钙、磷水平恢复正常，但仍有纤维囊性骨炎表现。

(4)儿童型：少见，多数为腺瘤。临床表现模糊，如乏力、生长延缓、反复恶心、呕吐、性格改变等。关节炎较多见，肾结石及消化性溃疡较多，血清钙水平较高。3/4 病例血清钙在 3.75mmol/L(15mg/dl)以上。

(5)母亲型：原发性甲旁亢不影响妇女受孕。但妊娠对母亲和胎儿均不利。母亲高钙血症导致新生儿低钙血症的情况罕见。患有甲旁亢的母亲，其产儿有低钙血症。而有家族性良性高钙血症母亲的婴儿也有低钙血症的报道。新生儿的低钙血症是源自患无症状型甲状旁腺癌的母亲所致，妊娠期的甲旁亢患者胎儿病死率达 17%(1/6)，并可危及母亲的安全。妊娠的甲旁亢患者手术治疗时机应在怀孕 6 个月时较安全。对母亲和胎儿造成死亡危险的因素是严重的高钙血症。

在妊娠期间，高血清钙有所下降，给本病的诊断带来一定困难，但羊水中总钙和离子钙仍明显升高。其分娩的新生儿易发生低钙性搐搦症。如忽视妊娠期营养补充或合并有慢性腹泻、吸收不良等情况时，母亲易伴发维生素 D 缺乏症。另外，妊娠期遇有应激情况时，又极易加重甲旁亢病情甚至导致高血清钙危象的发生。

(6)正常血清钙型：患者血清总钙正常，但离子钙升高。这些患者的病情多较轻，有些患者可能合并有维生素 D 缺乏或骨软化症，故血清钙可正常。

(7)多发性内分泌肿瘤综合征(MEN)：MEN-Ⅰ型中约有 4/5 患者，MEN-Ⅱ型中约有 1/3 患者伴有甲状旁腺腺瘤或增生。其临床表现依累及的内分泌腺而异。

(8)青少年型：长骨的干骺端钙化过度，类骨质钙化不良，其表现与维生素 D 缺乏类似，常发生四肢弯曲畸形和青枝骨折。本型的血、尿生化检查所见与一般原发性甲旁亢相同。

四、诊断

(一)基本诊断依据

原发性甲旁亢的诊断主要依靠临床和实验室资料。临床上遇有以下情况者，应视为本病的疑诊对象。

(1)屡发性、活动性泌尿系结石或肾钙盐沉积症者。

(2)原因未明的骨质疏松，尤其伴有骨膜下骨皮质吸收和(或)牙槽骨板吸收及骨囊肿形成者。

(3)长骨骨干、肋骨、颌骨或锁骨巨细胞瘤，特别是多发性者。

(4)原因未明的恶心、呕吐，久治不愈的消化性溃疡，顽固性便秘和复发性胰腺炎者。

(5)无法解释的精神神经症状，尤其是伴有口渴、多尿和骨痛者。

(6)阳性家族史者以及新生儿手足搐搦症者的母亲。

(7)长期应用抗惊厥药或噻嗪类利尿剂而发生较明显的高钙血症者。

(8)高尿钙伴或不伴高钙血症者。

(二)定位诊断

PT 的定位诊断对于 PT 的手术治疗非常重要。诊断方法包括 B 超、CT、MRI、数字减影血管造影和核素扫描等。有经验的外科医师第一次手术探查的成功率可达 90%～95%。第一次颈部探查前的定位诊断主要是仔细的颈部触诊，符合率约为 30%。高分辨 B 超可显示甲状旁腺腺瘤，其阳性率也较高。如第一次手术失败，则再次手术前的定位诊断尤其重要。

1.颈部超声检查

B 超(10Hz)可显示较大的病变腺体，定位的敏感性达 89%，阳性正确率达 94%。假阴性的原因是位置太高或太低，或藏在超声暗区，腺体太小等。检查时，患者取仰卧位，颈部后伸，肩部垫枕，做纵切面及横切面检查，对每枚腺体做 3 个方位测定。有时颈部斜位、头转向左侧或右侧，可帮助显露腺体。

2.放射性核素检查

(1)^{123}I 和 ^{99m}Tc-sestamibi 减影技术可发现 82%的病变。

(2)^{99m}Tc 和 ^{201}TI 双重核素减影扫描(与手术符合率可达 92%)可检出直径>1cm 的病变，对于甲状腺外病变也特别敏感，阳性率为 83%，敏感性为 75%。

3.颈部和纵隔 CT 检查

颈部和纵隔 CT 能发现纵隔内病变，对位于前上纵隔腺瘤的诊断符合率为 67%。可检出直径>1cm 的病变。对手术失败的病例，可利用高分辨 CT 检查以排除纵隔病变。

4.选择性甲状腺静脉取血测免疫反应性甲状旁腺激素(iPTH)

血 iPTH 的峰值点反映病变甲状旁腺的位置，增生和位于纵隔的病变则双侧甲状腺上、中、下静脉血的 iPTH 值常无明显差异。虽为创伤性检查，但特异性强、操作较易，定位诊断率为 70%～90%。国内用此方法定位正确率为 83.3%。

5.选择性甲状腺动脉造影

选择性甲状腺动脉造影对其肿瘤染色的定位诊断率为 50%～70%。做动脉造影可能发生严重的并发症，主要为短暂的脊髓缺血或脊髓损伤，有报道发生偏瘫、失明。因此，使用这项检查应慎用，造影剂的剂量不可过大、浓度不可过高、注射速度不可过快。手术探查前 1h 静脉滴注亚甲蓝 5mg/kg，可使腺体呈蓝色，有助于定位。再次探查的病例，亦可选择有创性检查方法：①静脉插管，在两侧不同水平抽血查 PTH。②动脉造影，可显示增大的腺体，有 70%～85%患者可定位。

(三)诊断标准

(1)具备以下第①～⑧项即可诊断。①血清钙>2.5mmol/L，且血清蛋白无显著变化，伴有口渴、多饮、多尿、尿浓缩功能减退、食欲缺乏、恶心、呕吐等症状。②血清无机磷低下或正常下限(<1.13mmol/L)。③血氯上升或正常上限(>106mmol/L)。④血 ALP 升高或正常上限。⑤尿钙排泄增加或正常上限(>200mg/d)。⑥复发性两侧尿路结石，骨吸收加速(广泛的纤维囊性骨炎，骨膜下骨吸收，齿槽硬线消失，病理骨折，弥漫性骨量减少)。⑦血 PTH 增高(>0.6μg/L)或正常上限。⑧无恶性肿瘤。若偶然合并恶性肿瘤，则手术切除后上述症状依然存在。

(2)具备以下第①～③项及第④项中的 a 即可诊断，兼有第④项 b 及第⑤项可确诊，第⑥项可作为辅助诊断。①周身性骨质稀疏，以脊椎骨及扁平骨最为明显。②颅骨内外板模糊不清，板障增厚呈毛玻璃状或颗粒状改变。③纤维囊性骨炎样改变，可成网格状及囊状改变。④骨膜下骨吸收：a.皮质的外缘密度减低或不规则缺失，呈花边状或毛糙不整，失去原有清晰的边缘；b.指骨骨膜下骨吸收最为典型，尤常见中指中节骨皮质外面吸收，出现微细骨缺损区。⑤软骨下骨吸收，锁骨外端、耻骨联合等处。⑥常伴有异位钙化及泌尿系结石。

五、鉴别诊断

原发性甲旁亢与下列疾病的诊断进行鉴别。

(一)高钙血症

1.多发性骨髓瘤

多发性骨髓瘤可有局部和全身性骨痛、骨质破坏及高钙血症。通常球蛋白、特异性免疫球蛋白增高、ESR 增快、尿中本-周(Bence-Jones)蛋白阳性，骨髓可见瘤细胞。血碱性磷酸酶(ALP)正常或轻度增高，血 PTH 正常或降低。

2.恶性肿瘤

(1)肺、肝、甲状腺、肾、肾上腺、前列腺、乳腺和卵巢肿瘤的溶骨性转移。骨骼受损部位很少在肘和膝部位以下，血磷正常，血 PTH 正常或降低，临床上有原发肿瘤的特征性表现。

(2)假性甲旁亢(包括异位性 PTH 综合征)，患者不存在溶骨性的骨转移癌，但肿瘤(非甲状旁腺)能分泌体液因素引起高钙血症。假性甲旁亢的病情进展快，症状严重，常有贫血。体液因素包括 PTH 类物质、前列腺素和破骨性细胞因子等。

3.结节病

结节病有高血清钙、高尿钙、低血磷和 ALP 增高，与甲旁亢颇相似，但无普遍性骨骼脱钙，血浆球蛋白升高，血 PTH 正常或降低。类固醇抑制试验有鉴别意义。

4.维生素 A 或维生素 D 过量

有明确的病史可供鉴别，此症有轻度碱中毒，而甲旁亢有轻度酸中毒。氢化可的松抑制试验有助鉴别。

5.甲状腺功能亢进症

由于过多的 T_3 使骨吸收增加，约 20%的患者有高钙血症(轻度)，尿钙亦增多，伴有骨质疏松。鉴别时甲亢临床表现容易辨认，PTH 多数降低、部分正常。如果血清钙持续增高，血 PTH 亦升高，应注意甲亢合并甲旁亢的可能。

6.继发性甲旁亢

继发性甲旁亢原因很多，主要有以下几条。

(1)各种原因引起低血清钙和血磷高，皆可刺激甲状旁腺增生、肥大，分泌过多的 PTH。如慢性肾功能不全、维生素 D 缺乏，胃、肠道及肝胆、胰疾病，长期磷酸盐缺乏和低磷血症等。

(2)假性甲状旁腺功能减退(由于 PTH 效应器官细胞缺乏反应，血清钙过低、血清磷过高)，刺激甲状旁腺，使 iPTH 增高。

(3)降钙素分泌过多，如甲状腺髓样癌分泌降钙素过多。

(4)其他原因，如妊娠、哺乳、库欣综合征等。

7.三发性甲旁亢

三发性甲旁亢是在继发性甲旁亢的基础上，甲状旁腺相对持久而强烈的刺激反应过度，增生腺体中的一个或几个可转变为自主性腺瘤，引起高钙血症。本病仅在久病的肾衰竭患者中见到。

8.假性甲旁亢

假性甲旁亢是由全身各器官，特别是肺、肾、肝等恶性肿瘤引起血清钙升高，并非甲状旁腺本身病变，常有原发恶性肿瘤的临床表现，短期内体重明显下降、血清 iPTH 不增高。

9.良性家族性高钙血症

在年轻的无症状患者或血 PTH 仅轻度升高者，高钙血症很可能是家族性低尿钙性高钙血症而不是原发性甲旁亢。但该病较少见，为常染色体显性遗传，患者无症状；检查见高血钙、低尿钙[值<2.5mmol/24h(100mg/24h)]，血 PTH 正常或降低。

(二)骨骼病变

1.骨质疏松症

血清钙、磷和 ALP 都正常，骨骼普遍性脱钙。牙硬板、头颅、手等 X 线无甲旁亢的特征性骨吸收增加的改变。

2.骨质软化症

血清钙、磷正常或降低，血 ALP 和 PTH 值均可升高，尿钙和磷排量减少。骨 X 线有椎体双凹变形、假骨折等特征性表现。

3.肾性骨营养不良

骨骼病变有纤维性囊性骨炎、骨硬化、骨软化和骨质疏松 4 种。血清钙降低或正常，血清磷增高，尿钙排量减少或正常，有明显的肾功能损害。

4.骨纤维异常增生症(Albright 综合征)

骨 X 线片似纤维性骨炎，但只有局部骨骼改变，其余骨骼相对正常，临床有性早熟及皮肤色素痣。

(三)正常血清钙型原发性甲旁亢

现认为没有真正的正常血清钙性甲旁亢，这种病例可能发生在下列诸种情况中。

1.早期或轻型甲旁亢

早期或轻型甲旁亢只有血清钙离子的升高，或者 PTH 呈间歇性分泌状态，故其血清钙表现为间歇性增高，只有多次实验室检查，才能发现血清钙升高。

2.钙和(或)维生素 D 摄入不足

钙和(或)维生素 D 摄入不足并发维生素 D 缺乏或成人骨质软化症，此时 X 线检查也很少发现纤维囊性骨炎的特点，造成 X 线片上的诊断困难。

3.病程长而严重的代谢性骨病患者

骨钙储存量已很少，即使在大量 PTH 的动员作用下，也难以有足量矿物质释出。此时表现为血清钙水平正常，而血清磷很低，与肾小管疾病所致低磷酸盐血症难以鉴别。但 2 和 3 两种情况在补充足量的钙及维生素 D 后，仍可出现高钙血症。

(四)原发性甲旁亢伴外胚层来源器官畸形

马方综合征患者兼有四肢长、蜘蛛样指(趾)、腭弓高、晶体脱位、漏斗胸、躯干瘦长、驼背及脊柱侧弯等骨骼畸形。可伴发外胚层来源器官的组织增生或肿瘤，如结节性硬化症多发性神经纤维瘤等。

(五)原发性甲旁亢伴某些免疫紊乱疾病

如副蛋白血症、单克隆γ病等。有报道用原发性甲旁亢患者的血浆可使正常人的 B 细胞增多，手术切除甲状旁腺腺瘤后，此效应消失，可能是患者的甲状旁腺产生了一种物质，兴奋了淋巴细胞的免疫能力。

(六)肾石病

本病尚需与肾石病鉴别，结石多为一侧，通常是草酸钙或磷酸钙结石。尿酸结石或胱氨酸盐结石较少见而且 X 线不显影。原发性甲旁亢者的结石在双侧肾盂中常呈鹿角形，且反复发作。

六、治疗

（一）一般治疗

1.多饮水

限制食物中钙的摄入量，如忌饮牛奶、注意补充钠、钾和镁盐等，并禁用噻嗪类利尿剂、碱性药物和抗惊厥药物。慢性高血清钙者，可口服 H_2 受体拮抗剂，如西咪替丁，0.2g，每日 3 次；或肾上腺能阻滞剂，如普萘洛尔 10mg，每日 3 次；必要时加用雌激素、孕激素或结合雌激素治疗。

2.降钙素

鲑鱼降钙素 4～8U/kg，肌内注射，6～12h 1 次，或酌情增减剂量。降钙素为人工合成的鲑鱼降钙素，50～100U/次，肌内注射，每日或隔日 1 次。依降钙素为合成鳗鱼降钙素益钙宁，每支 20U，每周肌内注射一次既可以抑制骨吸收，与二磷酸盐共用时还可急速降低血清钙。

3.磷酸盐

磷酸盐常用制剂有多种，可根据需要选用，如磷酸钠或磷酸钾，1～2g/d。如血清钙升高较明显，宜用中性磷酸盐溶液治疗。中性磷酸盐溶液含磷酸氢二钠（$Na_2HPO_4 \cdot 12H_2O$）和磷酸二氢钾（$KH_2PO_4 \cdot 2H_2O$）。配制方法：磷酸氢二钠 96.3g，磷酸二氢钾 10.3g，混合后加水至 500mL（每 10mL 含元素磷 215mg），每日口服 30～60mL。近年来发现，二磷酸酯与内生焦磷酸盐的代谢关系密切，二磷酸酯与骨组织的亲和力大，并能抑制破骨细胞的功能，可望成为治疗本病的较佳磷酸盐类。其中应用较多的有羟乙二磷酸盐和双氯甲基二磷酸盐。据报道，其疗效和耐受性均优于中性磷酸盐。应用磷酸盐治疗期间，应注意肾功能变化和导致异位钙化的可能。

（二）高血清钙危象的治疗

1.高血清钙危象的临床特点

血清钙高于 3.75mmol/L（15mg/mL）时，可发生高血清钙危象，若抢救不及时常突然死亡。如血清钙高于 3.75mmol/L，即使无症状或症状不明显，亦应按高血清钙危象处理。在高血清钙患者出现恶心、呕吐时，应警惕发生危象可能。

2.高血清钙危象的诊断

诊断 PT 高血清钙危象要有 3 个条件：①存在 PT。②血清离子钙水平超过 1.87mmol/L［正常人血清离子钙为（1.18±0.05）mmol/L，甲旁亢血清离子钙水平≥1.28mmol/L］。③临床出现危象症状。

3.高钙血症危象的治疗

（1）输液：高钙血症危象者因畏食、恶心、呕吐常伴有脱水，加重高钙血症及肾功能不全，故迅速扩充血容量至关重要。恢复血容量、增加尿量和促使肾脏排钙，静脉输注生理盐水，补充钠盐，产生渗透性利尿作用，随着尿钠的排出，钙也伴随排出体外。需输注大量体积分数为 5%的葡萄糖生理盐水，输液量控制在每 1000mL/4h 。第 1 天需输注生理盐水 4～8L，最初 6h 输入总量的 1/3～1/2，小儿、老年人及心、肾、肺衰竭者应慎用，并将部分生理盐水用体积分数为 5%的葡萄糖液代替。

（2）利尿：血清钙过高，每日尿量过少者在补充血容量后予以利尿，使尿量保持在100mL/h以上。可选用呋塞米20～40mg，3～4次/d，或40～100mg静脉注射。呋塞米能提高大量输液的安全性，既可避免发生心力衰竭、肺水肿，又可抑制肾小管重吸收钙，有利于降低血清钙，利尿排钙。亦可选用其他利尿剂，如依他尼酸50～200mg静脉推注等，血清钙过高患者每1～2h可以重复注射。但应避免使用噻嗪类利尿剂。利尿仅能暂时降低血清钙，故应与其他治疗措施结合使用。

（3）补充电解质：每日监测血、尿电解质，以决定钠、钾、镁的补充量。治疗期间应每4～6h测定血清钙、镁、钠、钾，注意维持电解质平衡。一般情况下，每排尿1000mL需补充20mmol氯化钾和500mmol氯化钠。

（4）磷酸盐：每6h口服1次，每次20～30mL，可供230～645mg元素磷，使血清钙下降。如果急需降低血清钙，可静脉注射中性磷溶液，其配方为Na_2HPO_4 0.081mol，KH_2PO_4 0.019mol，加蒸馏水到1000mL，每升含磷元素3.1g，常用量为每6～8h静脉输入500mL，血清磷高于0.97mmol/L（3mg/dL）者慎用，静脉注射过量磷酸盐可引起严重低血清钙。口服磷酸盐时禁服抗酸剂，以防与磷酸盐结合而妨碍吸收。若降低血清钙的效果不佳，可改用磷酸盐灌肠或静脉滴注。应用期间要监测血清钙磷和肾功能，防止低钙血症和异位钙化的发生。

（5）依地酸二钠（EDTA钠盐）：仅在严重高钙血症或一般治疗无效时应用，常用量50mg/kg，加入体积分数为5%的葡萄糖液500mL中静脉滴注，4～6h滴完。亦可用硫代硫酸钠1.0g加入生理盐水100mL中静脉滴注，紧急情况下可直接以5%浓度静脉推注。输液过程中要监测血清钙。

（6）二氯甲酯（二磷酸酯）：可抑制破骨细胞活性，降低血清钙，对PTH或cAMP水平无影响，可口服或静脉注射，1600mg/d或1～5mg/kg。

（7）西咪替丁：慢性PT高钙血症者可用西咪替丁治疗，用于急性原发性甲旁亢危象，西咪替丁200mg每6h 1次，可阻止PTH的合成和（或）释放，降低血清钙，也可作为甲旁亢患者手术前的准备，或不宜手术治疗的甲状旁腺增生患者，或甲状旁腺癌已转移或复发的患者。服用西咪替丁后血浆肌酐上升，故肾功能不全或肾病继发甲旁亢高钙血症患者要慎用。

（8）透析：首选血液透析，无条件时亦可采用腹膜透析，但必须采用无钙透析液。

（9）普卡霉素：降低血清钙作用可能与减缓肠钙吸收、抑制PTH对骨骼的溶解作用，或与抗肿瘤作用有关。常用量10～25μg/kg，用适量生理盐水稀释后静脉滴注，若36h后血清钙下降不明显，可再次应用。每周1～2次，用药后2～5天血清钙可降到正常水平。长期使用时，每周不得超过2次，必要时可与其他降血清钙药同用。应用期间，必须严密观察血清钙、磷变化和本药对骨髓、肝、肾等的毒性作用。此药为抗癌药，可抑制骨髓，对肝、肾毒性大，应慎用。

（10）糖皮质激素：病情允许可口服，紧急情况下可用氢化可的松或地塞米松静脉滴注。

（11）降钙素：有助于降低血清钙，理论上12h内可用400～1000U。实际降钙素的剂量应根据病情、药源及经济情况，并结合患者对大量输液及利尿药的反应而定。

（12）急诊手术：甲状旁腺危象多数系腺瘤所致，且一般病程较晚，肿瘤体积较大，易定位，因而更趋向于做单侧探查。手术时机掌握在血清钙下降到相对安全的水平，或血清钙上升停止而开始下降，患者全身情况可以耐受手术时，施行急诊手术，一般效果良好。

(13)其他疗法：其他疗法有如下几种。①放射性保护有机磷制剂。WR-2721 具有迅速降低 PTH 分泌的作用，但有较明显的不良反应。②无升高血清钙的维生素 D 制剂。在慢性肾功能不全所致的甲旁亢中有较好的疗效，亦可用于 PT 的治疗。另一方面，PT 患者体内存在高 PTH、低 25-(OH)D_3 现象，提示 PT 患者伴有维生素 D 不足或缺乏。③二磷酸盐类。虽可迅速降低血清钙，但 3 个月后血清钙回升。④乙醇注射疗法。在 B 超引导下，将乙醇注入甲状旁腺腺瘤，在 36h 或 24h 内血清钙可以降到正常。每 24h 可注射 1～3 次，在高钙血症危象时更有用，但长期疗效尚有待观察。⑤钙感受器激动剂。NPSR-568 已用于 PT 的治疗，但尚需进一步观察临床疗效。

(三)手术治疗

1.手术指征

(1)对所有明显高血清钙者(若无禁忌证)，均应做颈部探查，理由如下：①可以明确诊断。②难以预料靶器官损害。③该病会导致骨质改变加速，特别是老年妇女。④26%患者在 10 年内可发生并发症。⑤手术安全，手术成功率高达 95%以上。

(2)无症状的原发性甲旁亢需手术治疗的指征。一般认为，无症状而仅有轻度高钙血症的原发性甲旁亢病例需随访观察，如有以下情况则需手术治疗：①骨吸收病变的 X 线表现。②肾功能减退。③活动性尿路结石。④血清钙水平超过或等于 3mmol/L(12mg/dL)。⑤血 iPTH 值较正常增高 2 倍以上。⑥严重的精神病、溃疡病、胰腺炎和高血压等。

2.手术方式

射线引导下的甲状旁腺切除术可以治愈 95%的患者，并大大降低老式手术方式的危险性。

(1)手术优点：射线引导下的微创性甲状旁腺切除术是近年来开展的新技术，可在局部麻醉(局麻)下施行。它的优点是：①术前已知 4 个腺体中哪一个活性较高。②创伤小，对侧不受影响。③麻醉方式多为局麻。④切口只有 2.5cm，用时 25min(常规 1～2h)，术后即可进食，第 2 天即可恢复日常工作。⑤耐受性好。⑥治愈率为 99%～100%(常规手术为 90%～96%)。⑦价格低廉。⑧甲旁减的风险为零，术后并发症少。但适宜本手术治疗的患者只包括那些 sestamibi 扫描证实为单个腺瘤的原发性甲旁亢患者(85%～90%的患者属于此类)。

(2)术前准备：对已确诊者，按一般术前处理即可。血清钙明显升高者，应先行内科治疗，将高血清钙控制在安全范围内，并加强支持治疗，改善营养，纠正酸中毒。要特别注意中性磷酸盐的补充，以增加骨盐沉积，缩短术后骨病和血生化的恢复时间。高钙血症易导致严重的心律失常，除采用有效措施降低血清钙外，还应根据病情和心律失常的性质给予相应治疗。

(3)手术步骤：手术常选用全身麻醉，横形切开颈部切口。在中线分离带状肌后，选择一叶甲状腺并向内侧翻转。清除甲状腺叶下方的组织直至气管以显示喉返神经和甲状腺下动脉。在大多数患者，喉返神经位于气管食管沟内，较少见的也可位于气管旁；在气管前侧方常见但特别容易造成损伤。喉返神经也可在颈部直接发出而不像往常那样环绕右锁骨下动脉。喉上神经外支是声带张力最重要的神经，它通常紧邻甲状腺上极血管束的内侧。游离甲状腺时应小心操作以免损伤该神经。可能存在 4 个以上的甲状旁腺，因此，颈部探查需要非常耐心。由于做病理冰冻切片检查有助于判定甲状旁腺而需要一名有经验的病理医师的帮助。上甲状旁腺较易发现，通常位于甲状腺背侧表面的上2/3水平。下甲状旁腺较上甲状旁腺大，且位置常不固定，正常情况下可存在自甲状腺上1/2水平至深入纵隔内。下甲状旁腺较上甲状旁腺位置更靠前。如果上甲状旁腺已被发现则应仔细检查另一侧的胸腺蒂并切除。从颈部切口可切除绝大多数位于纵隔内的甲状旁腺腺瘤。

(4)术中注意事项：①术中应做好高血清钙危象的抢救准备工作，包括各种降血清钙药物，进行血清钙、磷和心电图监测。②术中均应仔细探查所有的甲状旁腺：如属腺瘤，不论单发或多发，应全部切除，仅保留一枚正常腺体；如属增生，常同时累及多枚腺体，故宜切除其中的三枚，第四枚切除50%左右，然后取小部分做甲状旁腺自体移植；如属异位腺瘤，多数位于纵隔，可沿甲状腺下动脉分支追踪搜寻。有时异位甲状旁腺包埋在甲状腺中，应避免遗漏。如属腺癌，则应做根治术。③首次手术未能发现病变而进行的二次颈部探查难度极大，所以应在首次手术时细心操作以避免二次手术。如果需二次手术，不仅甲状旁腺组织辨别更为困难，而且也更易损伤喉返神经。

3.术后处理

(1)手术成功：血磷常迅速恢复正常，血清钙和血PTH则多在术后1周内降至正常。伴有明显骨病者，由于术后钙、磷大量沉积于脱钙的骨组织，故术后数日内可发生手足搐搦症。有时血清钙迅速下降，可造成意外，故必须定期检查血生化指标。轻度低钙血症经钙盐补充和维生素D治疗可纠正，较重者应给予活性维生素D制剂如1α-(OH)D_3或1，25-$(OH)_2D_3$。如低钙血症症状持续1个月以上，提示有永久性甲旁低。

(2)手术失败：患者如术后症状无缓解，血清钙和血PTH于1周后仍未能纠正，提示手术失败。其常见原因有：①腺瘤为多发性，探查中遗漏了能自主分泌PTH的腺瘤，被遗漏的腺瘤可能在甲状腺、食管旁、颈动脉附近甚至纵隔。②甲状旁腺有五枚以上，腺体切除相对不足。③甲状旁腺腺癌复发或已有远处转移。④非甲状旁腺来源的异位PTH综合征(假性甲旁亢)。

(3)术后低钙血症：甲状旁腺手术后可出现低钙血症，轻者手足和面部发麻，重者手足搐搦。一般术前ALP很高，又有纤维性囊性骨炎者则术后会有严重的低钙血症，常降至1.75mmol/L(7mg/dL)，甚至1mmol/L(4mg/dL)。

引起低钙血症的原因：①骨饥饿和骨修复，切除病变的甲状旁腺组织后，血中PTH浓度骤降，大量钙和磷迅速沉积于骨中，致血清钙降低。②甲状旁腺功能减退，切除功能亢进的甲状旁腺组织后，剩余的甲状旁腺组织的功能受到长期高血清钙的抑制而功能减退(多数为暂时性)。③由于部分骨骼或肾对PTH作用的抵抗，发生于原发性甲旁亢合并有肾衰竭、维生素D缺乏、肠吸收不良或严重的低镁血症。如有持续性和顽固性低钙血症，应想到同时存在低镁血症(血清镁低于0.5mmol/L，即1.0mEq/L)的可能。镁40～60mmol(80～120mEq)静脉滴注8～12h或体积分数为20%的硫酸镁分次深部肌内注射。如低钙血症由于低镁血症所致，当补充镁后，通常在24～48h之内血清恢复正常。当FTH恢复正常分泌率，激素的周围反应也转正常。

低钙血症的症状：可开始于术后24h内，血清钙最低值出现在手术2～3天后，可出现手足搐搦，持续1～2天甚至3～4个月。但这种现象不一定损伤了甲状旁腺，可因骨骼的"钙饥饿"状态，术后钙质向骨基质内沉积而引起低血清钱。大部分患者在1～2个月内血清钙可恢复至 2mmol/L（8mg/dl）以上。血磷浓度于术后近期进一步降低，尿磷排量甚少。

治疗：一般于低钙血症症状出现时，立即口服乳酸钙或葡萄糖酸钙（相当于钙元素 1～3g）。口服 10%氯化钙溶液，每数小时服 10mL 亦可逐渐恢复。手足抽搐明显者可以缓慢静脉注射体积分数为 10%的葡萄糖酸钙 10～20mL，有时需要补充镁盐以缓解肌肉抽搐。难治顽固性低钙血症可以静脉滴注葡萄糖酸钙［溶于 5%或 10%的葡萄糖液内，钙可按 0.5～3mg/(kg·h）给予］，常可缓解症状和体征，补充钙量是否足够，视神经肌肉应激性和血清钙值两方面而定。同时补充维生素 D_2 或 D_3，开始剂量（3 万～5 万）U/d，以后酌情减少用量。Lα-(OH)D_3 和 1，25-(OH)$_2D_3$ 可在 24～96h 内使血清钙升达正常，当合并有肾功能损害时，应优先采用此类药物。手术后完全恢复骨的正常矿化可能要 1～2 年，应持续补充钙剂及适量维生素 D 直至 X 线片骨密度正常后，才可停药。

七、预后

血清钙水平是极好的指标，可证明手术是否成功。手术结果一般在手术后可以立即判断出来。如术中未发现病变腺体，术后仍持续存在高钙血症；如腺瘤或癌肿已切除，在术后 24～48h 内血清钙会下降 2～3mg，然后在 3～4 天后恢复正常。手术切除病变的甲状旁腺组织后 1～2 周，骨痛开始减轻，6～12 个月明显改善。骨结构明显修复需 1～2 年或更久。如术前活动受限者，大都术后 1～2 年可以正常活动并恢复工作。手术成功切除则高钙血症纠正，不再形成新的泌尿系结石。X 线检查显示有骨改变及 ALP 升高者，术后血清钙下降会更加严重，低钙血症重而持续时间长，需给予数周至数月或更久的钙及维生素 D 治疗。

PT 手术并发症很少，偶可发生甲亢、胰腺炎，原因尚不清楚。胰腺炎临床表现很重。约 1/2PT 患者手术后出现低镁血症，由于长期低钙血症合并低镁血症，使这种并发症的处理极为复杂。

第五章　乳腺外科

第一节　急性乳腺炎

急性乳腺炎俗称“乳痈”，多是由金黄色葡萄球菌感染所引起，乳腺的急性化脓性感染，几乎所有患者均是产后哺乳的产妇，初产妇尤为多见，发病多在产后3～4周。

其发病原因除产后全身免疫功能下降外，乳汁淤积和细菌入侵是两个重要因素。乳汁淤积有利于入侵细菌的生长繁殖。导致乳汁淤积的原因如下。

(1)乳头发育不良(过小或内陷)，妨碍哺乳。

(2)乳汁过多或婴儿吸乳少，以致乳汁排空不畅。

(3)乳腺导管阻塞，影响排乳。

乳头破损，致使细菌沿淋巴管入侵是感染的主要途径。婴儿口含乳头而睡或婴儿患有口腔炎而吸乳，也会导致细菌直接侵入乳腺导管。

一、临床表现

初期患者主要感觉乳房肿胀疼痛；患处出现有压痛的硬块，表面皮肤红热；同时可伴有全身性症状，如畏寒、发热、乏力等。病变如继续发展，则上述症状加重，疼痛可呈搏动性，并出现寒战，高热，脉搏加快。患侧腋窝淋巴结常肿大，并有压痛。白细胞计数明显升高。

乳腺急性炎症肿块常在数天内局限软化而形成脓肿。脓肿可位于浅表容易发现，也可位于深部需穿刺明确诊断。脓肿可为单房或多房；同一乳腺也可以同时有几个炎症病灶，先后形成几个脓肿。脓肿进一步发展，可向外溃破，或穿破乳腺导管而自乳头流出脓液。向深部侵犯者则可穿至乳房与胸肌间的疏松组织中，形成乳房后脓肿。感染如不及时处理，严重时可并发败血症。

二、诊断要点

(1)哺乳期产妇(尤其是初产妇)，出现乳房发胀，并有红、肿、热、痛感染征象。

(2)患乳检查有红肿、压痛、肿块，边界不清，如脓肿形成可有波动感，穿刺可抽出脓液。

(3)患者畏寒有发热、乏力等全身症状。白细胞计数升高，中性粒细胞增加。

三、治疗

(一)脓肿形成前的治疗

1.停止哺乳

用吸乳器吸出乳汁，保证乳汁通畅排出。

2.局部理疗

局部热敷，每次30min，每日3次。亦可用红外线、超短波等治疗。水肿明显者可用体积分数为25%的硫酸镁湿热敷，也可用金黄散或犁头草、蒲公英、金银花等鲜中草药捣烂外敷。

3.青霉素局部注射

皮试阴性后，将含有100万单位青霉素的等渗盐水20mL注射在炎性肿块四周，有促使早期炎症消散，必要时每4～6h可重复注射1次。

4.抗菌药物

根据病情不同给予红霉素、螺旋霉素口服或青霉素、头孢类抗生素肌内注射或静脉滴注。

(二)脓肿形成后的治疗

急性乳腺炎形成脓肿后应及时切开引流。脓肿切开应注意以下问题。

1.正确选择切口

为避免乳腺导管损伤形成乳瘘，浅脓肿切口应按轮辐状方向切开；深部脓肿或乳房后间隙脓肿应取乳房下缘弧形切口，经乳房后间隙引流。乳晕下脓肿应做乳晕边缘的弧形切口。

2.及早发现深部脓肿

如果炎症明显而无波动感，应考虑深部脓肿，要及时进行穿刺，明确诊断。

3.正确处理多房脓肿

术中应仔细探查脓腔，分离隔膜。

4.引流通畅

引流位置要位于脓腔最低点。脓肿巨大时行对口引流。

四、注意事项

(1)避免乳汁淤积，防止乳头损伤，并保持其清洁是预防急性乳腺炎的关键。

1)妊娠期应经常用温水，肥皂水清洗双侧乳头，保持清洁。

2)乳头内陷，一般可经常挤捏、提拉矫正。

3)要养成定时哺乳习惯，不让婴儿含乳头而睡。每次哺乳应将乳汁吸空，如有淤积可用吸乳器或按摩将其排出，乳头如有破损，应及时治疗。

(2)急性乳腺炎后，应停止哺乳，但不一定要终止乳汁分泌，否则影响婴儿喂养，要根据炎症发展情况而定。如感染严重或脓肿引流后并发乳瘘，须终止乳汁分泌。

(3)终止乳汁分泌，可口服己烯雌酚1～2mg，每日3次，2～3日；或肌内注射苯甲雌二醇，每次2mg，每日1次，至收乳为止。也可用炒麦芽120g煎服，连服3天。

第二节 乳腺囊性增生病

乳腺囊性增生病是一种常见的乳腺疾病，多见于25～50岁的妇女。临床上观察到50%的妇女有乳腺囊性增生改变，而组织学检查则高达90%。本病的命名较为混乱，又名乳腺小叶增生、乳腺结构不良症、乳腺纤维囊性病、乳腺腺病等，以往曾称为慢性囊性乳腺炎，但本病并无炎症性改变，因而不宜使用。本病的特点是乳腺组织增生，表现为结构、数量及组织形态学上的异常，除乳腺纤维组织及上皮良性增生伴囊肿形成外，可同时伴有纤维腺瘤形成，而发展为乳腺癌的绝对危险度极低，故现称为乳腺囊性增生病或乳腺结构不良症。

乳腺囊性增生病与发生乳腺癌的危险度是人们极为关心的问题。研究表明：在乳腺活检组织学诊断为“非增生性病变”（如囊肿、上皮相关的钙化、轻度上皮增生和导管扩张、非硬化性腺病、导管周围纤维化、纤维腺瘤、乳腺炎等)的妇女，乳腺癌的危险性不增加；增生性病变不伴有非典型增生者(如通常型的导管增生、硬化型腺病、辐射状瘢痕、导管内乳头状瘤或导管内乳头状瘤病)，乳腺癌的危险性增加 1.3～1.9 倍；增生性病变伴有非典型增生者(导管和小叶非典型增生)，乳腺癌危险性增加 3.9～13 倍。乳腺囊性增生病与乳腺癌的关系除与组织学的特征有关外，尚与年龄及有无乳腺癌家族史密切相关。年轻女性诊断为乳腺上皮非典型增生者发生乳腺癌的危险性是 55 岁以上女性的 2 倍。总的来说，乳腺囊性增生病发展为乳腺癌的危险性极低，通常在诊断为导管上皮非典型增生后 10～15 年发展为癌，并且 80%以上被诊断为具有非典型增生的患者今后不会发展为浸润性乳腺癌。

一、病因病理

乳腺囊性增生病的病因尚不十分清楚，目前多认为与内分泌紊乱导致雌激素水平增高有关。人生存的外部环境、工作及生活条件、人际关系、其他各种压力造成的神经精神因素等均可使人体的内环境发生改变，从而影响内分泌系统的功能，进而使某一种或几种激素的分泌出现异常。月经周期内，乳腺受体内激素水平改变而有周期性地变化。当体内激素比例失去平衡，雌激素水平升高，黄体酮分泌减少时可使乳腺增生后复旧不全，引起乳腺组织增生。所以，卵巢的功能状态及是否存在紊乱在发病中起重要作用。另外，可能与乳腺实质成分中女性激素受体的质和量存在差异，从而导致乳腺各部分的增生程度参差不齐有关。

标本切面呈黄白色、质韧、无包膜。切面有时见有很多散在的小囊，实际上是囊状扩张的大小导管，囊壁大多光滑，内有黄绿色或棕色黏稠液体。有时有黄白色乳酪样的物质自乳腺导管口溢出。如为弥漫性囊性病，则称 Schimmel busch 病。有时可见较大的囊肿，这种单个张力较大的青色囊肿也称蓝顶囊肿。其病理形态复杂，增生可发生于乳腺导管周围，并伴有大小不等的囊肿形成；或乳腺导管内表现为不同程度的乳头状增生，伴乳腺导管淤积性扩张；也可发生于小叶实质，主要为乳腺导管及腺泡上皮增生。

二、临床表现

表现为乳腺周期性肿胀、疼痛，常于月经前期出现或加重月经后减轻或消失。轻者不为患者注意，重者影响生活和工作。但有的患者没有明显周期性变化。有的可表现为一侧或两侧乳房胀痛或针刺样，可累及肩部、上肢或胸背部。少数患者(约 15%)可有乳头溢液，可为黄绿色、棕色、浆液性或血性液体。病程有时很长，但停经后症状自动消失或减轻。

体检时在一侧或两侧乳房内可触及结节样的肿块，大小不等，质韧而不硬，有时有触痛感。肿块与周围乳腺组织的界限不清，但与皮肤或胸肌无粘连，有时表现为边界不清的增厚区。病灶位于乳房外上方较多，也可影响整个乳房。肿块常在经前及经期胀大，经后期缩小。

三、辅助检查

(一)超声显像

增生的乳腺呈不均匀低回声区，如有囊肿形成则为无回声区。

(二)乳腺钼靶 X 线摄影

表现为毛玻璃状或棉絮状阴影。

四、诊断和鉴别诊断

根据乳腺周期性肿胀、疼痛，且月经前期加重，月经后减轻或消失的典型症状；体检时乳房内触及结节样的肿块，大小不等，质韧而不硬，有时有触痛；B超检查无肿块及钼靶上棉絮状表现可诊断乳腺囊性增生病。但需警惕乳腺增生病与乳腺癌同时存在的可能。一方面，对增生较明显的患者要加强随诊，嘱患者每隔2～3个月到医院复查；另一方面，对存在明显增生肿块或边界不清的乳腺增厚区患者，建议对可疑病灶行穿刺活检，以防误诊。乳腺囊性增生病需与以下疾病相鉴别。

(一)乳腺纤维腺瘤

乳腺纤维腺瘤的乳房内肿块大多为单侧单发，肿块多为圆形或卵圆形，边界清楚，活动度大，质地一般韧实，亦有多发者，但一般无乳房胀痛，或仅有轻度经期乳房不适感，无触痛，乳房肿块的大小性状不因月经周期而发生变化，患者年龄多在30岁以下，以20～25岁最多见。此外，在乳房的钼靶X线片上，乳腺纤维腺瘤常表现为圆形或卵圆形密度均匀的阴影及其特有的环形透明晕，亦可作为鉴别诊断的一个重要依据。

(二)乳腺癌

乳腺癌的肿块质地一般较硬，有的坚硬如石，大多为单侧单发，可呈圆形、卵圆形或不规则形，可长到很大，活动度差，易与皮肤及周围组织发生粘连。肿块与月经周期及情绪变化无关，可在短时间内迅速增大，好发于中老年女性。此外，在钼靶X线片上，乳腺癌常表现为肿块影、微小钙化点、异常血管影及毛刺等，也可以帮助诊断。但最终诊断需以组织病理检查结果为准。

五、治疗

尚无特殊的治疗方法，对症状轻和病变者，多数不需治疗，但需定期随访。对症状明显者可给予药物和对症治疗，具体如下。

(1)用文胸托起乳房。

(2)中药治疗。通过疏肝理气及调和冲任等方法可缓解疼痛。如逍遥丸3g，每日3次，口服；或平消胶囊5粒，每日3次，口服。

(3)内分泌治疗。尽可能不采用，但对绝经前期疼痛十分明显时，可在月经来潮前服用甲睾酮，每日3次，每次5mg；亦可口服醋酸甲羟孕酮，每日4～8mg，在月经前服7～10天。也有口服雌激素受体阻断药他莫昔芬10mg，每日2次，连续服用3个月，效果良好。

(4)维生素治疗。B族维生素、维生素C、维生素E等具有改善肝功能、调节性激素代谢以及改善自主神经功能的作用，可作为本病的辅助用药。近年来，认为维生素E有缓解疼痛的作用。维生素E 50mg，每日3次，口服。

(5)对有乳腺癌家族史、病灶局限于乳房一部分、月经后仍有明显肿块等症状者，钼靶X线片上有大片致密影或伴有微小钙化者，应进行穿刺活检或行麦默通旋切活检，必要时也可手术治疗。

第三节 乳腺纤维腺瘤

纤维腺瘤是来源于乳腺小叶内纤维组织和腺上皮的良性肿瘤。纤维腺瘤的真正病因迄今尚不明确，但它的发病被认为与患者体内的性激素水平失衡有关。纤维腺瘤好发于15～35岁的年轻妇女，高发年龄是20～25岁，青春期前和绝经后很少见。绝经后的纤维腺瘤常为绝经前存在的纤维腺瘤未被发觉而遗留下来的。

纤维腺瘤是乳腺最常见的良性肿瘤，男性患者甚少见，男女发病比约为1：200。纤维腺瘤的发病率目前尚无确切的统计资料，但尸检发现8%的40岁以下女性和10%的40岁及以上女性的乳腺组织内存在临床上尚不能扪及的微小纤维腺瘤。纤维腺瘤以单发居多，多发者占10%～15%。

一、病因与发病机制

(一)纤维腺瘤和性激素

纤维腺瘤的产生肯定和患者体内性激素水平失衡有关，同时患者乳腺组织内性激素受体量或质的异常也在纤维腺瘤的发病过程中起重要的作用。妊娠、哺乳可使原有的纤维腺瘤增大，停止哺乳可使纤维腺瘤增长中止。绝经后妇女使用激素替代疗法时，也可使原有的纤维腺瘤增大。但是口服避孕药和纤维腺瘤的产生或增长无关。

(二)纤维腺瘤和乳腺癌

纤维腺瘤由上皮和纤维组织两种成分增生而形成，其导管上皮甚至可出现不典型增生和癌变，但癌变机会极少。文献报道迄今仅在160例纤维腺瘤的病理标本中发现乳腺癌，其中50%为小叶原位癌，20%为导管内癌，20%为浸润性导管癌，10%为浸润性小叶癌。

纤维腺瘤是否为乳腺癌的危险因素目前尚无定论，传统的观点认为纤维腺瘤和乳腺癌无关。1980年以来多个以人群为基础的回顾性队列研究分析表明，纤维腺瘤为乳腺癌的危险因素，但相对危险度仅为1.3～1.9。Dupont通过病例对照研究发现，如果纤维腺瘤患者乳腺组织内同时伴有直径＞3mm的囊肿、硬化性乳腺病、上皮钙化或上皮乳头状改变，该患者患乳腺癌的相对危险度为3.1。如果纤维腺瘤患者有乳腺癌家族史，且纤维腺瘤周围乳腺组织有上皮增生，那么患乳腺癌的相对危险度为3.87，表明纤维腺瘤周围乳腺组织的病理改变和纤维腺瘤患者发生乳腺癌的相对危险度有关。尽管这一结论有待于进一步证实，但提示病理学家应对纤维腺瘤和其周围乳腺组织予以详细的描述。

二、诊断

(一)临床表现

纤维腺瘤常无自觉症状，而是患者在无意中触摸到，或在自我检查或普查时发现的。由于纤维腺瘤发源于小叶，而小叶密集在乳腺边缘部，所以纤维腺瘤多数发生在乳腺边缘及厚实区域。乳晕区极少发生纤维腺瘤，因为乳晕下为输乳窦和大导管，无腺叶组织。纤维腺瘤往往呈圆球形或椭圆形。如果某一小区域有多发纤维腺瘤，增大后互相融合成一个瘤体，则常呈结节形。临床发现的纤维腺瘤直径大多数为1～2cm，一般增大缓慢。Haagensen报道绝大多数纤维腺瘤增大至直径为2～3cm时会停止增长。纤维腺瘤边界清楚，活动度大，有包膜，触诊有滑脱感，质实而不硬，如橡皮状，与皮肤及胸大肌不会有粘连，亦不会引起腋淋巴结肿大。纤维腺瘤周围可存在乳腺增生。

(二)诊断依据

婚前女青年的乳腺肿块，如果具有纤维腺瘤的典型体征，即可做出诊断。妊娠后至绝经期的乳腺肿块，即使体征像纤维腺瘤，仍必须除外癌的可能。绝经后妇女的乳腺肿块，一般不要轻易诊断为纤维腺瘤，而首先要排除癌的可能，或考虑其他良性病变，如囊肿等。临床常用的辅助诊断方法包括如下。①B 超检查：对实质性和囊性肿块的鉴别诊断尤为准确。纤维腺瘤表现为圆形或椭圆形、实性、边界清楚的块影。②X 线摄片：纤维腺瘤表现为圆形或椭圆形、分叶状、密度略高于周围组织的肿块影，边界光滑规整，有时可见纤维腺瘤退行变性引起的粗颗粒状钙化。③细针穿刺：为细胞学检查，有助于纤维腺瘤和乳腺癌或分叶状囊肉瘤的鉴别，但不能用于纤维腺瘤和其他良性乳腺疾病的鉴别。④空心针穿刺：为组织学检查，有助于病理诊断，已越来越多地用于乳腺微小病变的检查。

三、治疗

手术切除是治疗纤维腺瘤唯一有效的方法，中、西药物常无明显疗效。诊断明确的未婚患者可择期手术，但宜在妊娠前切除。妊娠后及绝经后发现的纤维腺瘤应尽早手术，以排除癌的可能。对于青年女性多发的纤维腺瘤，不强求全部切除，可以先切除其中一个纤维腺瘤以明确诊断，对其余的纤维腺瘤行定期的临床和 X 线检查，也可以对所有的纤维腺瘤行空心针穿刺活检。但必须明确的是，如果临床对纤维腺瘤的诊断有怀疑时，应及时行切除活检。

第四节 乳腺导管内乳头状瘤

乳腺导管内乳头状瘤是发生于乳腺导管上皮的良性肿瘤，约占乳腺良性肿瘤的 1/5。本病以经产妇尤以 40～50 岁者多发，年幼及高龄患者罕见。偶可见于男性。常以不明原因的乳头溢液为首发症状，伴有肿块。其包块一般较小，带有蒂柄并有绒毛突入乳腺导管腔，富含壁薄血管，因此易发生出血。恶变率为 6%～8%。

一、病因病理

病因尚未明确，一般认为与卵巢功能紊乱有关。孕激素水平低下，雌激素水平过高，是上皮局限性乳头状生长的重要因素之一。根据其病灶的多少及发生的部位，可将其分为单发性大乳腺导管内乳头状瘤和多发性中、小乳腺导管内乳头状瘤两种。前者源于大乳腺导管近乳头的壶腹部(输乳窦)，约占病例的 75%，多为单发，位于乳晕区，恶变较少见；后者源于乳腺的末梢导管，常为多发，位于乳腺的周围区域，较易发生恶变，尤其对源于乳腺小乳腺导管的乳头状瘤尤应警惕。

二、临床表现

常因乳头溢液污染内衣而引起注意，70%以上的患者以乳头持续性或间歇性溢液为主要症状，多发生于单侧单个输乳孔，亦可见于双侧乳头。溢液多为血性、浆液性或浆液血性，亦呈暗棕色或黄色。多数病例不伴疼痛，若瘤体或血块堵塞乳腺导管，则可产生疼痛和肿块。随着积液的排出，肿块会一度变小，疼痛也会有不同程度的缓解。

乳腺导管内乳头状瘤的瘤体较小，多数情况下不易触及，偶有较大的肿块。大乳腺导管内乳头瘤，位于乳晕区，直径约数毫米，呈圆形结节状或条索状，质地较软，可推动。轻压常可见乳头溢出血性或咖啡色液体，经溢液的输乳腺导管口，常可找到病变乳腺导管。少有患者自己发现，其肿块多在体检时被检出，多发性乳头状瘤的肿块多位于乳腺的边缘区域，边界不清，质地不均匀，乳头溢液的症状相对较少。

三、辅助检查

乳腺导管内乳头状瘤行乳腺导管造影是常用的、较准确的检查方法。钼靶造影 X 线摄片常显示导管突然中断，断端呈光滑杯口状，近侧导管显示明显扩张，有时为圆形或卵圆形充盈缺损。溢液涂片细胞学检查有助于排除乳腺癌，但存在较高的假阴性率。近年来应用于临床的乳腺导管镜检查，既可明确病变部位，还可以明确病变的性质。

四、诊断

根据本病的临床表现，行乳腺导管造影、溢液涂片细胞学检查及乳腺导管镜检查可最终明确诊断。凡诊断为乳腺导管内乳头状瘤，应予以重视，须定期复查。女性年龄超过 45 岁，特别是绝经后的妇女，病史较长，肿块体积较大，且有乳头血性溢液者，应警惕癌变可能。

五、治疗

乳腺导管内乳头状瘤属良性肿瘤，但有恶变可能，应尽早手术治疗。术前应行乳腺导管造影检查，以明确病变的性质及定位。对不能触及结节者，应循序轻压乳晕周围，根据溢液的输乳腺导管口，找到病变乳腺导管，插入细探针，也可注射亚甲蓝，沿探针或亚甲蓝显色部位做放射状切口，切开乳腺导管，找到肿瘤，连同病变乳腺导管及邻近组织一并切除。术后常规进行切片病理检查。年龄在 50 岁以上者，造影显示为多发的乳腺导管内乳头状瘤，或经病理检查发现有导管上皮增生活跃甚至上皮不典型增生改变者，应行乳腺单纯切除，以防发生恶变。若病理检查证实有恶变须立即行乳腺根治术。

六、预防与调护

保持心情舒畅，在临床观察或药物治疗期间，应遵医嘱定期在专科医生处检查。平时注意观察文胸及衣物上有无溢液形成的污渍，不要经常自己挤压乳头。

第五节　乳腺癌

一、乳腺癌的生物学特性

在诊治乳腺癌时，常遇到的问题是肿痛位置和程度多变。乳腺癌不仅显示出一系列的广泛特征，而且其生物学行为随着时间的推移而不断地发生改变。从单个恶变细胞到形成 1cm 直径的可检测病灶，需要 30 次倍增或至少 5～10 年的时间。在长时间的演变中，由于肿瘤细胞的遗传不稳定，会发生一连串的遗传性和后天性的变化。这些变化使得控制肿瘤更为困难和复杂。最明显的例子是肿瘤可以从富含雌激素受体(ER)的状态自发地或经药物诱导而发展为缺乏 ER 的状态。因此，不仅在诊断时，而且要在整个临床过程中，都要研究这些动态变化的生物学标记，监视肿瘤生物学变化。只有充分掌握肿瘤的生物学特征，才能在疾病的不同阶段制订出恰如其分的治疗方案。

肿瘤大小、病理组织学类型、区域淋巴结转移情况、激素受体状况以及 DNA 含量和倍体水平等，是最经典的生物学指标。随着分子生物学的飞速发展，现在已经可以使用尖端的工具来探索乳腺癌的生物学本质。这些统称为生物学标记的工具已使用于：①早期诊断。②预后指征。③治疗指征。④监测肿瘤的生物学变化。例如，在原发性乳腺癌中，研究生物学特征可以明确哪些患者具有高度复发危险，必须进行辅助性治疗。已经证实，有效地或早期地使用辅助治疗可降低病死率，这可能是由于消灭了微小转移灶的结果。

(一)雌激素受体(ER)和孕激素受体(PR)

是目前应用最为广泛的生物学指标。雌激素必须通过其特殊的受体而作用于靶细胞，ER 阳性的癌肿和 ER 阴性的癌肿，有着截然不同的临床表现和生物学行为，ER 阳性的乳腺癌对内分泌治疗有良好的反应，且复发率较低而生存率较高。PR 也是体现对内分泌治疗反应的一个指标，它还受雌激素的调节，然而目前对 PR 在乳腺癌中的作用了解，不如对 ER 了解清楚。但 PR 阳性而 ER 阴性者，比 ER 阳性而 PR 阴性者预后要好。ER 或 PR 阳性较阴性者预后好，ER 和 PR 均为阳性者预后更好。ER 阴性或 PR 阴性者易于复发，ER 和 PR 均为阴性者更易复发。这些受体阴性者应列入高危人群，是选择辅助治疗的重要指标。ER 阳性的肿瘤通常转移到骨、软组织和生殖系统；ER 阴性的肿瘤通常转移到脑和肝脏。

(二)上皮生长因子(EGF)

是维持正常乳腺上皮生长所必需的介质，但它的过度表达却是乳腺癌生长发展的重要因素，EGF 水平高的乳腺癌增殖程度高。表明患者的预后差。

(三)组织蛋白酶 D(Cathepsin D)

是一种受雌激素调节的蛋白，是一种组织溶解酶，主要通过溶解基底膜、细胞外间质和结缔组织，并刺激细胞生长等作用促进癌细胞的浸润和转移。它的过度表达可以导致细胞增殖和肿瘤浸润性生长。虽然对其重要性还有不同的观点，但已有证据证明，乳腺癌转移的发生率与 Cathepsin D 的水平有关。Cathepsin D 表达者预后很差。在腋窝淋巴结阴性患者中，Cathepsin D 阳性表达者 5 年生存率为 38.5%，阴性者 5 年生存率达 94.5%。

(四)癌基因 *C-myc* 和 C-*erbB-2*

目前基因已成为一种广泛受到重视的生物学指标。所谓基因是指一段核酸的顺序，若某一片段核酸顺序缺失时，制癌能力消失，则称其为癌基因。癌基因的突变或过度表达，将造成细胞生长分化的异常，或导致基因活性失控。与乳腺癌有关的癌基因中，最常见的有两个，即 *C-myc* 和 *C-erbB-2* 癌基因(也称 *neu* 或 *Her-2* 癌基因)。有 25%的原发乳腺癌中可以发现有 *C-myc* 的过度表达，通常多见于分化较差的肿瘤，它与肿瘤大小、淋巴结情况以及 ER 状态似乎关系不大。*C-erbB-2* 存在于 17 号染色体的长臂，大约 30%的原发乳腺癌中有其高度表达，而乳腺癌的任何一个阶段里都可能有 *C-erbB-2* 的过度表达，它可能是肿瘤进展的一种标志，因为它的过度表达可以降低 ER 阳性患者对激素治疗的反应。Gusterson 用免疫细胞化学方法，对 1506 例乳癌进行 *C-erbB-2* 测定，结果发现该癌基因过度表达多见于 ER(-)，PR(-)，高度恶性肿瘤，腋淋巴结阳性及辅助化疗效果欠佳者。近年来国内研究结果也同样有这样的结果，认为 *C-erbB-2* 过度表达不仅可促进癌细胞增殖，而且也是预示发生转移的标志物。

(五)视网膜母细胞瘤隐性基因(*Rb*)和 *p53* 基因

肿瘤抑制基因与癌基因相反，细胞内有其正常存在，就可以防止细胞的无控制性分化。虽然推测与乳腺癌有关的抑癌基因有存在于 1、3、11、16 染色体上的许多基因，但真正明确并研究深入的仅两个基因，即视网膜母细胞瘤隐性基因(*Rb*)和 *p53* 基因。

1.*Rb* 基因

存在于染色体 13q14，它的丢失或失活，不仅可以引起视网膜母细胞瘤，还可以引起乳腺癌以及其他如小细胞肺癌等恶性肿瘤的发生。原发乳腺癌中有 19%的病例存在 *Rb* 基因的突变、丢失或结构异常，且通常表明肿瘤处于进展期。

2.*p53* 基因

定位于 17 号染色体，野生型 *p53* 基因在维持细胞正常生长、抑制恶性增殖过程中起着重要的作用，它是细胞生长的监控器，在细胞受到射线或某些药物作用而发生 DNA 损伤的情况下，能使细胞分裂终止在 GI/S 期，以便细胞有足够的时间修复损伤恢复正常状态，若损伤不能修复，野生型 *p53* 基因还能启动细胞的程序性死亡过程(细胞凋亡)引起细胞的自尽，从而保证有癌变倾向的细胞不再继续存活下去。总之，野生型 *p53* 基因在正常的细胞分裂中可能不起作用，但在细胞损伤后的修复及不可修复细胞的清除过程中却必不可少，若 *p53* 基因丢失、突变或与病毒蛋白结合而失活，均可导致恶性细胞的生长而引发肿瘤。突变的 *p53* 基因不仅失去了正常野生型 *p53* 基因的作用，而且本身又具有癌基因的功能。大多数恶性肿瘤中都能发现有 *p53* 基因的突变，超过 50%的乳腺癌中有 *p53* 基因的突变或丢失。诸多研究证实，突变型 *p53* 基因表达阳性与肿瘤大小、肿瘤分化程度及腋淋巴结阳性呈正相关，生存期较阴性表达者短，预后不良。

3.转移抑制基因 *nm23*

是存在于 17 号染色体长臂的一个抑癌基因，它参与肿瘤转移的调控。肿瘤的发生和转移是两个既相互关联又各自独立的生物学过程，转移可受其自身的转移基因和转移抑制基因的调控。近来人们发现在早期乳腺癌中，*nm23* 表达的降低和肿瘤的进展性有明显的关系。从有淋巴结转移的原发肿瘤细胞中发现，其 *mn23*RNA 水平较低，相反在淋巴结阴性的肿瘤细胞中 *mn23* 的水平较高。虽然 *nm23* 还不能作为一种独立的肿瘤预后指标，但是作为肿瘤转移的一项预测指标是有一定意义的。

4.*bcl-2*

是调控细胞程序性死亡肿瘤基因，受多种因素的调节影响，控制着细胞的生长、分化增生和凋亡。*bcl-2* 对细胞的作用与细胞周期无关，其作用在于抑制细胞发生凋亡。在正常乳腺组织中，*bcl-2* 主要在乳腺导管上皮细胞中表达。*Bax/bcl-2* 的比值决定了细胞在接受此即信号后是否存活。如 *bcl-2* 过表达，则细胞存活；而 Bax 过表达，则细胞出现凋亡。*bcl-2* 对细胞作用于细胞周期无关，其作用在于抑制细胞发生凋亡，而不是刺激细胞增生。研究表明，50%以上的乳腺癌有 *bcl-2* 的表达，提示 *bcl-2* 蛋白检测可作为乳腺癌预后的一个指标。*Bcl-2* 表达与 ER 之间呈正相关，即 *bcl-2* 表达的乳腺癌 ER 阳性表达者占 80%以上。*Bcl-2* 表达者乳腺癌组织分化程度高，多为Ⅰ～Ⅱ期。*bcl-2* 与 *xGFR*、*C-erbB-2*、*p53* 表达呈负相关。

（六）CA15-3

CA15-3 是一种乳腺癌的相关抗原，可被单克隆抗体 115D8 和 DF3 所识别，是目前监测乳腺癌术后复发的较为理想的指标。Cemocor 报道乳腺癌患者 CA15-3 的阳性率为 57%，转移乳腺癌为 79%。张庆广报道 CA15-3 可随病情进展阳性率逐步升高，指出 CA15-3 可为进展期乳腺癌的预后和治疗提供参考指标；动态观察 CA15-3 的变化，其水平升高可早于临床确定复发和转移数月至数十个月。

人们对这些生物学指标的研究，目的在于综合评估肿瘤的生物学行为，这对肿瘤的治疗有着重要的指导意义。手术后的乳腺癌患者可以分为两大类，即淋巴结阴性者和淋巴结阳性者。显然，淋巴结阳性者肯定需要接受进一步的治疗，而对于淋巴结阴性者是否都需要再予以治疗。目前，可能很多患者接受了不必要的治疗。根据大样本统计的资料显示，淋巴结阴性的乳腺癌患者中，只有不到 4%的患者受益于术后的进一步治疗，而肿瘤综合治疗的费用之大和副作用之多是众所周知的，盲目治疗只能使少部分患者得益，而大部分患者受损。如何从众多的淋巴结阴性患者中找出这部分少数受益者，生物学指标的综合评估可能会有一定的帮助。

二、病理

（一）病理分类

主要依据全国乳腺癌专业会议制定的乳腺癌组织学分型。

1.非浸润性癌

（1）小叶原位癌。

（2）导管内癌。

2.早期浸润癌

（1）小叶癌早期浸润。

（2）导管癌早期浸润。

3.浸润性特殊型癌

（1）乳头状癌。

（2）髓样癌。

（3）小管癌。

（4）腺样囊性癌。

（5）黏液腺癌。

（6）大汗腺癌。

（7）鳞状细胞癌。

（8）Paget 病。

4.浸润性非特殊型癌

（1）浸润性小叶癌。

（2）浸润性导管癌。

（3）单纯癌。

（4）硬癌。

(5)髓样癌。

(6)腺癌。

5.其他

(二)转移途径

1.淋巴转移

(1)乳房的淋巴回流：乳腺的淋巴系统包括乳腺内部的淋巴管网和引流淋巴管及区域淋巴结。乳腺癌多沿淋巴途径扩散和转移，故淋巴回流的途径和有关淋巴结群的位置有重要的临床意义。

(2)乳腺的淋巴管系：乳腺的淋巴管系由皮肤和腺小叶之间的毛细淋巴网和淋巴丛组成。乳房皮肤淋巴管网有两组，浅网在真皮乳头下层，网小而密，其毛细淋巴管内无瓣膜；深网位于皮下组织内，范围较大，网大而稀疏，其毛细淋巴管的管径较粗，管内有瓣。浅网与深网之间有丰富的吻合，并在乳晕下形成乳晕下淋巴管丛。乳腺实质的淋巴管起自乳腺小叶周围的结缔组织内毛细淋巴管网，由网发出的淋巴管在小叶间的血管和输乳管的周围吻合，形成深淋巴管丛。乳腺后方的毛细淋巴管较粗，分布较稀疏，向前可注入乳晕下淋巴管丛，向后可注入胸大肌筋膜上的淋巴管丛。皮肤的、实质的、乳腺后的淋巴管丛彼此均有交通。

(3)乳腺的淋巴引流：乳腺的淋巴主要向外侧引流，大部分(75%)淋巴注入腋窝淋巴结群，其次注入内乳淋巴结，此外尚可注入膈下淋巴结、对侧腋窝淋巴结及肋间后淋巴结等。

(4)引流到腋窝淋巴结：通常从乳晕下淋巴管丛有两条较大的输出淋巴管将淋巴引流至腋窝淋巴结。外侧的输出淋巴干直接向外引流至胸大肌外侧缘，内侧的输出淋巴干先向下绕过乳晕下缘然后到达胸大肌外缘。淋巴干到达胸大肌外缘穿过腋窝筋膜进入腋窝，注入腋窝淋巴结群。一般将腋窝淋巴结分为4～6群。

①外侧群(腋静脉淋巴结)：位于腋窝外侧壁，沿腋静脉排列，上臂外展时在腋静脉的下缘，一般有10～13个淋巴结。②前群(胸肌淋巴结)：位于胸大肌外侧，前锯肌筋膜的浅面，沿胸外侧动、静脉排列，一般有6～9个。肿大时在腋前壁后侧可扪及。③中央群(中央淋巴结)：位于腋窝中央，腋动、静脉后下方的脂肪组织内，一般有10个左右。肿大时可在腋前、后壁之间扪及。④肩胛下群(后群或肩胛下淋巴结)：位于腋窝后壁，沿肩胛下动、静脉分布，一般有6～7个，分布自胸侧壁直到腋静脉。肿大时在腋后壁的深面可扪及。⑤胸肌间淋巴结群：位于胸大、小肌之间，沿胸肩峰动脉的胸肌支排列，一般数量少，仅1～2个。手术时需切除胸大肌才能找到。⑥尖群(锁骨下淋巴结)：位于腋窝尖部，胸小肌与锁骨之间锁骨下静脉下方及其附近，一般约4个左右。肿大时锁骨下窝消失或显丰满。淋巴液通过锁骨下淋巴结继续流向锁骨上淋巴结。因胸肌间淋巴结仅1～2个，淋巴液通过它又继续流向锁骨下淋巴结，故有学者将其归入锁骨下淋巴结群。又因为腋窝淋巴结受累后可进而转移至锁骨下淋巴结，同时一部分淋巴液可以不经过腋窝淋巴结直接穿过胸大肌或绕过胸大肌向上注入锁骨下淋巴结，故有学者将锁骨下淋巴结视为单独的一群，而不归入腋窝淋巴结群。

(5)引流到胸骨旁淋巴结(胸廓内淋巴结)：乳房内侧和中部的淋巴管随肋间血管的穿支向内穿过胸大肌和肋间肌，注入胸廓内淋巴结。胸廓内淋巴结位于胸骨两侧距胸骨1～1.5cm处，沿胸廓内动脉走行排列，多在1～3肋间隙的脂肪和结缔组织中，一般约4～5个。淋巴液经过胸廓内淋巴结后继续流向胸导管(左侧)或淋巴导管(右侧)，然后流入锁骨下静脉，从而可引起血行播散。

(6)引流到肋间淋巴结：胸前壁的淋巴液可注入肋间淋巴结。肋间淋巴结位于肋角以后的肋间隙内。一般每个肋间隙约 1～3 个。淋巴液经过肋间后淋巴结后可注入胸导管或锁骨上淋巴结。

(7)引流到对侧腋窝淋巴结：一般淋巴液可通过皮肤的淋巴管越过中线到对侧腋窝淋巴结。胸大肌后方深部淋巴管也可超过中线到对侧，但此种情况很少见。

(8)引流到膈下淋巴结：有时乳房的淋巴也可从乳房的内、下部沿皮肤的深筋膜淋巴管经过上腹部穿透腹壁到达下淋巴结，引起腹腔内转移。

(9)淋巴转移方式：根据乳房淋巴回流的特点，癌细胞侵犯淋巴管后集成癌栓，在淋巴液流动过程中滞留于相应淋巴结，发生淋巴结转移，第一站淋巴结受累后再侵犯第二站，直至进入静脉到血液循环。常见的淋巴结转移部位有如下。

①腋窝淋巴结转移：乳房淋巴回流约 75%流向腋窝，所以此区是乳癌最常见的淋巴结转移部位。临床上常根据腋窝淋巴结转移情况进行分期及指导治疗。②内乳区淋巴结转移：占 25%。乳房肿瘤位于内侧、中央及外侧部位，内乳区淋巴结转移的发生率逐渐降低，以第 1、2、3 肋间的淋巴结受累为主，易向锁骨上及胸骨内转移，有此区转移者，手术效果差。③锁骨上淋巴结转移：癌细胞可直接转移此部位，也可由腋窝淋巴结等部位依次转移而至，发生率约为 20%。术后复查患者此区域是重点检查部位之一。

2.血行转移

(1)转移途径：癌细胞侵犯至静脉进入血液循环，即可发生血行转移。可直接侵犯，也可经淋巴管流入淋巴总干再汇入无名静脉。意外创伤、手术及外力挤压均可造成血行播散。

(2)转移部位：全身各部位均可发生血行转移。

1)肺：最常见的转移部位，约占 60%。肺转移主要是侵入血液的癌细胞回流至心脏，转入肺循环，停留在肺毛细血管内继续生长，形成肺内转移。初期多无症状，出现胸痛、咳嗽、咯血等表现时多属转移灶已经很大，胸部 X 线和 CT 检查多能明确诊断。

2)肝：乳房下方的癌肿可经淋巴管到达腹腔和肝脏。主要表现为局部疼痛不适及食欲不振等。B 超、CT、MRI 等对诊断有帮助。本病特点是发生早，发现晚，治疗困难，预后差，生存期短。

3)骨：骨转移以脊椎(腰椎、胸椎)、骨盆和股骨转移多见。主要症状是转移骨疼痛，持续性加重。X 线在发病数月后可出现溶骨性破坏，血 AKP、血钙可增高。

4)胸膜：胸膜转移可发生在肺转移之前，也可为首发转移部位。主要表现为胸痛和胸腔积液，积液 10%为血性积液，60%可找到癌细胞。

5)脑：脑转移少见，常见症状为头痛、精神状态改变和视力障碍。预后差。颅脑 CT、MRI 可帮助诊断。

三、临床表现

大多数患者都是以乳房无痛性肿块而就诊。检查时首先应了解发现肿块的时间、大小及其发展情况，肿块的质地和活动度，单发或是多发，腋窝是否有肿大淋巴结，肿块的大小与月经周期有无关系。同时应注意乳房有无红、肿、热、痛等急性炎症的表现，以此来区别急性乳腺炎的存在。但是在较少见的炎性乳腺癌中也有类似表现，其预后极差。在慢性乳腺炎中，常常也表现为乳房肿块，与乳腺癌较难鉴别，直至局部有充血、疼痛，甚至出现波动感时方予确诊。乳腺癌的肿块大多为单个，质硬，表面不光滑，与周围组织的界限不甚清楚，肿块发展较快，这与乳腺癌的浸润性生长有关。当肿瘤累及乳腺悬韧带(Cooper 韧带)时，局部皮肤受牵而产生“酒窝”征。肿瘤不断增大时，表面皮肤的皮下和皮内淋巴管被癌细胞堵塞而阻断了局部的淋巴回流造成淋巴水肿，由于毛囊与皮下组织的紧密连接，毛囊处出现点状凹陷，即形成“橘皮样”改变。乳晕部位的乳腺癌易侵及大乳腺导管，使之收缩，造成乳头偏斜、回缩、甚至内陷。晚期乳腺癌的表面皮肤可以破溃，溃疡面易出血，伴有恶臭。如果癌细胞广泛扩散到乳房皮肤和乳房周围皮肤，则发生很多硬的小结节；相互融合可呈暗红色、弥漫样，甚至蔓延到背部和对侧胸部皮肤，形成所谓错甲状癌，紧缩胸廓，可引起呼吸困难。锁骨上淋巴结亦肿大、变硬，对侧腋窝溃疡并淋巴结转移。若癌细胞阻塞腋窝主要的淋巴管，可致长期该侧手臂淋巴回流障碍，发生蜡白色的手臂水肿；压迫腋静脉，引起手臂青紫色水肿；癌细胞侵及臂丛神经干时，引起手臂和肩部的剧痛；椎骨受侵时，发生背痛；股骨转移时，可致病理性骨折；肺和胸膜转移时常引起呼吸困难和咳嗽；黄疸和肝肿大则是肝转移的征象。

乳头溢液是乳腺癌的另一主要表现，患者常因内衣被污染而发现。溢液常为血性、暗红色或淡黄色等。位于大导管周围的乳腺癌常伴有乳头溢液，一般局部均可触及乳房肿块，挤压肿块时可见相应导管溢液，溢液涂片有时可检出癌细胞，但不宜多挤压肿块，以免造成肿瘤的扩散。乳腺导管内癌也常有乳头溢液，由于肿瘤较小，故不易扪及。乳头湿疹样癌(Paget 病)除了有表皮渗液外，也可有乳头溢液。某些非肿瘤性的疾病也可以出现乳头溢液，如乳腺大导管的上皮增生、炎症、出血坏死等，溢液可呈无色、乳白色、血性、脓性，应当仔细检查和加以鉴别。

四、诊断

乳腺癌的主要临床表现是乳房肿块，许多患者是在洗澡或更衣的时候无意中发现的。一般而言，详尽地询问病史，认真的体格检查，结合必要的辅助检查，对乳腺癌做出正确的诊断并不困难。

(一)病史

1.乳房肿块

乳腺癌患者常因发现乳房内肿块而来院就诊。这时首先应了解乳房是否确实存在肿块，因为有些就诊者可将正常的乳腺组织误认为肿块。若确有肿块，应询问肿块的大小及其变化情况。乳腺癌的肿块常为无痛性，生长速度较快，往往在数月内明显增大；炎症性乳腺癌的生长更快，常在几天内就有很明显的增长。但也有少数患者乳房肿块十余年无明显变化，最后证实为乳腺癌的。另外，还需了解肿块是否伴有疼痛，疼痛的性质和持续时间及其与月经周期的关系。

大多数乳腺癌为无痛性肿块，但当肿块发生坏死、出血或合并感染时也可出现疼痛，常呈持续性，与月经周期无关。乳腺小叶增生常伴有乳房胀痛、触痛，但多与月经周期有明显的联系，往往在月经前期胀痛明显，行经后症状减轻，甚至消失，同时乳房内的结节也随之缩小。

2.年龄

患者的年龄是诊断乳腺癌的重要参考因素，在40～60岁的妇女中最为多见，40岁以上的妇女发现乳房肿块时，要特别警惕乳腺癌的可能。近年来40岁以下的乳腺癌患者亦逐渐增多，应引起医生的注意。

3.月经和婚育情况

月经初潮年龄和绝经年龄与乳腺癌的发病有明确的关系。月经初潮年龄小于12岁者，乳腺癌发生的可能性较大，初潮早于13岁者发病的危险性为年龄大于17岁者的2.2倍。此外，55岁以后绝经的妇女比45岁前绝经者的危险性增加1倍。行经期越长乳腺癌发病的可能性越大，行经40年以上者乳腺癌发生的危险性是行经30年以下妇女的2倍。未经妊娠、生育的妇女和高龄初产妇乳腺癌的发病率较高。30岁以后初产妇的乳腺癌发病率是20岁以前已生育者的2倍，年轻时即分娩第二胎者发病率较低。另外，哺乳期较长者发病率也有升高倾向。

4.家族史

乳腺癌的家族性倾向已被证实。直母系亲属中有乳腺癌病史的妇女发病率较无家族史者高1倍，如在直系亲属中有一名患乳腺癌的妇女，其发病的危险性即为常人的1.5～2倍，有2名患乳腺癌者其危险性可增加4～6倍；若有姐妹在50岁以前就患双侧乳腺癌，其发病的可能性则大于50%。

5.乳房良性疾病史

以往有乳房的良性疾病史，乳腺癌的危险性亦有增加，如有乳腺导管上皮增生者其发生乳腺癌的危险性增加2倍，而有不典型增生者可增加到4倍。

6.乳房恶性疾病史

如果患者本人以往曾患乳腺癌，则对侧乳腺癌的发病率可高出2～5倍。

7.其他

包括患者的职业、饮食习惯(饮酒、摄入较多脂肪类食品)、激素类药物治疗史等，可能与乳腺癌的发病有关。还有一些少见的因素如受电离辐射等也可见到报道。

(二)体格检查

乳房疾病种类繁多，很容易相互混淆，所以病史询问一定要详细，体格检查要仔细全面。因乳房位于身体表面，大多数病例能通过病史询问和体格检查而做出相应的诊断与鉴别诊断。为了进一步明确病变的性质及其生物学行为，有时还需进行一些辅助检查。临床医师首先要依靠体格检查，一个有经验的临床医师在乳腺疾病的诊断中，其体格检查的诊断准确率在70%甚至80%以上。

体格检查时应取合适的体位，通常采取站立位或坐位。注意环境保暖及良好的光线。要充分暴露乳房做详细对比。

1.视诊

要注意：①乳房体积的变化。②乳头的抬高和内缩。③乳房皮肤的改变。首先看外观，双乳的大小及对称性，不对称就提示有疾病存在的可能，局部隆起表明深部有肿块，而凹陷则说明Cooper韧带可能已受侵犯，让患者高举双臂，或用手抬高整个乳房，凹陷更加明显；

再看乳头和乳晕双侧是否在同一水平线，有无内陷或抬高，乳头内陷可能是发育上的缺陷，乳头抬高则是乳腺癌的特征；是否有肿块存在，有无破损、糜烂、湿疹、结痂、脱屑和红肿或瘘管；乳房皮肤红肿要考虑化脓性炎症，但大范围的红肿要注意炎性乳腺癌的可能，乳房皮肤的“橘皮样”改变是淋巴水肿造成的，还要观察有无卫星结节、溃疡、色素沉着及静脉怒张，单侧静脉怒张，常为晚期肿瘤的表现。

2.触诊

经前期乳房肿胀，会影响触诊结果，原则上应在月经期后检查。检查者用指腹循序扪摸乳房各个区域，不要用手指抓捏，否则可将抓捏的乳腺组织误认为肿块。临床上以乳头为中心，左侧顺时针 9～12 点钟范围称为内上象限，12～3 点钟范围为外上象限(同时包括乳腺伸向腋窝角状凸出部分)，3～6 点钟范围为外下象限，6～9 点钟范围称为内下象限。乳头与乳晕区称为中央区，共计 5 个区域。患者常取仰卧位，背部稍垫高。检查乳房外侧象限时，嘱患者将手臂垫于身旁。检查下象限时可嘱患者手臂上举或将乳房托起。如乳房肥大或肿块位于深部时可采取坐位或上半身前俯，检查者左手放在乳房下方，用右手扪诊。继之检查乳头乳晕区有无溢液和肿块，并注意液体性状及来自哪一导管，液体排出后肿块是否消失，不要忘记将分泌物行细胞学检查。触诊时应按象限逐个循序进行，以免漏诊。最后检查腋窝、锁骨下区和锁骨上区。

(1)乳房肿块的检查：①肿块部位、数目、大小、形态。②质地(软、韧、硬)，边界(清楚、不清)。③表面情况(光滑、高低不平、结节状)，活动度。肿块与皮肤粘连明显时则显而易见；轻度粘连时则应仔细辨别。通常可嘱患者双上肢上举，观察肿块是否牵拉皮肤而呈现局部凹陷。乳房中央区肿块因有大导管通过，多与乳晕粘连而使活动受限，不要误诊为恶性肿瘤。检查肿块与胸壁有无粘连时可改坐位，双手叉腰并向后扩展胸部，以使胸大肌紧张，然后将检查肿瘤的活动度。

(2)腋窝淋巴结的检查：检查腋窝淋巴结时，检查者用左手自前方伸入患者的右侧腋窝，用右手伸入其左侧腋窝。嘱患者将上臂内收，下臂毫不用力地放在检查者的前臂上，这样腋窝完全松弛。可清除地扪摸到腋窝中央及在腋窝前壁胸大肌深面的肿大淋巴结。腋窝后壁的肩胛下群淋巴结要自背后检查。检查者站在患者身后，扪摸背阔肌的前内面。肿大淋巴结的数目、大小、硬度及其活动度均应详细记录。腋窝淋巴结阴性者，90%以上的锁骨上淋巴结没有受累。

(三)辅助检查

大多数患者通过以上检查可获得初步的诊断结果，但对肿瘤较小、部位较深而不易触及的乳腺癌，应借助于辅助检查，不能因为未触及肿块而轻易否定乳腺癌的存在，特别是有乳腺局限增厚、乳头溢液或糜烂等早期体征和有高危因素的妇女，更应做较全面的检查。

1.透照检查

常用于普查、初筛。应用近红外冷光强透仪，对透照效果有所改进。由于肿瘤组织局部血流丰富，吸收近红外光量较正常组织多，因而显示暗区，确诊率达 75%。

2.热像检查

应用液晶热像方法诊断乳腺癌，阳性率可达 75%，但假阳性率较高，正常女性中可达 17%，对小于 1cm 的乳腺癌阳性率低。

3.X 线检查

(1)乳房钼靶 X 线检查：乳房的腺体、导管、结缔组织、血管、脂肪组织等均为密度近似的软组织，钼靶 X 线球管发出的软 X 线做乳房软组织显像，可将上述组织清楚地区分开来，为诊断乳房疾病的重要手段。乳腺癌在 X 线摄片上的表现多数为边界不规则的肿块影，其密度较高，当出现中心坏死、液化时，块影中可见低密度影。肿块边缘有长短不一的毛刺，这是恶性肿瘤较特殊的表现。此方法具有较高的敏感性，但不能作为特异性诊断手段。

(2)干板 X 线摄影检查：乳腺干板 X 线摄影又称硒板 X 线摄影，国外应用较多，目前国内已很少应用。与钼靶摄影比较其优点在于：①图片清晰。②能对乳腺深处及高出处的病变清除显示。③接受的 X 线量少。

(3)CT 及 MRI：CT 密度分辨率高，可显示细微的钙化，对乳腺癌的诊断有帮助，但费用昂贵，目前只能作为某些特殊病例的一种辅助诊断手段。MRI 对软组织具有相当的敏感性，特别是造影剂(磁显影葡胺 Gd-DTPA)的广泛应用，为乳房疾病的早期诊断打开一条新的途径。一般情况下，良性病变为均匀强化且边缘清楚，而乳腺癌多出现强化不均，特别是边缘不整且较中心增强明显。目前，乳腺 MRI 的目的主要是：①早期乳腺癌的诊断。②用动态方法来鉴别良恶性病变。③观察乳腺癌的浸润情况。由于其价格比较昂贵，不适合广泛使用，仅可用于乳房影像学诊断综合应用的必要补充手段，可以有效提高对乳腺癌的早期诊断率，特别是直径＜2cm 的乳腺癌。

4.B 超检查

具有操作简单、方便、无创，对年轻妇女，特别是妊娠、哺乳期妇女更为合适，对良性、恶性肿块的诊断正确率国外为良性 83.1%，恶性 85.2%；国内为良性 86.2%，恶性 94.0%。其声像图特点是：①肿瘤边界不规则，凹凸不平，无包膜，边界不清呈锯齿状或蟹足状。②内部多呈低回声，实性衰减暗区，分布不均，少数呈等回声或强回声。③肿瘤后壁回声减低或消失。④肿瘤后方回声呈衰减暗区。⑤肿瘤中心液化坏死时，可见低回声或无回声暗区。近年来彩色超声波用于乳腺癌的诊断效果更佳。乳腺癌血管血流速度快，可产生高收缩期频移，对直径 2cm 以下的肿瘤诊断敏感性、特异性和准确性分别为 95.2%、100%和 96.6%。近年来应用超声定位乳房活组织检查可使诊断正确率提高。

5.针吸细胞学及病理学检查

(1)针吸细胞学检查：又称细针抽吸细胞学(FNAC)检查。采用 10mL 5～7 号针头，术者左手固定肿块，右手执持针器垂直皮肤刺入肿块，来回抽吸数次，拔出针头前务必将负压放掉，然后拔出针头，将针芯内细胞行细胞学检查。

本法特点是创伤小、安全、费用少，值得推广使用。需要指出的是有 4%～10%的假阴性，其原因为：①操作不熟练。②肿块过小，一般直径＜0.5cm 失败率会升高。③病理医生经验缺乏。④极少数分化较好的癌细胞很难区分。

(2)病理学检查：当针吸细胞学检查结果为阴性，临床上又高度怀疑乳腺癌时，则可行切除组织学检查。手术时注意应将肿瘤全部切除：先用手固定肿块，再在其一侧(距肿瘤边缘 2cm 以上的距离)切开皮肤、皮下组织、乳腺组织，直达乳房后间隙。然后再切开对侧皮肤、皮下及乳腺组织，将肿瘤完全掌握于手中，将肿瘤完全切除。切不可将肿瘤取出部分组织，这样很容易导致术后癌细胞扩散。此类患者在做好乳腺癌根治的同时行肿瘤切除术中送快速病理学检查治疗效果会更好。

五、鉴别诊断

晚期乳腺癌的临床表现非常典型，临床诊断没有困难，主要是早期乳腺癌的鉴别诊断。

(一)外伤性脂肪坏死

常发生于肥大的乳房，主要表现为无痛性局限的乳房肿块。一般在受伤后数月形成，所以患者很难回忆起外伤史。此疾病的特点是早期肿块即与乳房皮肤粘连。

(二)乳房结核

早期很难鉴别，往往需要通过病理学检查确诊。后期往往形成寒性脓肿，破溃后出现窦道，诊断不难。

(三)乳房囊性增生病

常表现为两侧乳房有多个大小不等、质地韧的结节，分散于两侧乳房。对局限于乳房外上象限的病变，要注意与乳腺癌的鉴别。

六、临床分期

(一)国际抗癌联盟(UICC)TNM分类分期

适用于已经经病理证实的乳腺癌。

1. TNM 分类

T 原发肿瘤。

Tis 原位癌(浸润前期癌)，非浸润导管癌，局限于乳头(乳腺内无肿块)的 Paget 病(有肿瘤的 Paget 病根据肿瘤大小分类)。

T_0 乳房内未触及肿瘤。

T_1 肿瘤直径≤2.0cm。

T_{1a} 与胸肌筋膜或胸肌无粘连。

T_{1b} 与胸肌筋膜或胸肌有粘连。

T_2 肿瘤最大直径＞2.0cm，但≤5.0cm。

T_{2a} 与胸肌筋膜或胸肌无粘连。

T_{2b} 与胸肌筋膜或胸肌有粘连。

T_3 肿瘤最大直径＞5.0cm，或肿瘤为 2 个或更多。

T_{3a} 与胸肌筋膜或胸肌无粘连。

T_{3b} 与胸肌筋膜或胸肌有粘连。

T_4 无论肿瘤大小，只要直接侵犯胸壁或皮肤(胸壁指肋骨、肋间肌和前锯肌，不包括胸大肌)。

T_{4a} 肿瘤与胸壁固定。

T_{4b} 乳房皮肤水肿、浸润或溃破(包括橘皮样变，或局限于同侧乳房的卫星结节)。

T_{4c} 包括 T_{4a} 和 T_{4b}。

N 区域淋巴结。

N_0 同侧腋窝未触及淋巴结。

N_1 同侧腋窝触及活动肿大的淋巴结。

N_{1a}考虑淋巴结内无转移。

N_{1b}考虑淋巴结内有转移。

N_2同侧腋窝淋巴结融合成团或与其他组织粘连。

N_3同侧锁骨上、下淋巴结内转移或上肢水肿(上肢水肿因淋巴管阻塞所致)。

M 远处转移。

M_0无远处转移。

M_1有远处转移，包括皮肤浸润超过同侧乳房。

2.分期

Tis 原位癌，乳头 Paget 病，非浸润性导管癌，非浸润性小叶癌。

Ⅰ期：$T_{1a}N_{0\sim1a}M_0$，$T_{1b}N_{0\sim1a}M_0$，$T_0N_{1b}M_0$。

Ⅱ期：$T_0N_{1a}M_0$，$T_{1a,\ b}N_{1b}M_0$，$T_{2a,\ b}N_{0\sim1a}M_0$，$T_{2a,\ b}N_{1b}M_0$。

Ⅲ期：T_3任何 N 及 M_0，T_4任何 N 及 M_0，任何 T 和 N_2M_0，任何 T 和 N_3M_0。

Ⅳ期：任何 T 任何 N 及 M_1。

(二)美国癌症联合会及国际抗癌联盟联合制定的 TNM 分类分期(1989 年)

适用于经病理证实的乳腺癌。

1.TNM 分类

T 原发肿瘤。

T_X原发肿瘤未确定。

T_0原发肿瘤未触及。

T_{is}原位癌：导管内癌，小叶原位癌或未触及肿块的乳头 Paget 病(有肿块者按肿块大小分类)。

T_1肿瘤直径≤2.0cm。

T_{1a}≤0.5cm。

T_{1b}＞0.5cm，≤1.0cm。

T_{1c}＞1.0cm，≤2.0cm。

T_2＞2.0cm，≤5.0cm。

T_3＞5.0cm。

T_4肿瘤大小不计，直接侵犯胸壁或皮肤(胸壁指肋骨、肋间肌和前锯肌，不包括胸肌)

T_{4a}侵犯胸壁。

T_{4b}乳房皮肤水肿(包括橘皮样变)、溃破或卫星结节。

$T_{4c}T_{4a}$和 T_{4b}并存。

T_{4d}炎性乳腺癌。

N 区域淋巴结。

N_X区域淋巴结无法分析(如曾手术切除)。

N_0区域内未触及淋巴结。

N_1同侧腋窝触及活动肿大的淋巴结，可活动。

N_2同侧腋窝淋巴结转移，相互融合或与其他组织固定。

N_3同侧内乳区淋巴结转移。

M 远处转移。

M_X 远处转移尚未确定。

M_0 无远处转移。

M_1 远处转移(包括锁骨上淋巴结转移)。

2.分期

0 期：$T_{is}N_0M_0$。

Ⅰ期：$T_1N_1M_0$。

ⅡA 期：$T_0N_0M_0$，$T_1N_1M_0$，$T_2N_0M_0$。

ⅡB 期：$T_2N_1M_0$，$T_3N_0M_0$。

ⅢA 期：$T_0N_2M_0$，$T_1N_2M_0$，$T_3N_{1\sim2}M_0$。

ⅢB 期：T_4 任何 N 及 M_0，任何 T 及 N_3M_0。

Ⅳ期：任何 T 任何 N 及 M_1。

(三)国内分期

按照乳腺癌发展程度不同，国内将其分为 4 期，比较实用，对拟定治疗方案极为重要。

第一期：肿瘤完全局限于乳腺组织内，直径≤3cm，与皮肤没有粘连。无腋窝淋巴结转移。

第二期：肿瘤直径≤5cm，尚能活动，与皮肤有粘连。同侧腋窝有数个散在而能活动的淋巴结。

第三期：肿瘤直径＞5cm，与皮肤有广泛的粘连，且常形成溃疡；肿瘤底部与筋膜、胸大肌有粘连。同侧腋窝有数串融合成团的淋巴结，但尚能活动。胸骨旁淋巴结转移者亦属此期。

第四期：肿瘤广泛扩散至皮肤或与胸壁固定。同侧腋窝淋巴结已经固定或呈广泛转移。常伴远处转移。

七、预后

影响和判断乳腺癌预后的因素很多，且多种因素相互联系，任何单一的因素只能作为判断预后的参考。

(一)年龄、妊娠或哺乳

一般认为年轻患者的预后较老年患者差。主要是由于高龄患者中病理类型以非浸润性癌和特殊型浸润癌比例较多，此外，年轻患者正值生育年龄，卵巢功能旺盛，常合并妊娠或哺乳，肿瘤生长快，分化程度低，较早发生淋巴结转移，故预后差。

(二)原发肿瘤大小

肿瘤越小，预后越好。王德延报道 4396 例乳癌不同直径各组间 5 年及 10 年生存率差异均有高度显著性($P<0.01$)。总的趋势是瘤体小，预后好；随着瘤体增大，预后渐差。

(三)临床分期

治疗时临床分期越早预后越好。但需要指出的是，临床分期Ⅰ期也可能已发生淋巴或血行转移，Ⅲ期淋巴结亦可能阴性。所以临床判断预后应结合术后病理分期确定。

（四）肿瘤生长速度

生长速度越快，预后越差。生长速度快慢通常以倍增时间为指标。倍增时间低于25天者为快速生长，75天以上为慢速生长，二者之间为一般速度。

（五）病理类型

非浸润癌预后优于浸润癌，浸润特殊型较非特殊型预后佳。王德延(1985年)报道非浸润癌(小叶原位癌和导管内癌)5年、10年生存率分别为90.6%、83.8%，早期浸润性癌(小叶癌早期浸润和导管癌早期浸润）为92.3%、78%，浸润性特殊型癌(乳头状癌、髓样癌伴大量淋巴结浸润、小管癌、腺样囊性癌、黏液腺癌、大汗腺样癌、鳞状细胞癌、Paget病)为77%和62.8%，浸润性非特殊型癌(浸润性小叶癌、浸润性导管癌、单纯癌、硬癌、髓样癌、腺癌)为60.3%、39.5%，其他癌(癌肉瘤、未分化癌、分泌型癌、类癌、黏液表皮样癌及囊性增生病癌变等)为44%和22%。

（六）淋巴结转移情况

术后病理检查证实淋巴结有无转移是判断预后、制定术后综合治疗方案的一项重要指标。一般无淋巴结转移者预后好，有转移者预后差，转移数目越多、高位转移(锁骨上下、腋尖、内乳)者预后更差。

（七）激素受体表达情况

ER、PR的表达对乳腺癌预后和指导治疗具有重要意义并已得到公认。ER、PR阳性较阴性者预后好，二者同时阳性者预后更好。ER阴性或PR阴性易于复发，二者同时阴性者更易复发。此类患者应列为高危复发人群，定期复查。

（八）其他

乳腺癌中许多肿瘤表达因子对预后有重要意义。

（九）晚期患者的预后

乳腺癌患者经治疗后复发或转移，根据其预后可选择治疗方案。Possinger提出了简单而有效的预后评分方法。预后不良的患者大多有巨大的内脏转移灶，比预后良好的患者中更能从化疗中获益；前者如治疗后达到客观缓解(完全缓解、部分缓解)即能显著延长生命，后者只有达到完全缓解才能延长生存期。

第六章　胸外科疾病

第一节　食管癌

食管癌是食管鳞状上皮的恶性肿瘤，进行性吞咽困难为其最典型的临床症状。本病为常见的恶性肿瘤之一。食管癌的病因和发病机制仍不清楚，可能与亚硝胺类化合物、真菌毒素、慢性刺激、遗传因素以及微量营养物缺乏有关。食管癌诊断主要依靠食管内镜检查及其活检组织学确诊。

一、流行病学

全世界每年约30万人死于食管癌。我国是食管癌的高发地区，也是目前世界上食管癌死亡率最高的国家之一。每年因食管癌死亡者约15万人，约占全部恶性肿瘤死亡总数的1/4。1990年我国部分城市恶性肿瘤死亡率资料，食管癌仅次于肺癌、胃癌和肝癌，列第四位。我国食管癌的流行病学有六个特点：①地区性分布，如在河南、河北、江苏、山西、陕西、安徽、湖北和四川等省，其发病率、死亡率在各种肿瘤中高居首位，并且在同一省的不同地区存在迥然不同的发病情况，发病率有明显的地区分布特点，如华北太行山地区和四川盆地西北部地区呈不规则同心圆的分布，圆心发病率最高，向四周递减。沿海地区由东北向西南发病率逐渐降低，地区变动，距离远近，食管癌的发病率高低相差可达数十倍。②本病发病的男女之比为1.3：1～2.7：1，高发区男女比例接近。③食管癌的发病随年龄增长而增加，80%的患者发病在50岁以后，死亡构成最高是50～69岁组，占全部的60%以上，且高发区的患病年龄比低发区提前10年左右，说明高发区存在着较强的致癌因素。④种族差异。⑤高发区一般位于较贫困、经济水平低、饮食缺乏营养的地区。⑥食管癌具有阳性家族史和家族聚集性的特点。

二、病理

食管是连接胃与咽的管道，长25～30cm。食管癌在食管上、中、下三段均可发生，以中段最多见，下段次之，上段较少见。部分食管下段癌肿是由胃贲门延伸所致，常与食管下段原位癌在临床上不易区别，故又称食管贲门癌。

1.病理分类

(1)早期食管癌：分为隐伏型(充血型)、糜烂型、斑块型和乳头型，其中隐伏型最早，为原位癌，乳头型相对较晚。

(2)晚期食管癌：分为髓质型、蕈伞型、溃疡型和缩窄型，以髓质型最多见，约占60%。

(3)组织学分类：分为鳞状细胞癌、腺癌、小细胞未分化癌和癌肉瘤，其中鳞状细胞癌占绝大多数，占90%以上，腺癌占5%左右，小细胞未分化癌更少见。

2.扩散和转移方式

食管癌的食管壁内扩散较常见，食管癌旁上皮的底层细胞癌变是其扩散方式之一。癌细胞还常沿食管固有膜或黏膜下层的淋巴管浸润。也可直接浸润邻近器官，侵犯肺、胸膜、气管及支气管、脊柱、心及心包、主动脉、甲状腺及咽喉等处。亦可经淋巴管转移，累及纵隔、腹部、气管及气管旁、肺门及支气管等；血行转移多见于晚期患者，常转移至肝、肺、肾、骨、肾上腺、脑等处。

三、临床表现

(一)食管癌的早期症状

(1)吞咽时胸骨后灼烧感，针刺样或牵拉样痛，以咽下粗糙、过热或刺激性食物时为著。疼痛多可被解痉药缓解，间歇反复发作。当癌侵及附近组织或有穿透时，可有剧烈而持续的疼痛。疼痛部位常不完全与食管病变部位相一致。

(2)咽下食物或饮水时，有食物通过缓慢并滞留的感觉，或有胸骨后紧缩感或异物附在食管壁上的感觉，食毕消失。症状发生的部位多与食管内病变部位一致。

(3)进食时有咽下哽噎感，时轻时重。可自行消失和复发，不影响进食，可在情绪波动时发生或加重。

(4)可有咽部干燥和紧缩感，胸骨后闷胀、背痛和嗳气等不适。

(二)食管癌的中、晚期症状

1.进行性吞咽困难

是多数患者就诊时的主要症状，但却是本病的较晚期表现。因为食管壁富有弹性和扩张能力，只有在约 2/3 的食管周径被癌侵及时，才出现咽下困难。随着癌块破坏肌壁、侵犯食管周径堵塞管腔，病变段食管失去弹性且形成不规则狭窄通道，吞咽困难日趋严重，由不能咽下固体食物发展至液体食物亦不能咽下。若癌伴有食管壁炎症、水肿、痉挛等可加重吞咽困难。有阻塞感的部位与癌梗阻的部位相一致。

2.食管反流

因食管梗阻的近段有扩张与满留，故可发生食管反流，反流物含黏液，混杂宿食，可呈血性或可见脱落组织块。

3.吞咽疼痛

系由癌糜烂、溃疡、外侵或近段伴有食管炎所致，进食时尤以进食热或酸性食物后更明显，疼痛可涉及颈、肩胛、前胸和后背等处。

4.其他症状

长期摄食不足导致明显的慢性脱水、营养不良、消瘦与恶病质。有左锁骨上淋巴结肿大或因癌细胞扩散转移引起的其他表现，如压迫喉返神经所致声嘶，骨转移引起疼痛，肝转移引起黄疸等。当肿瘤侵及相邻器官并发生穿孔时，可发生食管支气管瘘、纵隔脓肿、肺炎、肺脓肿及主动脉穿破大出血，导致死亡。

(三)体征

早期体征可缺如。晚期则可出现消瘦、贫血、营养不良、失水或恶病质等体征。当癌灶发生转移时，可触及肿大而坚硬的浅表淋巴结，或肿大而有结节的肝脏等。

四、诊断

食管癌的早期发现和早期诊断十分重要。凡 50 岁以上(高发区在 40 岁以上)，出现进食后胸骨后停滞感或咽下困难者，应及时做有关检查，以明确诊断。通过详细的病史询问、症状分析和实验室检查等，确诊一般无困难。

1.食管黏膜脱落细胞检查

将双腔塑料管线套网气囊细胞采集器吞入食管内，通过病变处后充气膨胀气囊，再缓慢拉出气囊。取网套擦取物涂片做细胞学检查，阳性率可达90%以上，常能发现一些早期病例。

2.食管X线检查

早期食管癌X线钡餐造影的征象有黏膜皱襞增粗，迂曲如虚线状中断，或食管边缘毛刺状；小充盈缺损；小溃疡龛影；局限性管壁僵硬或有钡剂滞留。中晚期病例可见病变处管腔不规则狭窄、充盈缺损、管壁蠕动消失、黏膜紊乱、软组织影以及腔内型食管癌的巨大充盈缺损而管腔变宽的矛盾现象，其近端有轻至中度的扩张和钡剂滞留。

3.食管CT扫描检查

CT可清晰显示食管与邻近纵隔器官的关系。如食管厚度＞5mm，与周围器官分界模糊，表示有食管病变存在。CT扫描可充分显示食管癌病灶大小，肿瘤外侵范围及程度，有助于确定外科手术方式，放疗的靶区及放疗计划。但CT扫描难以发现早期食管癌。

4.内镜检查

内镜可直接观察病灶的形态，并可在直视下做活组织病理学检查，以确定诊断。还可合用活体染色法，提高检出率。用甲胺苯蓝染色，食管黏膜不着色，但癌组织可染成蓝色；用卢戈碘液，正常鳞状细胞因含糖原而着棕褐色，病变黏膜则不着色。

五、鉴别诊断

诊断食管癌之前，应与以下疾病相鉴别。

1.食管上皮细胞重度增生

有学者认为食管上皮细胞重度增生是食管癌的癌前病变。这类患者常有类似早期食管癌的症状，X线检查常无异常发现，可以通过食管拉网细胞学检查，内镜染色及内镜超声检查进行鉴别，但常需定期复查。

2.食管功能(运动)失常

如食管痉挛、神经性吞咽困难、食管贲门失弛缓症等，尤其是贲门失弛缓症有时可伴有贲门部腺癌，患者表现为吞咽困难，X线片上表现食管体部无收缩和蠕动、食管黏膜光滑、贲门部呈“鸟嘴”样狭窄，其发作常为间歇性，病程较长，症状进展缓慢。

3.食管外压性改变

食管邻近的血管先天性异常、主动脉瘤、胸内甲状腺、纵隔肿瘤、纵隔淋巴结肿大、主动脉弓纡曲延长等，患者虽有吞咽困难，但食管黏膜完好，仔细检查不难与食管癌相鉴别。

4.食管良性狭窄和食管憩室

食管良性狭窄多为化学性灼伤的后遗症，也可能是食管炎所引起的瘢痕狭窄。食管憩室可分为如下两型。

(1)牵出型：常为纵隔淋巴结结核或炎症产生瘢痕牵拉食管壁所致，憩室入口宽大，常无症状，较少见。

(2)膨出型：系黏膜和黏膜下层通过食管壁的肌层向外膨突形成，憩室一旦悬垂，食物不能完全排空，症状较明显，亦有癌变的报道。

5.食管良性肿瘤

食管良性肿瘤以平滑肌瘤最常见，可发生于食管的任何部位，多见于下段食管，中段次之，上段最少。由于它是黏膜外肿瘤，发展缓慢，病程较长，症状较轻，有时可无自觉症状。X线片上可见一光滑的半月形充盈缺损，结膜完整，钡剂通过顺利，肿瘤上端食管无扩张。内镜检查可见食管腔内有隆起性肿物，表面黏膜有色泽改变，但黏膜光整无糜烂和溃疡，内镜通过时有滑动感。内镜超声检查表现为境界清晰、外形光滑、轮廓规整的低回声声像，并可辨别属于何层。另一个常见的良性肿瘤为食管息肉，多发于颈段食管、环咽肌附近。息肉起源于食管黏膜下层，向管腔内突入性生长，常有一长短不一的蒂。X线片可见病变部位食管腔呈梭形肿大，上端食管腔扩张不明显，钡剂在肿瘤表面有分流或偏一侧壁通过，局部管壁扩张和收缩功能良好。偶见恶变，恶变时黏膜可见溃疡，有时需与腔内型食管癌相鉴别。其他良性肿瘤，如食管颗粒细胞肌母胞瘤、食管血管瘤、食管腺瘤，均少见，通过食管镜检查和组织检查均可确诊。

6.其他恶性肿瘤

如癌肉瘤、肉瘤(包括纤维肉瘤、横纹肌肉瘤、平滑肌肉瘤)、恶性淋巴瘤、恶性黑色素瘤、雀麦细胞癌等，其临床表现、X线检查所见及内镜检查所见极似食管癌，最后诊断均需经组织病理学诊断证实。

六、分级分期

TNM 的分级标准

T

T_X，原发肿瘤不能评估。

T_0，无原发肿瘤的证据。

T_{is}，原位癌。

T_1，肿瘤侵及黏膜固有层或黏膜下层。

N

N_X，区域淋巴结无法估计。

N_0，无区域淋巴结转移。

N_1，有区域淋巴结转移。

M

M_X，无法评估。

M_0，无远处转移。

M_1，有远处转移。

胸上段食管癌

mL_a，颈淋巴结转移。

mL_b，其他远处转移。

胸中段食管癌

T_2，肿瘤侵及肌层。

T_3，肿瘤侵及食管纤维膜。

T_4，肿瘤侵及邻近器官。

mL_a，没有应用。

mL_b，非区域淋巴结发生转移，和(或)其他远处转移。

胸下段食管癌

mL_a，腹腔动脉淋巴结转移。

mL_b，其他远处转移。

七、治疗

食管癌仍以手术切除及放射治疗为主。Ⅰ期患者应手术切除，Ⅱ期、Ⅲ期行手术切除，也可先放疗或化疗或同时放化疗，再争取手术治疗或术后化疗或放疗，以提高切除率和远期疗效。Ⅳ期患者以化疗和放疗为主，以延长生存期和提高生活质量。介入治疗亦在进行研究。食管下段癌有利于手术切除，上段癌和中段癌对放疗敏感，但放疗对缩窄型和溃疡型效果不佳。晚期患者给予化疗和放疗，对缩窄型患者可给予腔内近距离放疗、腔内激光治疗或试用电化学治疗。为缓解吞咽困难症状，也可向腔内放置支架。

(一)手术治疗

手术是食管癌首选的治疗方法。早期切除常可达到根治效果。近 20 年来，我国食管癌的手术治疗取得了很大的进展，手术切除率已由 20 世纪 50 年代的 60%～70%上升到 90 年代的 80%～90%，手术死亡率由 50 年代的 14.6%～25%，下降至 80 年代的 3%～5%，Ⅰ期食管癌手术切除后 5 年生存率达 90%，10 年生存率达 60%，吻合口瘘发生率降至 3%左右，均已处于世界领先地位。手术疗效与癌肿部位、病变长度和范围有关。文献报道，上段食管癌的切除率为 66.7%～89.5%，中段为 79.1%～94.5%，下段为 87.2%～98.4%。肿瘤长度＜5cm 者切除率明显高于 7cm 者。手术方法应根据病变大小、部位、病理分型及全身情况抉择手术。原则上应切除食管大部分。中、晚期食管癌常浸润至黏膜下，食管切除范围应在距离癌瘤 5～8cm。因此食管下段癌，与代食管器官吻合多在主动脉弓上，而食管中段或上段癌则应吻合在颈部。代食管器官常用的是胃，有时用结肠或空肠。

1.适应证

对病变的大小和部位、病理类型以及患者的全身情况进行全面分析，在下列情况时，可以考虑外科手术治疗：①早期食管癌(0 期及Ⅰ期)患者一般情况允许，应积极争取手术治疗。②中期内的Ⅱ、Ⅲ期病例，患者情况许可，无明显远处转移，条件允许时均应采用术前放射与手术切除或手术切除与术后放疗的综合治疗。③放射治疗后复发、穿孔者，病变范围不大，无远处癌转移，周身情况良好，也应争取手术治疗。④食管癌高度梗阻，无明显远处转移，患者周身情况允许，应积极争取开胸手术，不能切除者，可行分流吻合术，然后辅以放疗和化疗。

2.禁忌证

随着手术技巧、围手术期处理及癌症综合治疗观念的建立和发展某些手术禁忌证已得以改变。①食管癌合并锁骨上淋巴结转移的治疗：上段及颈段食管癌的锁骨上淋巴结转移实为局部淋巴结转移，在患者周身情况允许，无其他脏器转移，原发病灶可以切除的情况下，应行病灶切除及淋巴结切除术，术后辅以放疗、化疗。②合并有其他脏器功能不全或损害的病例，只要病灶能够切除，患者能够耐受剖胸术，均应手术治疗。

3.影响切除率的因素

(1)食管癌病变长度：一般超过 5cm，大都说明肿瘤较为晚期。但早期食管癌要除外，早期食管癌，病灶表浅，有时范围较长。发现食管癌伴有巨大阴影或突出阴影，多数病例已外侵食管周围脏器并发生粘连。食管癌局部有软组织肿块，亦可说明肿瘤外侵。X 线检查，有上列现象出现，可以判断手术切除率较低。

(2)胸背疼痛：胸骨后或背部肩胛区持续性钝痛常揭示肿瘤已有外侵，引起食管周围炎、纵隔炎。也可以是食管深层癌性溃疡所致。下段肿瘤引起的疼痛可以发生在上腹部。疼痛严重不能入睡或伴有发热者，不但手术切除的可能性较小，而且应注意肿瘤穿孔的可能。

(3)出血：有时患者也会因呕血或黑便就诊。肿瘤可浸润大血管特别是胸主动脉而造成致命性大出血。对于有穿透性溃疡的病例，特别是 CT 检查显示肿瘤侵犯胸主动脉者，应注意出血的可能。

(4)声音嘶哑：常是肿瘤直接侵犯或转移性淋巴结压迫喉返神经所致。有时也可以是吸入性炎症引起的喉炎所致，间接纤维支气管镜检查有助于鉴别。提示肿瘤外侵及转移严重。

(5)手术径路：常用左胸切口，中、上段食管癌切除术有用右胸切口者。经食管裂孔剥除食管癌法可用于心肺功能差，不能耐受开胸手术者。此法可并发喉返神经麻痹及食管床大出血，应掌握适应证。

对于晚期食管癌，不能根治或放射治疗，进食较困难者，可做姑息性减状手术，如食管腔内置管术、胃造瘘术、食管胃转流或食管结肠转流吻合术。这些减状手术延长寿命有限，且可能发生并发症，故应严格掌握适应证。

(二)放射治疗

食管癌放射治疗包括根治性和姑息性两大类，单独放射治疗食管癌疗效差，5 年生存率仅为 6%，故放射治疗一般仅作为综合治疗的一部分。照射方法包括放射和腔内放射、术前放射和术后放射。治疗方案的选择，需根据病变部位、范围、食管梗阻程度和患者的全身状况而定。颈段和上胸段食管癌手术的创伤大，并发症发生率高，而放疗损伤小，疗效优于手术，应以放疗为首选。凡患者全身状况尚可、能进半流质或顺利进流质饮食、胸段食管癌而无锁骨上淋巴结转移及远处转移，无气管侵犯、无食管穿孔和出血征象、病灶长度＜7cm 而无内科禁忌证者，均可做根治性放疗。其他患者则可进行旨在缓解食管梗阻、改善进食困难、减轻疼痛、提高患者生存质量和延长患者生存期的姑息性放疗。

(三)药物治疗

由于全身性扩散是食管癌的特征，应用化疗是合乎逻辑的。然而化疗在永久控制此症的效果方面尚未得到证实。显效率在 5%～50%，取决于选用的药物或药物之间的搭配，目前多为数种作用机制不同药物的联合用药。常用方法为 DMP、DBV、PMD 等。但病情改善比较短暂且大多数有效的药物均有毒性。目前临床上常用联合化疗方案有 DDP-BLM、BLM-ADM、DDP-VDS-BLM 以及 DDP-ADM-氟尿嘧啶等。临床观察发现，DDP、氟尿嘧啶和 BLM 等化疗药物具有放射增敏作用。近 10 年来将此类化疗药物作为增敏剂与放疗联合应用治疗食管癌，并取得了令人鼓舞的疗效。

(四)综合治疗

1.新辅助化疗

又称诱导化疗或术前化疗。目的在于：①控制原发病灶，增加完全性手术切除的机会，也可减少术中肿瘤的播散。②肿瘤血供完整，允许更有效的化疗药物的输送。③早期的全身治疗可以消灭微小的转移病灶。④术前化疗允许更为客观地评价肿瘤反应情况，从而确定有效的化疗药物。

2.食管癌的术后化疗

食管癌的术后化疗即辅助化疗研究较少，但现有资料显示可能明显提高术后生存率。

3.食管癌的术前化疗和放疗

一般是选用一种或数种化疗药物加术前放疗，3～4 周后手术切除。有些患者局部病灶可以完全消失。术前化疗加术前放疗目前有逐渐增加的趋势。

4.术前放射治疗

该方法能使癌肿及转移的淋巴结缩小，癌肿周围小血管和淋巴管闭塞，可提高切除率，减少术中癌的播散。对术中切除不完全的病变，局部可留置银夹标记，术后 2～4 周再做放射治疗。能否提高 5 年生存率尚有争论。

第二节　肺癌

原发性支气管肺癌(简称肺癌)是指发生于各级支气管上皮细胞及细支气管肺泡上皮细胞的恶性肿瘤。临床以咳嗽、咳血痰或咯血、胸痛、发热等为主要表现，随病情的进展还会有淋巴结和脏器转移及由转移所造成的相应临床表现。肺癌起病隐匿，早期常因无明显症状而漏诊，并有易转移、易复发、预后差等特点。肺癌是人类最常见的恶性肿瘤之一。

一、病理

支气管肺癌起源于支气管上皮、支气管黏液腺、细支气管上皮及肺泡上皮等。

(一)大体分型

1.以肿瘤发生部位及肉眼形态分型

(1)中央型：肿瘤发生在段以上支气管，亦即发生在叶支气管及段支气管。

(2)周围型：肿瘤发生在段以下的支气管。

(3)弥漫型：肿瘤发生在细支气管或肺泡，弥漫分布于两肺。

2.以肿瘤的肉眼形态分型

(1)管内型：肿瘤限于较大的支气管腔内，呈息肉状或菜花状，向管腔内突起，也可沿管壁蔓延，呈管套状，多数无管壁外浸润。

(2)管壁浸润：肿瘤侵犯较大的支气管管壁，管壁黏膜皱襞消失，表面呈颗粒状或肉芽样，管壁增厚，管腔狭窄，并向管壁外组织浸润，肿块的切面仍可见支气管，管壁结构仍存在。

(3)结节型：肿块呈圆形或类圆形，直径＜5cm，与周围肺组织分界清楚时，肿块边缘常呈小分叶状。

(4)块状型：肿块形状不规则，直径＞5cm，边缘呈大分叶状，与周围组织分界不清。

(5)弥漫浸润型：肿瘤不形成局限的肿块，而呈弥漫浸润，累及肺叶或肺段的大部分，与大叶性肺炎相似。

(二)组织学分型

根据细胞来源不同及镜下细胞形态可分为如下几种。

1.鳞状细胞癌

所占比例近年下降。伴有神经内分泌分化。其变形包括梭形细胞癌、淋巴上皮癌、基底细胞癌。根据细胞分化形态与构成又分为分化好的、中分化的、分化差的 3 种。

2.腺癌

所占比例近年来有所上升，已超过鳞状细胞癌。有的伴有神经内分泌分化。腺癌包括支气管源性腺泡癌、支气管源性乳头状癌，可伴有或不伴黏液形成；有黏液形成的实性癌。

3.腺鳞癌

占肺癌比例＜10%。有的伴有神经内分泌分化。

4.大细胞癌

占手术肺癌中的 15%～20%。此癌不具有腺、鳞分化特征，为未分化癌。其变形有巨细胞癌和透明细胞癌。

5.小细胞癌

占肺癌的 10%～20%，又称小细胞神经内分泌癌。包括雀麦细胞型，占 42%；梭形细胞型，占 29%；多角细胞型，占 29%。

6.类癌

占肺癌的 1%～2%。此癌为分化好的神经内分泌癌，恶性程度低。

7.细支气管肺泡癌

在欧美占 2%～3%，国内占 20%。为一种异源性肿瘤，可起源于细支气管 Clara 细胞、肺泡Ⅱ型上皮细胞及组织转化的黏液细胞。其他还有不典型类癌、大细胞神经内分泌癌、巨细胞神经内分泌癌、不能分类的神经内分泌癌、癌肉瘤及成肺细胞瘤等。而在同一肿瘤中常可出现两种或多种组织形态，即使同一类型肺癌组织中，其分化程度也可以不同。由于小细胞肺癌的生物学行为表现为高度恶性，早期即发生广泛的转移，对化疗和放疗敏感，治疗原则有所不同。

从临床治疗角度考虑，目前世界上倾向于将肺癌初分为小细胞肺癌和非小细胞肺癌。

二、临床表现

(一)症状

肺癌的症状表现与其生长部位、肿瘤大小及分化程度有密切关系。早期可无任何症状，或仅在 X 线健康检查时偶然发现。一般情况下，中央型肺癌出现症状较早，周围型肺癌则出现症状较晚。临床常见的症状有如下。

1.咳嗽

咳嗽为最常见的早期症状，约有 3/4 的患者出现不同程度的咳嗽。其特点是以阵发性刺激性咳嗽为主，无痰或有少量泡沫样白痰。支气管狭窄远端有继发感染时，痰量增加。

2.咯血

咯血也是肺癌常见的首发症状之一，呈间断性反复少量血痰，偶见大咯血，血色多鲜红。咯血持续时间不一，一般仅数日，但也有达数月者。

3.胸痛

肿瘤累及胸膜，可导致胸部钝痛或隐痛；肿瘤侵蚀胸壁肋骨或压迫肋间神经，则胸痛尖锐剧烈，且有固定点或局部压痛，并随呼吸、咳嗽、变换体位而加重。

4.发热

有21.2%的肺癌以发热为首发症状。发热有两种，一是肺癌压迫、阻塞引起的炎症性发热；二是因癌组织变性坏死引起的癌性发热。

5.气急

由于肿瘤压迫、阻塞，气管支气管狭窄，支气管阻塞导致肺不张或肺癌广泛播散时，可出现气急。

（二）体征

1.局限性哮鸣音

多在吸气阶段出现咳嗽后并不消失。

2.声音嘶哑

淋巴结转移压迫或侵犯喉返神经时出现。

3.上腔静脉综合征

肿瘤压迫或侵犯上腔静脉，静脉回流受阻，产生头面、颈、上肢水肿，上胸部静脉曲张并水肿，伴头晕、胸闷、气急等症状。

4.Horner综合征

肺尖癌压迫或侵犯颈交感神经节时，出现患侧眼球凹陷、上睑下垂、瞳孔缩小、眼裂狭窄、患侧上半胸部皮肤温度升高、无汗等症，称Horner综合征。

5.肩臂疼痛

肺尖癌压迫或侵犯臂丛神经时，出现该侧肩部及上肢放射状灼热疼痛。

6.胸神经麻痹

胸神经受侵时出现气急胸闷，X线透视示膈肌矛盾运动。

7.吞咽困难

纵隔淋巴结肿大压迫食管所致，压迫气管可致呼吸困难，甚至窒息死亡。

8.心包受侵

心包受侵时出现心包积液、气急、心律失常、心功能不全等临床表现。

9.胸膜转移

胸膜有癌瘤转移时可出现胸痛，癌性胸腔积液等症状。

10.肺癌转移

肺癌的血行转移常见部位依次是骨、肝、脑、肾、肾上腺、皮下组织等；另外，肺癌肺内转移也较常见。临床随转移部位不同而有相应的症状、体征。

11.肺外体征

常见有四肢关节疼痛或肥大、多发性神经炎、重症肌无力、库欣综合征、男性乳房肥大、高钙血症或低钙血症、精神异常等肺外体征。

（三）常见并发症

1.肺部感染

肺部感染是肺癌最常见并发症，治疗效果差，常危及生命。有报道认为25%～50%的肺癌患者死于并发感染。

2.大咯血

大咯血是肺癌常见致死性并发症，多为癌肿侵犯较大支气管动脉，引起血管破裂导致大咯血。

3.自发性气胸

自发性气胸是晚期肺癌的并发症之一。肺癌患者突然出现气急、胸痛、呛咳、口唇发绀、大汗等，应考虑气胸可能。

三、诊断

诊断要点：近期反复发作的呛咳或干咳持续数周，并经常规治疗仍反复不愈；或反复、间断地咯血痰；或有不明原因的胸痛、气急、消瘦、疲乏等；或无感染而出现不明原因的发热，应考虑肺癌的可能。

若年龄在40岁以上的男性，有长期吸烟史者，平均达400支/年，则应高度怀疑肺癌的可能，应进一步检查。X线胸片、肺CT扫描、肺MRI扫描、纤维支气管镜等检查有助于早期诊断与定位诊断。痰脱落细胞学检查及组织细胞学检查可明确诊断。

（一）免疫学与血清学检测

肺癌患者的免疫学与血清学检测不具特异性，但可作为临床诊断与治疗的参考指标。

1.血清CEA

正常值＜75g/L（免疫放射法）。肺癌阳性率为60%左右。

2.血清电泳致缓因子

正常值＜75μg/L。肺癌阳性率为75.3%，早期肺癌阳性率为77.8%。

3.血清肌酸激酶同工酶

对小细胞肺癌的诊断有一定价值，正常值＜10μg/L。

（二）影像学检查

1.X线检查

X线检查是诊断肺癌的重要方法。胸部X线片加分层摄片可以明确肿块的形态、大小、范围、性质以及肿块与周围组织的关系，支气管阻塞的情况，还可以了解纵隔淋巴结有无转移。肺癌的X线表现主要有如下几方面。

(1)中央型肺癌常见有以下征象：①靠近肺门的肿块影。②支气管壁增厚，管腔狭窄呈鼠尾征，管腔截断等。③支气管阻塞征象，见局限性肺气肿、阻塞性肺炎和肺不张。

(2)周围型肺癌常见有以下征象：①孤立性肺结节，大小不一，呈球形，有分叶或毛刺，边缘模糊不清，远端有不张或阻塞性炎症征象。肿瘤直径＜2cm时，密度低且不均匀，当直径＞2cm时密度趋于均匀。肿瘤较大时可出现坏死和空洞。有1%的瘤体内出现钙化。②伴发征象有癌瘤向肺门侵犯或沿支气管树向肺周边浸润，出现肺门增大，肺纹理增粗、模糊、胸膜凹陷出现“兔耳征”“尾巴征”等。

2.CT 扫描

肺癌 CT 扫描有利于肺癌的早期诊断，分期和鉴别诊断，弥补常规 X 线胸片上难以显示的部位。肺癌的 CT 表现如下。

(1)中央型肺癌：肺门肿块呈分叶状，形态不规则，肿块边缘有毛刺、切迹等；肿块附近肺血管牵拉、聚拢、增粗、变形等；瘤体内见“空泡征”和“支气管征”；肿块较大可有坏死、空洞及附壁结节；肿瘤远端有斑片状扇形炎症影；邻近胸膜产生胸膜凹陷征；肿瘤可直接侵犯胸膜、胸壁及骨。CT 还可显示肺门、纵隔淋巴结肿大情况以及心包及胸膜受侵情况，有无胸腔积液、心包积液等。

(2)周围型肺癌：位于肺周边或胸膜附近的肺结节，边缘不规则，又分叶、毛刺、切迹等，肿块附近肺血管牵拉、聚拢、增粗、变形等；瘤体内见“空泡征”和“支气管征”；肿块较大可有坏死、空洞及附壁结节；肿瘤远端有斑片状扇形炎症影；临近胸膜产生胸膜凹陷征；肿瘤可直接侵犯胸膜、胸壁及骨。

另外，CT 还可显示肺门、纵隔淋巴结肿大情况以及心包及胸膜受侵情况，有无胸腔积液、心包积液等。

3.MRI

MRI 对软组织密度分辨率高，尤其能良好地显示心血管结构与周围组织的关系，对肺癌的诊断和分期有较大意义。

(1)肿瘤影像：在 T_1 加权图像上呈中等信号强度，见肿块呈分叶、边缘不规则、毛糙；T_2 加权图像上信号增强，少数不变。

(2)肺阻塞性炎症与肺不张：由于肿瘤组织在 T_2 加权图像上信号增强，因此 MRI 可清楚区分肿瘤与肺阻塞性炎症和肺不张。

(3)肿瘤与周围组织的关系：MRI 可清楚显示肿瘤周围支气管、血管受压、受侵的情况，还可显示肺门、纵隔淋巴结、胸膜及胸壁转移与受侵情况。

(4)转移情况：MRI 对脑、肝、肾及肾上腺的转移能清楚显示，对骨转移可评价骨质破坏情况。

4.正电子发射计算机断层扫描(PET)

PET 是一种无创的探测生理性放射性核素在机体内分布的断层显像技术。FDG(^{18}F 标记的 2-氟化脱氧葡萄糖)在肿瘤组织中蓄积比正常组织明显增高，了解体内不同组织的糖代谢水平，可对肿瘤进行评价。PET 临床应用非常广泛，包括肿瘤早期诊断、分期、检测残存和复发病灶，特别是肺癌的检测，已显示出其优势。

5.放射性核素检查

放射性核素检查可作为肺癌的诊断方法之一，还可以了解肺癌有无纵隔的累及，搜寻远处癌转移灶。

6.纤维支气管镜检查

纤维支气管镜检查可直观地看到支气管局部病变情况，对中央型肺癌意义较大，还可刷取或钳取支气管分泌物与黏膜组织做细胞学和组织学检查。凡临床被疑为肺癌，需进一步明确诊断者，可考虑做纤维支气管镜检查。纤维支气管镜检查在肺癌诊疗中占有重要意义，

90%～100%的中央型肺癌可经过常规纤维支气管镜检查取到组织而确诊。纤维支气管镜所见对肺癌手术方式的选择有十分重要的参考价值，如在气管镜中见到隆突增宽、溃疡形成，或右上叶肺癌侵犯气管，或气管外压性狭窄、支气管变窄时应作为手术的禁忌证。此外，应用纤维支气管镜还可行经气管肺活检和经支气管穿刺活检。

纤维支气管镜检查的禁忌证有：①肺功能严重障碍，不能耐受手术者。②心功能不全、严重高血压及心律失常者。③全身状态差或有脏器功能障碍综合征者。④有主动脉瘤者。⑤有出血、血液凝固功能严重障碍者。⑥哮喘发作或癌性大咯血者。⑦高热患者。⑧麻醉药过敏，不能用其他药物替代者。

7.细胞学检查

(1)痰脱落细胞检查：痰脱落细胞检查是简单而有效的早期诊断方法之一，标本需新鲜，肺癌阳性率70%～80%。无咳嗽咳痰者，可用雾化引痰法。

(2)经皮肺穿刺活检：经皮肺穿刺活检法确诊率高。适于周围型肺癌，需明确诊断与鉴别诊断者。对有严重的肺气肿、肺心病、肺动静脉瘘、肺囊肿、肺淤血、上腔静脉综合征及有出血倾向者应列为禁忌证。

四、鉴别诊断

1.肺结核与结核性胸膜炎

(1)结核球：结核球多见于年轻患者，病灶多位于上叶尖段、后段和下叶背段，一般直径＜3cm，病灶边界清楚，可有包膜，内部密度高，可不均匀，有时含有钙化点，周围可有纤维结节性或浸润性病灶。应与周围型肺癌相鉴别，痰脱落细胞学检查或细菌学检查可鉴别。

(2)肺门淋巴结结核：中央型肺癌和肺门淋巴结转移者应与肺门淋巴结结核相鉴别。结核多见于儿童、青年，多有发热等结核中毒症状，结核菌素试验常呈强阳性，抗结核药物治疗有效。肺癌多见于中年以上成人，发展较快，呼吸道症状比较明显，可伴有浅表淋巴结肿大。痰脱落细胞学检查、支气管镜检查等有助于鉴别诊断。

(3)粟粒性肺结核：应与细支气管-肺泡细胞癌相鉴别，后者多见于年龄较大的患者，无发热等全身中毒症状，但呼吸道症状明显。X线肺部病灶为大小不等、分布不均匀、密度较高的结节，以中下肺较密集。痰脱落细胞检查常为阳性。

(4)结核性胸膜炎致胸腔积液：癌性胸腔积液常为血性，生长快，因癌肿阻塞引起的胸腔积液可呈草黄色渗出液。胸腔积液癌细胞和胸膜活组织检查，常可明确诊断。

2.肺炎

部分肺癌早期以肺的炎症症状出现，应与一般肺炎相鉴别。肺炎有炎症临床改变，抗菌药物治疗有效，病灶消失。肺癌引起的阻塞性肺炎，抗菌药物治疗虽然有效，但在同一部位反复发生。痰脱落细胞学检查、穿刺活检或细菌学检查可鉴别。肺慢性炎症机化，可形成团块状的炎性假瘤，易与肺癌相混淆。肺炎性假瘤多发生于上叶后段及双肺下叶浅表部位，瘤体密度不均匀，常伴有邻近局限胸膜增厚。

3.肺脓肿

急性肺脓肿起病急，中毒症状严重，常有突发寒战、高热、咳嗽、咳大量脓臭痰，白细胞和中性粒细胞增多。X线示脓肿壁较薄，内常有液平面，周围有炎性浸润。慢性肺脓肿有多房性空洞，内有液平面，病变区胸膜肥厚粘连，与肺癌难以鉴别。需根据病史，X线、MRI、CT扫描及细胞学检查等综合判断分析。

4.纵隔肿瘤

发生于纵隔内的肿瘤有恶性淋巴瘤、胸腺良恶性肿瘤、畸胎瘤及一些软组织肿瘤等，均应与肺门附近的肺癌相鉴别。

5.肺良性肿瘤

肺良性肿瘤主要有错构瘤，其次为纤维瘤、血管瘤、动静脉瘤等，多发生在40岁以下，多无临床症状，肿瘤生长缓慢，结合各项检查应可以鉴别。

五、分级分期

TNM分级标准

原发肿瘤(T)

T_X，支气管肺分泌物癌细胞阳性，影像学检查和支气管镜检查阴性。

T_0，肺内无原发肿瘤证据。

T_{is}，原位癌。

T_1分为：

T_{1a}，肿瘤最大径≤2cm。

T_{1b}，肿瘤最大径≥2cm，≤3cm，被肺或脏层胸膜包绕，支气管镜检查未见肿瘤超出肺叶支气管。

T_2分为：

T_{2a}，肿瘤最大径≤5cm，且符合以下任何一点：①肿瘤最大径＞3cm。②累及主支气管，但距隆突≥2cm。③累及脏层胸膜。④扩展到肺门的肺不张或阻塞性肺炎，但不累及全肺。

T_{2b}，肿瘤最大径＞5cm，且≤7cm。

T_3肿瘤大小或范围符合以下任何一点：肿瘤最大径＞7cm；直接侵犯以下任何一个器官，包括胸壁(包括肺上沟瘤)、膈肌、膈神经、纵隔胸膜、心包；距隆突＜2cm，但未侵及隆突；阻塞性肺炎或肺不张涉及全肺；同一肺叶出现孤立性癌结节。

T_4不论肿瘤大小，侵及以下任何一个器官，包括纵隔、心脏、大血管、隆突、喉返神经、主气管、食管，椎体；同侧不同肺叶内孤立癌结节。

区域淋巴结(N)

N_X，区域淋巴结不能评价。

M_X，远处转移不能评价。

N_0，区域淋巴结无转移。

N_1，同侧支气管旁和(或)肺门淋巴结转移。

N_2，同侧纵隔和(或)隆突下淋巴结转移。

N_3，对侧纵隔、肺门淋巴结，同侧或对侧斜角肌或锁上淋巴结转移。

远处转移(M)

M_0，无远处转移。

M_1，有远处转移，包括与原发肿瘤不同肺叶(同侧或对侧)的单个或多个卫星结节。

分为：

M_{1a}，胸膜播散（恶性胸腔积液、心包积液或胸膜结节）以及对侧肺叶出现癌结节。

M_{1b}，肺及胸膜外的远处转移。

六、治疗

与其他恶性肿瘤一样，肺癌的治疗应尽早用手术的方法将肿瘤及被侵及的组织彻底清除。但肺癌的早期发现、早期诊断尚不能完全做到，临床诊断明确的患者大多已是中、晚期，不可能将肿瘤彻底清除。在Ⅰ、Ⅱ期阶段，不论原来的病期如何，大多数手术失败的原因是远处转移。所以“综合治疗”对肺癌是非常重要的，即便是那些早期肺癌，也常需以中药为主的术后辅助治疗。对于那些早、中期肺癌，除手术外，也可考虑选择放疗和（或）以化疗为主的有中药参与的综合治疗。中、晚期肺癌，由于各种原因不适于、不愿意或不能耐受放疗或化疗的，则应选择以中医药为主的综合治疗方案。多学科综合治疗使某些特定条件下的Ⅳ期非小细胞肺癌的人获得长期生存或治愈成为可能。

关于支持疗法：晚期非小细胞肺癌患者常表现衰弱、恶病质、疼痛、呼吸困难、精神心理障碍或骨髓抑制等化疗相关性并发症，合理的支持疗法是需要的。伴有贫血者可应用促红细胞生成素（EPO）10000U，每周 3 次，或 40000U，每周 1 次，皮下注射。可以减少输血和改善生活质量。由于增大化疗药物的剂量强度并不能改善非小细胞肺癌的预后，故不主张常规地应用预防性 G-CSF。

（一）外科治疗

肺癌的外科治疗原则是尽可能彻底切除肿瘤和最大限度地保留健康的肺组织。因此，肺癌手术治疗的关键问题是肺切除的范围。肺癌的术式一般以肺叶切除和袖式肺叶切除为主，必要时进行一侧全肺切除术。个别患者体质欠佳、肿瘤局限、瘤体较小的周围型肺癌，可采用楔形切除或肺段切除术，以便保留更多的健康肺组织，提高患者的术后生活质量，并为再次实施肺切除术留有余地。

胸外科常规手术方式如下。

1.肺叶切除术

是治疗肺癌的首选术式。标准的肺叶切除术应包括根治性的淋巴结切除术，同时要保证支气管切缘无癌细胞残留。

2.袖式肺叶切除术

是一种改良的肺叶切除术，主要适用于肿瘤位于左肺或右肺上叶支气管开口部的病例。

3.双肺叶切除术

当右肺上叶前段的癌肿跨过水平裂侵犯中叶或中叶癌肿累及右肺上叶时，需要施行右肺中、上叶双叶切除术。右肺中下叶切除术曾一度作为右肺下叶癌或中叶癌的标准切除术式。

现在认为如果癌肿仅限于 1 个肺叶内，淋巴引流区域无转移性淋巴结，便无必要施行双叶切除术，而应该施行标准的肺叶切除术。

4.全肺切除术

一侧全肺切除术适应于心肺功能良好、年龄在 65 岁以下、能耐受这种手术的病例。指征如下：①影像学检查和纤维支气管镜检查一侧主支气管内有肿瘤及肿瘤浸润，但又不能施行袖式肺叶切除术者。②各种临床检查和剖胸探查证实一侧肺动脉主干或第 1 分支水平已有癌肿，而且范围较大，无法做部分肺动脉管壁切除或肺动脉干袖式切除术者。③中心型肺癌跨过肺裂，累及 1 个肺叶以上，如左侧累及上、下肺及右侧累及 3 个肺叶者。④中心型肺癌虽局限于 1 个肺叶，但肿瘤较大或突向肺门，解剖和处理肺叶血管在技术上已无可能，因而无法保留余肺，只能施行全肺切除术。

5.扩大的全肺切除术

一侧全肺切除加纵隔淋巴结清扫或心包内结扎肺血管切除术称为扩大的全肺切除术。这种术式适应于癌肿已经累及肺的大血管近端而又能进行全肺切除术的病例。

6.肺段或肺楔形切除术

肺段切除术适应于肺功能差、肿瘤直径＞3cm（Ⅰ期，T_1、N_0、M_0）的周围型肺癌患者。

(二)免疫疗法

实验研究和临床观察发现，人体的免疫功能状态与癌肿的生长发展有一定关系，从而促进使免疫疗法的应用。免疫疗法的具体措施有如下。

1.特异性免疫疗法

用经过处理的自体肿瘤细胞或加用佐剂后，做皮下接种进行治疗。此外尚可应用 LAK、白介素(IL)、肿瘤坏死因子等生物制品。

2.非特异性免疫疗法

用卡介苗、短小棒状杆菌、转移因子、干扰素等生物制品或左旋咪唑等药物以激发人体免疫功能。

(三)放射疗法

放射治疗是局部消灭肺癌病灶的一种手段。临床上使用的主要放射疗法设备有 ^{60}Co 治疗机和加速器等。在各种类型的肺癌中，小细胞癌对放射疗法敏感性较高，鳞癌次之，腺癌和细支气管肺泡癌最低。据统计单位应有放射疗法，3 年生存率约为 10%。通常是将放射疗法、手术与药物疗法综合应用，以提高治愈率。临床上常采用的是手术后放射疗法。对癌肿或肺门转移病灶未能彻底切除的病例，于手术中在残留灶区放置小的金属环或金属夹做标记，便于术后放射疗法时准确定位。一般在术后 1 个月左右患者健康情况改善后开始放射疗法，剂量为 40～60Gy，疗程约 6 周。为了提高肺癌病灶的切除率，有的病例可手术前进行放射疗法。

晚期肺癌并有阻塞性肺炎、肺不张、上腔静脉阻塞综合征或骨转移引起剧烈疼痛者以及癌肿复发的病例，晚期肺癌也可进行姑息性放射疗法，以减轻症状。放射疗法可引起倦乏、食欲减退、低热、骨髓造血功能抑制、放射性肺炎、肺纤维化和癌肿坏死液化空洞形成等放射反应和并发症，应给予相应处理。

下列情况一般不宜施行放射疗法：①健康情况不佳，呈现恶病质者。②高度肺气肿放射疗法后将引起呼吸功能代偿不全者。③全身或胸膜、肺癌广泛转移者。④癌变范围广泛，放射疗法后将引起广泛肺纤维和呼吸功能代偿不全者。⑤癌性空洞或巨大肿瘤，后者放射疗法将促进空洞形成。

(四)化学疗法

有些分化程度低的肺癌，特别是小细胞癌，疗效较好。化学疗法作用遍及全身，临床上可以单独应用于晚期肺癌病例，以缓解症状，或与手术、放射等疗法综合应用，以防止癌的转移复发，提高治愈率。常用于治疗肺癌的化学药物有环磷酰胺、5-氟尿嘧啶、丝裂霉素C、阿霉素、盐酸丙卡巴肼、长春新碱、甲氨蝶呤、洛莫司汀、顺铂、噻替哌等。根据癌的类型合理选用药物和间歇、短程、联合给药可提高疗效。化学药物对肺癌疗效仍然较差，症状缓解期较短，不良反应较多。在临床应用时，要掌握药性和剂量并密切观察患者不良反应。如出现骨髓造血功能抑制、严重胃肠道反应等情况时要及时调整药物剂量或暂缓给药。

第三节　支气管扩张症

支气管扩张症主要为慢性咳痰伴大量脓痰、咯血、反复发作的呼吸道和肺部感染。多因支气管阻塞及其远端发生感染，这两者常互为因果。是常见的慢性支气管化脓性疾病，大多继发于呼吸道感染和支气管阻塞，尤其是儿童和青年时期麻疹、百日咳后的支气管肺炎，由于破坏支气管管壁，形成管腔扩张和变形。由于支气管管壁及周围肺组织的炎症性破坏所造成。引起支气管阻塞的原因有淋巴结肿大、异物、稠厚分泌物脓块、肿瘤，先天性支气管管壁软骨组织发育缺陷的患者更易发生感染和支气管扩张症。解剖学上可将支管扩张症分为圆柱状和囊状扩张两种。前者病理改变较轻，后者管壁破坏多较严重。支气管扩张症多发生在周围、上级支气管分支，下叶较上叶多见。炎症先损坏管壁纤毛柱状上皮，继而管壁弹力纤维、平滑肌、软骨等。组织破坏后逐渐由纤维组织所替代，支气管遂呈柱状或囊状扩大，成为感染分泌物淤积的管柱或囊袋。有支气管还可因炎症瘢痕及纤维化收缩而被完全阻塞，致肺不张。

一、病因

主要发病因素为支气管-肺组织的感染和支气管阻塞。感染引起管腔黏膜的充血、水肿，使管腔狭小，分泌物易阻塞管腔，导致引流不畅而加重感染；支气管阻塞引流不畅会诱发肺部感染。故两者互相影响，促使支气管扩张的发生和发展。先天性发育缺损及遗传因素引起的支气管扩张较少见。

(一)支气管-肺组织感染和支气管阻塞

婴幼儿麻疹、百日咳、支气管肺炎等感染，是支气管-肺组织感染和支气管阻塞所致的支气管扩张最常见的原因。因婴幼儿支气管管壁薄弱、管腔较细窄，易阻塞。反复感染破坏支气管壁各层组织，或细支气管周围肺组织纤维化，牵拉管壁，致使支气管变形扩张。病变常累及两肺下部支气管，且左侧更为明显。肺结核纤维组织增生和收缩牵引，或因支气管结核引起管腔狭窄、阻塞，伴或不伴肺不张均可引起支气管扩张，好发部位于上叶尖后段或下叶背段。支气管曲菌感染损伤支气管壁，可见段支气管近端的扩张。肿瘤、异物吸入，或因管外肿大淋巴结压迫引起支气管阻塞，可以导致远端支气管-肺组织感染。支气管阻塞致肺不张，失去肺泡弹性组织的缓冲，使胸腔内负压直接牵拉支气管管壁，致使支气管扩张。右肺中叶支气管细长，周围有多簇淋巴结，常因非特异性或结核性淋巴结炎而肿大压迫支气管，引起肺不张，并发支气管扩张所致的中叶综合征。刺激的腐蚀性气体如氨气吸入，直接损伤气管、支气管管壁和反复继发感染也可导致支气管扩张。

(二)支气管先天性发育缺损和遗传因素

支气管先天性发育障碍，如巨大气管-支气管症，可能系先天性结缔组织异常、管壁薄弱所致的扩张。

因软骨发育不全或弹力纤维不足，导致局部管壁薄弱或弹性较差，常伴有鼻旁窦炎及内脏转位(右位心)，被称为综合征。有右位心者伴支气管扩张发病率在15%～20%，远高于一般人群，说明该综合征与先天性因素有关。与遗传因素有关的肺囊性纤维化，由于支气管黏液腺分泌大量黏稠黏液，血清内可含有抑制支气管柱状上皮细胞纤毛活动的物质，致分泌物潴留在支气管内，引起阻塞、肺不张和继发感染，诱发支气管扩张。先天性丙种球蛋白缺乏症和低球蛋白血症的患者的免疫功能低下，反复支气管炎症可发生支气管扩张。

二、临床表现

主要为慢性咳痰伴大量脓痰、咯血、反复发作的呼吸道和肺部感染。患者排痰量较多，呈黄绿色脓性黏液，甚至有恶臭。体位改变，尤其是清晨起床时可能诱发剧烈咳嗽、咳痰，这可能是由于扩张支气管内积存的脓液引流入近端气道，引起刺激所致。有时痰中带血或大量咯血。病程久者可能有贫血、营养不良或杵状指(趾)。一般分柱状、囊状和混合型三类。

三、诊断

支气管扩张的主要诊断方法是支气管造影，明确扩张所在的部位、范围和性状。根据反复咳痰、咯血的病史和体征，再结合童年诱发支气管扩张的呼吸道感染病史，一般临床可做出诊断。进一步做X线检查，早期轻症患者胸部X线片显示一侧或两侧下肺纹理局部增多及增粗现象；典型的X线表现为粗乱肺纹中有多个不规则的环状透亮阴影或沿支气管的卷发状阴影，感染时阴影内出现液平。体层摄片还可发现不张肺内支气管扩张和变形的支气管充气征。CT检查显示管壁增厚的柱状扩张，或成串成簇的囊样改变。支气管造影能确诊，并可明确支气管扩张的部位、性质和范围，以及病变严重的程度，对治疗，尤其对于考虑外科手术指征和切除范围提供重要参考依据。通过纤维支气管镜检查，或做局部支气管造影，可以明确出血、扩张或阻塞部位，还可进行局部灌洗，取得冲洗液做涂片革兰染色、细胞学检查，或细菌培养等，对诊断和治疗也有帮助。

四、鉴别诊断

1.慢性支气管炎

多发生在中年以上的患者，在气候多变的冬、春季节咳嗽、咳痰明显，多为白色黏液痰，很少脓性痰。两肺底有散在细的干、湿啰音。

2.肺脓肿

起病急，有高热、咳嗽、咳大量脓臭痰；X线检查可见局部浓密炎症阴影，中有空腔液平。急性肺脓肿经有效抗生素治疗后，炎症可完全消退吸收。若为慢性肺脓肿则以往有急性肺脓肿的病史。

3.肺结核

常有低热、盗汗等结核性全身中毒症状，干、湿啰音位于上肺局部，X线胸片和痰结核菌检查可做出诊断。

4.先天性肺囊肿

X 线检查可见多个边界纤细的圆形或椭圆形阴影，壁较薄，周围组织无浸润。支气管造影可助诊断。

五、治疗

(一)治疗原则

控制感染，促进痰液引流及必要的手术切除。

(二)术前准备

(1)术前应行呼吸道准备：无痰或痰量少者，术前当天应用抗生素预防感染。痰多和感染严重者，应做痰培养和药敏试验。口服或静脉应用化痰药，选用有效抗生素静脉给药及局部超声雾化吸入，超声雾化中可加入黏液溶解剂。尽量把痰量控制在每天 50mL 以下。

(2)术前应充分了解患者病变的部位、范围，及肺功能情况。明确手术范围。

(3)术前应控制大咯血：对大咯血者，应根据血常规和出血量予输血，补液，应用止血药物。术前最好能明确出血的部位。

(三)治疗方案

1.非手术治疗

(1)一般治疗：根据病情轻重，合理安排休息。合并感染及咯血时，应卧床休息。

平时应避免受凉，戒烟，预防呼吸道感染。反复长期感染，反复咯血者和身体虚弱者应加强营养。

(2)控制感染：有发热，咳脓痰等化脓性感染时，可根据病情，痰培养及药敏试验结果选用敏感的抗菌药物。对严重的继发感染者，可静脉使用抗菌药物。疗程以控制感染为度，即全身中毒症状消失，痰量及脓性成分减少，肺部湿啰音减少或消失即可停药，不宜长期使用抗生素，易继发真菌感染。

(3)祛痰治疗：可根据病变部位采用相应体位，行体位引流。可促使脓痰排出，减少中毒症状。一般要求病变部位较气管和喉部为高的体位，使病肺处于高位，使引流支气管开口向下。也可使用祛痰剂，使痰液稀薄，便于咳出。雾化吸入可稀释分泌物，使易于排出，促使引流，控制感染。

2.手术治疗

(1)手术指征：①患者无心、肺、肝及肾功能禁忌者，支气管扩张诊断明确，症状明显，病变限于同侧，经非手术治疗 6 个月无效，根据病情做肺段、肺叶或全肺切除。②病变累及双侧，局限两叶以内，年龄较轻，全身情况良好，余肺有足够代偿功能者，可行双侧病肺同期切除。③急性大咯血危及生命，经非手术治疗无效，应予尽快检查以明确咯血部位，经准备后，可在有足够备血的情况下做急症抢救性手术，切除病变肺叶。

(2)手术方法：支气管扩张的手术方式多采用肺叶切除术，一般按肺动脉、肺静脉、支气管的先后顺序处理肺门。若胸腔内分离有困难，必要时可行部分胸膜外分离，待绕过粘连致密区再转入胸膜内。对肺实质病变较轻的支气管扩张，亦可采用病变支气管剥除，而保留肺的手术方法。

第四节 肺脓肿

肺脓肿是由于各种病原菌感染发生肺部化脓性炎症、组织坏死、液化而形成。以前称为非特异性肺脓肿，以区别继发于邻近来源的继发性肺脓肿。故又特称为原发性化脓性肺脓肿。临床上以高热、咳嗽、咳大量脓臭痰为特征。近些年由于抗生素广泛应用，肺脓肿的发病率已明显降低。

一、病因

正常人的鼻腔、口咽部有大量细菌寄殖，唾液中含有大量厌氧菌，齿缝中有很多的厌氧菌存在。肺脓肿的致病菌与口咽部的寄殖菌关系密切，且常为多种细菌混合感染，其中厌氧菌感染占90%以上，占重要地位。常见的厌氧菌为产黑色素类杆菌、核粒梭形杆菌、口腔类杆菌、消化肠球菌、消化链球菌、韦荣球菌、微需氧链球菌等。需氧菌、兼性厌氧菌主要为金黄色葡萄球菌、化脓链球菌、肺炎杆菌、铜绿假单胞杆菌等，由于它们毒性强、繁殖快，肺组织容易坏死形成脓肿。此外，β型溶血性流感杆菌、嗜血杆菌、军团杆菌、奴卡菌、支原体真菌、肺孢子病等也可引起肺脓肿，但较少见。

二、分类和发病机制

(一)吸入性肺脓肿

占60%以上，病原体经口、鼻咽腔吸入。扁桃体炎、鼻窦炎、齿槽脓肿或龋齿等脓性分泌物、口腔、鼻、咽部手术后的血块；麻醉、乙醇和安眠药中毒、溺水、吸毒、癫痫发作、窒息或昏迷时，咽喉部保护性反射减弱或消失，肺的防御和清除功能被破坏，病原菌极易经支气管进入肺内。食管疾病如裂孔疝、食管失弛缓症、鼻导管、鼻饲、气管造瘘术也是造成吸入原因；有些患者未能发现明显原因，可能由于受塞、疲劳、全身免疫状态和呼吸道防御功能减低，在深睡时吸入口腔污染的分泌物而发病。本型多为单发性。其发生与解剖结构及体位有关。异物较易吸入右肺。在仰卧时，好发于上叶后段和下叶背部；在坐位时，好发于下叶后基底段。当各种污物吸入阻塞支气管后，远端肺组织萎陷，细菌迅速繁殖，引起化脓性炎症，坏死，继而形成肺脓肿。若脓肿与支气管相通，脓液可经支气管排出而形成空洞。在急性期，如脓液能顺利排出，以及有效药物控制病变可愈合。若引流不畅，未能及时治疗，病变扩大，侵犯邻近的肺段或全肺，在引流支气管有活瓣性阻塞时，可形成张力性空洞或肺不张。肺脓肿多发生于远端支气管，病灶多见于肺表面，易产生胸膜反应或粘连。

脓肿破入胸腔时，可引起脓气胸和支气管胸膜瘘。肺脓肿在急性期如未能及时控制，迁延在3个月以上，则逐渐转变为慢性期，脓肿周围的急性炎症吸收，被纤维组织所包绕。在反复感染、组织破坏与修复交错演变的过程中，受累的支气管和肺部组织破坏同时存在。脓腔及周围肺组织有程度不同的纤维化。相关的支气管可有部分性梗阻和扩张。脓腔呈多房性，并有纡曲的窦道相通，由于引流不畅，致炎症迁延扩散。由于两侧支气管有解剖学的差异，右侧肺脓肿的发生率比左侧高。右侧占70%，左侧占30%。

(二)血源性肺脓肿

是由于肺外部位感染病灶的细菌或脓毒性栓子经血道播散至肺部引起小血管梗死，产生化脓性炎症，组织坏死导致肺脓肿。如皮肤创伤、感染、疖痈、骨髓炎、产后盆腔感染、亚急性细菌性心内膜炎、化脓性血栓性静脉炎、中耳炎、泌尿道或腹腔感染等。病原菌主要是金黄色葡萄球菌、革兰阳性肠道杆菌和某些厌氧菌。败血症和脓毒性病症时，细菌或脓毒性栓子随血流至肺部，栓塞肺部小动脉，病灶多位于肺表面近胸膜处。肺动脉栓塞后，可引起肺组织坏死，迅速形成脓肿，常为多发性，如因炎症阻塞小的支气管，易形成活瓣状，也可形成张力性脓肿，或几个小脓肿融合成一个大脓肿。

（三）继发性肺脓肿

多在某些肺部疾病的基础上继发感染所致，常见于支气管肺癌、肺囊肿、支气管扩张、肺结核空洞、肺寄生虫病、肺真菌病、支气管或肺异物、食管癌穿孔。肺部邻近器官化脓性病变或外伤感染、膈下脓肿、肾周围脓肿、脊柱旁脓肿等，穿破至肺引起脓肿。因其各有其特殊的病理基础，与原发性肺脓肿不同，它们有不同的临床特点。大块肺梗死灶因局部有脓毒性栓子或伴支气管继发感染，常有肺组织广泛破坏，进展迅速而形成脓肿，其病变多发，多位于下叶后段及外侧段，空洞壁较薄，内壁不光滑，常有胸膜渗出表现。

三、诊断与鉴别诊断

肺脓肿的诊断主要依据病史，结合实验室检查结果。胸片显示肺野大片浓密炎性阴影中有脓腔及液平面。血痰培养，包括厌氧菌培养，分离细菌，有助于做出病原学诊断。并发脓胸的患者应做胸腔穿刺，行胸液的需氧及厌氧菌培养也有帮助。

（一）症状

急性吸入性肺脓肿起病急剧，患者畏寒、高热、咳嗽、咳黏液痰或黏液脓性痰。炎症波及胸膜时可有胸痛、气急。常伴全身乏力、脉快、多汗、食欲减退。7～10天后脓肿破溃到支气管，痰量大增，每日可达300～500mL，为脓性痰，静置后可分3层。若为厌氧菌感染则痰有腐臭味。咳出脓性痰后，症状好转，体温下降。约1/3患者有咯血。脓肿可穿破进入胸腔而引起急性张力性气胸或支气管胸膜瘘。急性阶段若及时有效治疗可在数周内好转。如治疗不力、不彻底，迁延3个月以上而变成慢性肺脓肿，患者有慢性咳嗽、咳脓痰、反复咯血、不规则发热、贫血、消瘦慢性消耗病态。血源性肺脓肿先有原发病灶引起的畏寒、高热等脓血症的表现。以后数日才出现肺部症状，如咳嗽、咳痰等，痰量不多，咯血者很少见。

（二）体征

肺脓肿早期，病变小或位于肺脏深部可无异常体征，待脓肿形成，周围有渗出，叩诊可呈浊音或实音，语颤增强，呼吸音增强，有湿啰音。脓腔较大时，可有空瓮音。血源性肺脓肿体征大多阴性。慢性患者多呈消耗病容、面色苍白、消瘦或水肿。大多数患者均有杵状指（趾），少数患者可发生肺性肥大性骨关节病。有的患者由于炎症反复发作，病灶周围的胸膜产生粘连，在粘连中常有许多扩张的血管，这些血管和胸壁及肺血管沟通，形成侧支循环，即为左向右分流，检查时，体表部位有时可见到表浅的扩张血管，少数病例能听到收缩期或连续性血管杂音，有此种杂音的病者，术中出血量较大，应做充分准备。

（三）实验室检查

1.血常规

血白细胞计数及中性粒细胞均显著增高。慢性肺脓肿患者白细胞计数可无明显改变。但可有轻度贫血改变。

2.血培养

急性期血液细菌培养对病原菌诊断有帮助。

3.痰细菌培养

对排除其他微生物感染有帮助，如分枝杆菌属、革兰阳性及阴性菌、真菌感染等。

4.胸腔穿刺

当肺脓肿伴发脓胸，应行胸腔穿刺检查，行厌氧菌及真菌培养。并做胸液涂片，做细菌革兰染色。

5.血清学检查

当军团菌感染时，可做试管凝集及酶联免疫吸附试验。支原体感染时，可行间接 ELISA 试验，对患者 2 份血清做抗肺炎支原体 IgG、IgM 检测及冷凝集试验，阳性感染者对诊断有助。国内外已有从血流或脓液标本检测致病的厌氧菌酸性代谢产物进行诊断的方法。

(四)影像学检查

1.X 线片

早期肺脓肿呈大片浓密模糊阴影，边缘不清。病变呈肺段分布。脓肿形成后，若脓液经支气管排出，胸片能显示液平面的圆形空洞，四周有较厚的云雾状炎性浸润。若支气管引流不畅，可形成张力性空洞，胸片表现为薄壁囊性空洞。急性期如引流通畅，空洞日渐缩小，周围炎症吸收。慢性肺脓肿，以厚壁空洞为主要表现，空洞大小和形态不一。空洞周围有纤维组织增生，边缘不整，四周可有放射状条索影，即所谓“长毛刺”。不少慢性肺脓肿可跨越肺段或肺叶的界限。常合并胸膜肥厚，有时胸膜增生可掩盖肺内病灶，只有加滤光板摄片或体层摄影，才能显示脓肿。少数病例，由于引流不畅，脓液不能排出而干涸，X 线上呈团块状浓密阴影，没有空洞或只有很小空洞，需与肺癌相鉴别。为更清楚显示肺脓肿的实质病变，常需体层摄影检查，可以显示脓腔大小及部位，还可显示与支气管沟通的情况，在鉴别诊断上有意义。血源性肺脓肿在肺的边缘部有多发的散在小片状炎症阴影或边缘较整齐的球形病灶，其中可见脓腔及液平面，随着炎症吸收可见局灶性纤维化。侧位 X 线检查，可明确脓肿的部位及大小，有助于体位引流及术前定位。

2.胸部 CT

可见类圆形的厚壁脓腔，并可见液平面，脓腔内壁常表现为不规则，周围有模糊影。

3.支气管碘油造影

可以显示脓肿和继发病变的解剖位置和扩展范围，残余空洞也可显出。对确定诊断和手术范围很有意义。

4.食管钡餐造影

可了解有无支气管-食管瘘的存在。

(五)纤维支气管镜检查

纤维支气管镜检查是鉴别肺脓肿、结核、肿瘤、异物等的重要方法。通过组织活检，分泌物的细菌及瘤细胞检查，对确诊有很大价值，同时也可吸除浓痰，减轻感染。

(六)鉴别诊断

1.细菌性肺炎

早期肺脓肿与细菌性肺炎在症状和 X 线表现很相似。肺炎球菌肺炎最常见，有口唇疱疹、咳铁锈色痰而无大量黄脓痰。胸部 X 线显示肺叶、段实变或呈片状炎性病变，边缘模糊不清，但无脓腔形成。痰或血的细菌分离可以鉴别。

2.空洞性肺结核

应详细询问病史，肺脓肿有高热、寒战、痰多且臭。肺结核的 X 线显示空洞周围的炎性病变较少，而且有不规则条索状病灶，卫星病灶和钙化斑点，并有同侧或对侧的支气管性播散病灶，空洞内有少许液平面，痰中可发现结核菌。

3.肺癌

发病缓慢，40 岁以上患者常无毒性症状。肿瘤阻塞支气管可引起阻塞性炎症。癌灶液化可形成癌性空洞，壁厚、偏心、内壁凹凸不平，无液平面，空洞周围无炎症反应，常可见肺门淋巴结肿大。多次痰细胞检查、气管分叉断层、支气管镜检及造影有助于肺脓肿鉴别。

4.肺囊肿继发感染

胸片显示囊肿呈圆形、腔壁薄而光滑，常伴有液平面，周围少有炎症表现。病者一般无寒战、高热、咳嗽、咳大量脓性痰历史。

四、治疗

(一)药物治疗

早期合理有效的内科治疗是根除肺脓肿的关键。有针对性地应用强有力的抗菌药物以及良好的支气管引流是缩短疗程、提高治愈率的重要方法。

1.抗生素治疗

急性期应用大剂量有效抗菌药物治疗，85%～95%的患者能痊愈。但开始治疗前应送血、胸液等做细菌培养、厌氧菌培养和药物敏感试验。

青霉素为首选。重症患者，每天应静脉滴注 2000 万单位。同时可加用链霉素，每日 1 克肌内注射。或阿莫西林 500～750mg 口服，每日 4 次，持续 4～6 周，直至症状消失。也可加用甲硝唑，广谱抗厌氧菌感染药物，毒性低，并能通过血脑屏障，不引起二重感染。

克林达霉素，对厌氧菌疗效好，尤对青霉素耐药菌敏感。也有学者认为青霉素和克林达霉素，或青霉素和甲硝唑合用，可作为常规治疗。对混合感染或致病菌不明的感染也可采用第二代或第三代头孢菌素与氨基糖苷类抗生素，或甲硝唑与氨基糖苷类抗生素联合应用。

2.体位引流及排液

可按照脓肿的不同部位采用相应体位，每日 3 次，每次 15～30min，辅以雾化治疗。如有条件和必要可做纤维支气管镜检查，收集分泌物做细菌培养，如有异物和分泌物可及时吸出，并可将支气管扩张剂与抗生素滴注到病变部位。当病情危重，可用经皮闭式插管空洞引流，并发脓胸时应行闭式引流。

3.支持疗法

增加营养，小量间断输新鲜血。使用支气管解痉剂和祛痰剂，排出痰。

也可选用中药治疗，有消热解毒、散结祛痰、去腐生新的作用。

(二)手术治疗

1.适应证

肺脓肿经积极内科治疗，效果不显著，因纤维组织大量增生，脓腔壁增厚，发生上皮化，并发支气管扩张时，则应考虑手术治疗，手术适应证为：①肺脓肿病程在3个月以上，经内科治疗无好转或反复发作者。但对年老体弱或有手术禁忌证者，仍应坚持积极内科治疗。②发生威胁生命的大咯血，经非手术治疗无效时，应及时手术，挽救生命。③支气管阻塞使感染不能控制，或经积极治疗1个月仍显示巨大脓肿，空洞直径在6cm以上者。④不能与肺癌、真菌感染或肺结核相鉴别时，应考虑手术治疗。⑤慢性肺脓肿并发支气管扩张、脓胸、支气管胸膜瘘者。

2.术前准备

十分重要，应进行充分的综合治疗。包括加强营养，积极控制感染，少量间断输血，改善全身情况。加强体位引流，使痰量减少到每天50mL以下，体温、脉搏平稳，中毒症状消失。大多数慢性肺脓肿经外科治疗，可获良好结果。

3.手术方法

手术多采用支气管双腔插管下全麻。应用侧卧位后外侧切口，此切口暴露好，有利于分离粘连、止血。慢性肺脓肿病程一般较长，范围广，粘连重。为防止剥破脓肿，可采用胸膜外剥离法，手术时，切除要彻底，范围要够大，原则上要求切面上无病变组织，否则术后留有残余病变，出现症状，并发脓胸或支气管胸膜瘘。若患者全身情况差，经准备后，仍不能承受肺切除手术，可酌情考虑做肺脓肿切开引流术。

慢性肺脓肿肺切除范围应视手术中实际情况而定，尽量不做肺段及肺叶切除，又要保证手术的良好效果，既切除了病肺，又最大限度保留健康肺组织。游离病变时应细心操作，防止脓液污染胸腔，支气管残端不宜过长，缝合良好，并动用附近组织包盖，病肺切除后，胸腔应充分冲洗，并放入抗生素。

4.手术要点

①麻醉采用双腔气管插管，头低位。术中勤吸痰，操作轻柔，尽可能早阻断或先行处理引流支气管。②术前准备充足血源，较粗大的侧支血管必须立即予以结扎和缝扎，准备肺门止血带和特别止血钳，必要时采用心包内处理肺血管或先离断支气管后再处理肺动脉的手术方法。③切除范围不宜太保守，首选肺叶切除甚至全肺切除，段切除或楔形切除应慎重。术中防止肺脓肿破裂。术毕彻底止血。

5.术后处理

①积极抗感染治疗。②维持出入液量平衡，注意补充胶体液。③呼吸道护理，加强呼吸物理治疗，鼓励咳嗽排痰及呼吸功能锻炼。④保持胸腔引流通畅，防止胸腔积液继发感染。

第五节　晚期食管癌的支架治疗

食管癌是我国中老年人常见的恶性肿瘤之一，发病率男性约为31.66/10万，女性约为15.93/10万，死亡率占各部位恶性肿瘤死亡率的22.4%，仅次于胃癌。食管癌患者多因吞咽困难，进食后咳嗽就诊，发现时多已到中晚期，很多患者因此失去手术时机，或其他原因无法进行手术治疗。晚期食管癌患者大都伴有重度吞咽困难及营养障碍，其体质状况较差，若不能进食，往往短时间内就会出现恶病质、器官功能障碍综合征甚至死亡。因此对于这部分患者，放置食管支架便成了首要选择，且置入支架后，患者的吞咽困难及呛咳症状立即得到改善，可起到立竿见影的效果，近期疗效显著，并为进一步治疗创造条件。镍钛记忆合金网状带膜食管支架因其具有扩张食管保持通畅，阻止肿瘤或肉芽组织向支架内生长而堵塞，并能有效地减少出血，同时支架本身也可能有压迫癌肿、防止出血、造成局部血运障碍、减慢癌灶生长速度等优点，而被广泛应用于临床。目前，支架的置入方式有多种，即剖胸术后置入、胃镜下置入、X 线下置入、胃镜加 X 线下置入。

一、支架植入术

(一)内镜直视下镍钛记忆合金支架置入术

1.术前准备

向患者解释操作过程和配合要点，以取得合作。检查口腔，去掉义齿。术前 4h 禁食、禁水，术前半小时应用镇静及抑制腺体分泌的药物，术前 10min 将盐酸利多卡因胶浆 10g 含于咽喉部片刻后慢慢咽下。

2.手术方法

患者取左侧卧位，安置牙垫，先行胃镜到达病变上方，准确测定病变到门齿的距离，同时经胃镜活检孔放入导丝至贲门以下，退出胃镜，沿导丝置入 Savery 锥形硅胶扩张器，根据狭窄程度从细到粗逐级扩张，将狭窄部扩张至能置入支架置入器的宽度，准确标记出支架下端距门齿的距离后放入支架置入器及胃镜，用胃镜准确测定出预计的支架上端距门齿的距离，支架长度根据病变长度选用合适，一般较病变长度超过 4cm，以超过病变上下缘 2cm，并监视支架置入过程。支架置入后，退出支架置入器，注入温水使支架紧贴食管壁，用胃镜准确测定支架上端距门齿的距离，并观察支架复张情况及位置有无偏斜。术后禁食并卧床，24～72h 后行食管钡餐，了解支架复张情况及位置。

(二)X 线透视下镍钛记忆合金支架置入术

1.术前准备

食管钡餐造影，明确诊断并测量食管狭窄位置、长度，有无合并瘘，以确定采用支架的长度、直径。其余准备同前。

2.手术方法

患者取左侧卧位安置牙垫，术前先将交换导丝套入 Cobra 导管并出头，将导丝送入口腔并令其做吞咽动作，透视下推送导丝，使其通过狭窄部。导丝通过困难时将导管向前推送，利用管端的角度调整方向，引导导丝通过狭窄部。此后将导管一并推入胃内，拔出导丝，注入造影剂(稀钡)证实导管位于胃内，再沿导管送入超硬导丝。撤出导管，沿导丝送入食管专用球囊导管，通过狭窄段行球囊扩张术，同时确定病变上下端的位置并做好标记。由超硬导丝送入支架及释放装置，透视下反复核对狭窄部与支架的位置是否吻合，支架应超出狭窄部两端各 4cm，固定支架释放系统，在透视下缓慢后撤外套管，支架逐步开张，将支架准确释放在狭窄部。术中一旦发现支架上移或下移，应立即调整其位置。支架释放成功后，吞咽稀钡造影复查，证实食管通畅，同时观察支架位置和开放情况，术毕。

(三)胃镜加 X 线下镍钛记忆合金支架置入术

(1)术前准备同前。

(2)手术方法：常规插入内镜至狭窄部位，将导丝经内镜活检道在 X 线观察下置入，有食管支气管瘘者注意导丝勿经瘘管进入气管、支气管内，误入时应将导丝后退并重置，将导丝穿过狭窄部位至胃腔，退出内镜，通过导丝用扩张器由细至粗按序从 1 号扩张条逐渐扩张到 5 号，使食管狭窄部逐渐扩张至 12～15mm，胃镜能顺利通过狭窄部位至胃腔。将导丝及扩张器退出，再次内镜观察病变的起止端，选择长度超出病灶长度 4cm 的支架，用冰水处理支架，压缩后装入支架推送器，借用导丝将推送器送入食管，确定支架中央部位与病灶中心一致后，推出支架，然后退出推送器、导丝。重新插入胃镜，进入支架内，了解支架定位、膨胀情况。如定位偏移，可以从活检孔注入适量冰水，支架略收缩，用活检钳推拉纠正。术后分别用 X 线或胃镜了解食管的通畅情况，支架扩张欠佳者，可注入适量温水，使支架最大程度张开。最后吞钡或泛影葡胺摄片。

二、术后护理

术后 24h 严密观察患者生命体征变化，有无并发气胸及呼吸困难，观察呕吐物有无血性液体及量的多少，发现异常及时处理。遵医嘱应用抗生素预防感染，常规口服地塞米松、云南白药混合液 3 天，嘱患者禁饮冰水及食长纤维蔬菜，以防止支架移位或脱落，一般食物温度 40～50℃为宜。食管癌患者及放疗后复发患者应于支架植入术后 1 周左右行放疗和化疗。

三、适应证

各种食管癌性狭窄所致的吞咽困难，如中晚期食管癌所致狭窄、吻合口或肿瘤复发所致狭窄、放疗后狭窄、食管癌性内瘘、转移或外部肿瘤浸润所致食管狭窄等。

四、并发症及处理

(一)胸痛、异物感

多于术后 3～14 天逐渐消失，严重者需长期服用镇痛药。对于食管上段癌选用弱力支撑架，以减轻对气管的压迫，高于第 1 胸椎水平的食管狭窄不宜置放支架。

(二)胃食管反流

多为食管下段、贲门或吻合口狭窄患者。选用防反流装置的金属支架，餐后保持立位或坐位，睡前不进食，适当服用促进胃动力药物可减少胃食管反流的发生。

(三)上消化道出血

应用扩张条后易损伤肿瘤表面导致出血，多为少量渗血，置架后由于网状金属支架扩张而有压迫止血作用，一般不需经特殊处理可自行缓解。

(四)消化道穿孔

扩张条及置管器顺导丝而下，一般不会出现穿孔。对于内镜下无法直视食管瘘口或引导钢丝通过困难者，宜在 X 线透视引导下将导丝送到胃腔，以防止损伤消化道。

(五)支架脱落

多发生于贲门狭窄患者，可采用置放较大直径支架的做法以增加其附着力。

第七章　血管外科

第一节　单纯性下肢静脉曲张

下肢静脉曲张指下肢浅静脉瓣膜关闭不全，使静脉内血液倒流，淤滞于远端静脉，继而病变静脉壁扩张、变性，出现不规则膨出和扭曲。单纯性下肢静脉曲张，即深静脉通畅情况下的浅静脉曲张，包括大隐静脉曲张和小隐静脉曲张。

一、解剖

下肢浅静脉有大隐、小隐静脉两条主干：①小隐静脉起自足背静脉网的外侧，自外踝后方上行，逐渐转至小腿背侧中线并穿入深筋膜，多数注入腘静脉，少数上行注入大隐静脉。②大隐静脉是人体最长的静脉，起自足背静脉网的内侧，经内踝前方沿小腿和大腿内侧上行，在腹股沟韧带下穿过卵圆窝注入股总静脉。大隐静脉在膝平面下分别由前外侧和后内侧分支与小隐静脉交通，在注入股总静脉前主隐静脉要有 5 个分支，分别为阴部外静脉、腹壁浅静脉、旋髂浅静脉、股外侧浅静脉和股内侧浅静脉。

二、病因

先天性静脉壁薄弱和静脉瓣膜结构不良是发病的主要原因。重体力劳动、长时间站立和各种原因引起的腹腔压力增高等均可使瓣膜承受过度的静脉压力，在瓣膜结构不良的情况下可导致瓣膜关闭不全，产生血液反流。

三、病理

静脉瓣膜萎缩甚至消失，有时纤维化。静脉壁肌纤维和弹力纤维在病变早期代偿性增厚，后期萎缩消失，被无结构组织代替。有的局部静脉壁变薄、扩张、膨出，有的部位纤维组织增生、变厚相交替，引起扭曲、扩张。扩张迂曲的静脉使血流淤滞、血流量减少，因而静脉壁营养不良易形成无菌性炎症或感染性炎症，继而引起血栓形成。下肢血液回流变慢和逆流造成下肢血流淤滞，血液含氧量降低，毛细血管壁通透性增加，红细胞游离至血管外，血红蛋白代谢产物含铁血黄素沉积于皮下，常致足靴区皮肤呈棕黑色斑状色素沉着。局部组织因缺氧发生营养不良，抵抗力降低，易并发湿疹样皮炎、淋巴管炎和溃疡等。

四、临床表现

患者出现进行性加重的下肢浅静脉扩张、隆起和扭曲。发病早期，患者多有患肢沉重、酸胀、乏力、小腿痉挛等感觉，久站或午后感觉加重，而平卧或肢体抬高后明显减轻。病程较长者，在小腿尤其是踝部可出现皮肤营养性改变，包括皮肤萎缩、脱屑、色素沉着、皮肤和皮下组织硬结、湿疹和难治性溃疡，有时可并发血栓性静脉炎或急性淋巴管炎。

五、诊断

在大隐静脉和小隐静脉行径上看到扭曲、扩张的静脉，即可做出诊断。内踝上方皮肤发红、发硬或水肿、色素沉着、湿疹样皮炎、溃疡，即使无肉眼可见的曲张静脉，也要高度怀疑有静脉曲张。仔细触摸大隐静脉和小隐静脉行径，常能发现曲张的静脉。这种情况常发生在肥胖的患者身上。下列几种物理学检查是诊断静脉曲张的经典方法。

1.大隐静脉瓣膜功能试验(Trendelenburg 试验)

患者平卧位，下肢抬高，使静脉空虚。检查者在大腿根部以手指压住卵圆窝或用止血带压迫大隐静脉，嘱患者站立，释放止血带后 10 秒内如出现自上而下的静脉曲张，则提示大隐静脉瓣膜功能不全。同样原理，在腘窝处缚止血带，可检测小隐静脉瓣膜功能。

2.深静脉通畅试验(Perthes 试验)

在大腿中段用一止血带阻断大隐静脉主干，嘱患者连续用力踢腿或下蹲十余次。由于下肢运动，肌肉收缩，浅静脉血流向深静脉回流而使曲张静脉萎陷、空虚，则提示深静脉通畅；反之，深静脉不通畅或有倒流使静脉压力增高，则静脉曲张不减轻，甚至反而显著。

3.交通静脉瓣膜功能试验(Pratt 试验)

患者仰卧，抬高患肢，在大腿根部扎止血带，先从足趾向上至腘窝缚缠第一根弹性绷带，再自止血带处向下扎上第二根弹性绷带；嘱患者站立，一边向下解开第一根弹性绷带，一边向下继续缚缠第二根弹性绷带，如果在两根弹性绷带之间的间隙内出现曲张静脉，即提示该处有功能不全的交通静脉。

六、鉴别诊断

明确下肢浅静脉曲张是一个独立的病变而非症状之前，必须排除以下疾病。

1.DVT 后遗综合征

患者有肢体肿胀、胀痛病史，在深静脉血栓形成后期可因血栓机化再通，造成静脉瓣膜破坏，产生与原发性下肢深静脉瓣膜功能不全相似的临床表现。Perthes 试验、多普勒超声检查和静脉造影有助于明确诊断。

2.原发性下肢深静脉瓣膜功能不全

该病是下肢深静脉瓣膜薄弱、松弛及发育不良而造成其关闭不全，静脉血液倒流，深静脉内压力升高，血液通过深、浅静脉交通支逆流入浅静脉，进而导致下肢浅静脉曲张，小腿肿胀酸胀、色素沉着及溃疡等。通过下肢静脉造影和多普勒超声检查可以明确诊断。

3.下肢动静-脉瘘

由于动脉与静脉之间血液发生短路，动脉血液直接通过瘘口灌入静脉中，静脉内压力明显升高，使浅静脉显著曲张。患肢皮肤温度升高，瘘口附近的曲张静脉有震颤及杂音。在青年和儿童中出现无明显原因的肢体静脉曲张应考虑先天性动-静脉瘘。如果同时伴有患肢增长、增粗、多毛、多汗等，则为先天性动静脉畸形 Klippel-Trenaunay 综合征。如有肢体外伤，则为继发性动-静脉瘘。

七、治疗

1.保守治疗

适用于早期轻度静脉曲张、妊娠期女性和难以耐受手术的患者。

(1)一般治疗：要求患者适当卧床休息，避免久站，休息时抬高患肢，坐位时足高于膝，卧位时足高于心脏。

(2)加压治疗：主要方法是穿弹力袜外部加压，弹力袜的压力一般为 4.0～5.3kPa(30～

40mmHg)，压力梯度自下而上递减。但伴有下肢缺血的表现时禁使用。

(3)药物治疗：药物治疗仅适用于减轻症状及促进溃疡愈合，对瓣膜功能及静脉曲张无作用。常用药物如降低毛细血管通透性药物(β七叶皂苷钠)、改善血液流变药物(己酮可可碱)、改善微循环药物(前列腺素 E_1)等，但总体疗效不理想。

2.硬化剂治疗

适用于局部轻度静脉曲张或手术后残留静脉曲张。治疗的原理是向曲张的静脉内注入硬化剂后加压包扎，使静脉壁发生炎性反应，相互粘连而闭塞。常用的硬化剂有5%鱼肝油酸钠、1%～3%14-羟硫酸钠和5%油酸乙醇胺溶液。方法是向曲张静脉内直接注射一定量的硬化剂，然后用弹力绷带包扎1～2周；2周后可重复注射。硬化剂用量应以说明书为准，不要过量；包扎弹力绷带时不要刻意加压，以免压伤组织。

3.手术治疗

手术目的是去除曲张静脉和防止复发。可采用以下几种方法：大隐静脉功能不全的，应做大隐静脉及其分支高位结扎，并剥脱自内踝至结扎处的曲张大隐静脉；如有内踝交通支瓣膜功能不全，应结扎内踝交通支；小隐静脉曲张者，应做小隐静脉高位结扎，并剥脱自外踝至结扎处的曲张小隐静脉；如合并外踝交通支功能不全，亦应予以结扎。所有发生深静脉血液倒流的交通支，都应逐个予以结扎，这有利于下肢溃疡的愈合。

第二节 血栓闭塞性脉管炎

血栓闭塞性脉管炎(thrombosis angitis obliterance，TAO)是一种原因不明，病变主要累及四肢远端中、小动脉和静脉的血管炎性病变，病理上主要表现为特征性的炎性细胞浸润性血栓，而较少有血管壁的受累。又称Buerger病，简称脉管炎。

一、病因

亚洲国家TAO的发病率高于欧美国家。我国各地均有发病，以北方为主。近年来TAO发病人数明显减少。其发病机制不明。观察发现吸烟与TAO密切相关，有吸烟史者(包括主动和被动吸烟)TAO可高达80%～95%，持续吸烟显著加速病情恶化。在肢体末端出现坏疽前及时戒烟能明显减缓症状，甚至完全缓解，而再吸烟后病情又会复发。机制是烟碱使血管收缩，人体对烟草某些成分的变态反应导致小血管炎症、闭塞性变化；实验研究发现，纯化的烟草糖蛋白可引起血管壁炎性反应。发病因素可能还有遗传易患性、寒冷刺激、雄激素、血液高凝状态、内皮细胞功能受损及免疫状态紊乱等。

二、病理

TAO主要发生在四肢中、小动脉，以下肢血管为主，病情进展可累及上肢，如胫前、胫后、足背、跖动脉以及桡、尺、掌动脉。有时近端肱动脉或股动脉也同时受累，但是以弹力纤维层为主，髂、肺、颈动脉以及内脏血管则鲜有累及。TAO病变呈节段性分布。节段之间内膜有正常血管，病变和正常部分界线分明。

急性期病理变化最有特点和诊断价值，主要是血管壁全层的炎症反应，伴有血栓形成、管腔闭塞，血栓周围有多核白细胞浸润，病变血管的血栓内有大量炎性细胞浸润。进展期主要为闭塞血栓机化，并有大量炎性细胞向血栓内浸润，而同时血管壁炎性反应则比较轻。终末期主要病理变化是血栓机化后再通，血管壁中、外层再管化，以及血管周围纤维化。血管壁交感神经也可发生神经周围炎、神经退行性变和纤维化，动脉、静脉及神经纤维化粘连成条索状。

三、临床表现

TAO 多见于男性吸烟者，一般在 40～45 岁以前起病，按进展及病情轻重，病程分为 3 期。

1.第 1 期

局部缺血期，表现为患肢苍白、发凉、酸胀乏力和感觉异常(包括麻木、刺痛和灼烧感等)，接着出现间歇性跛行。随着病情进展，间跛距离逐渐缩短，休息时间延长。此期还可能表现为反复发作的游走性血栓性静脉炎，即浅表静脉发红、发热，呈条索状，有压痛。

2.第 2 期

营养障碍期，表现为随着间跛距离的缩短，患肢在静息状态下出现持续疼痛，称为静息痛，尤以夜间剧烈而无法入睡。患肢皮温明显下降，肢端苍白、潮红或者发绀，可能伴有营养障碍的表现，比如皮肤干燥、脱屑、脱毛、指甲增厚变形及肌肉萎缩、松弛等。体格检查发现患肢动脉搏动消失，但尚未出现肢端溃疡或坏疽。交感神经阻滞后会出现一定程度的皮温升高。

3.第 3 期

组织坏死期，患肢肢端发黑、干瘪、溃疡或坏疽。大多为干性坏疽，先出现在一两个指头末端，逐渐波及整个指头，甚至相邻指头，最后与周围组织明显分界。坏疽的肢端常自行脱落。患者静息痛明显，无法入睡，出现消耗症状，若并发感染，坏疽即转为湿性。严重者出现全身中毒症状。本病可能先后或同时累及 2 个及以上肢体，症状可能不同步出现。

四、诊断

40 岁以下吸烟男性，肢体远端缺血、皮色苍白、皮温下降、感觉异常、乏力、营养障碍、间歇性跛行、静息痛、远端搏动减弱或消失，甚至溃疡或坏疽，应该考虑 TAO。可做以下检查。

1.Buerger 试验

患者取平卧位，下肢抬高 45°持续 3min，阳性者足部苍白、麻木或疼痛。待患者坐起，下肢下垂后则足部潮红或出现局部紫斑，提示供血不足。检查结果只能说明肢体有无缺血，诊断脉管炎还要结合病史。

2.彩色多普勒超声

对选择治疗方案有一定的指导意义。

3.MRA

能在整体上显示患肢动、静脉的病变节段及狭窄程度，在一定程度上可以替代血管造影，但对四肢末梢血管的显像常出现假阴性。

4.DSA

主要表现为肢体远端动脉，即股、肱动脉的中、小动脉的节段性受累，有时近端动脉也有节段性病变。病变血管狭窄或闭塞，而受累血管之间的血管壁光滑平整，闭塞血管周围有侧支循环。

五、鉴别诊断

1.动脉硬化性闭塞症

大多在50岁以上发病。患者常同时有高血压、高脂血症及其他动脉硬化性心脑血管病史，病变主要累及大、中型动脉。血管造影显示有动脉狭窄、闭塞，伴扭曲、成角或虫蚀样改变。

2.急性动脉栓塞

起病突然，有心房颤动史，在短期内出现远端肢体5P征，即疼痛、苍白、麻痹、感觉异常、无脉。血管造影可显示动脉连续性突然中断，而未受累动脉则光滑、平整。

3.多发性大动脉炎

以青年女性为主，主要累及主动脉及其分支动脉，包括颈动脉、锁骨下动脉、肾动脉等，虽然也出现相应的缺血症状，但是很少出现肢端坏死。

4.糖尿病性坏疽

患者有糖尿病病史，血糖、尿糖升高，坏疽多为湿性。

5.雷诺综合征

多见于各年龄段女性。主要表现为双上肢手指阵发性苍白、发紫和潮红，发作间期皮色正常。患肢远端动脉搏动正常，鲜有坏疽发生。

六、治疗

目前，临床上对于TAO主要采取综合治疗，但要取得良好疗效，关键是戒烟。

1.戒烟

研究表明，每日抽1～2支烟，就足以使TAO的病变继续进展，若能在患肢末端发生溃疡和坏疽前绝对戒烟，绝大多数可以避免截肢。

2.保暖

患肢应当注意保暖，防止受寒，但不可局部热敷，因会加重组织缺氧，并容易烫破表皮，导致溃破经久不愈。

3.加强运动锻炼

锻炼可以促进建立侧支循环、缓解症状、保存肢体，主要适用于较早期患者。锻炼方法如下。

(1)缓步行走，在预计发生间歇性跛行疼痛之前停步休息，如此每日可进行数次。

(2)Buerger运动，即患者平卧，先抬高患肢45°，1～2min后再下垂2～3min，再放平2min，并做伸屈或旋转运动10次，如此重复5次，每日数次。

4.药物治疗

(1)血管扩张剂：可以缓解血管痉挛和促进侧支循环的生成。常用药物有妥拉唑林25～50mg，每日3次口服，或25～50mg，每日2次肌内注射；烟酸50～100mg，每日3～4次口服；盐酸罂粟碱和钙通道阻滞药也可使用。

(2)抗血小板药物：可抑制或降低血小板黏附性和聚集性，预防血栓形成。常用药物及用法：阿司匹林25～75mg，每日2次口服；前列腺素E_1（PGE_1）10～20μg，加入生理盐水100mL中静脉滴注，每日1次，10～15天为1个疗程，每3～6个月可以重复1个疗程。

(3)止痛药物：为对症处理，缓解静息痛，一般应遵循三阶梯原则，也可以直接给哌替啶、布桂嗪等。

(4)抗生素：用于溃疡或坏疽合并感染时，根据细菌培养和药敏试验结果选用抗生素。

5.中医治疗

辨证后使用活血通络、化瘀止痛、散结利湿及扶正药物。中成药有活血通脉胶囊等。

6.手术治疗

(1)腰交感神经节切除术：适用于第1、第2期患者，尤其是神经阻滞试验阳性者，切除患肢同侧第2、3、4腰交感神经节及神经链，近期内可解除皮肤血管痉挛、缓解疼痛，但远期疗效不确切。上肢TAO可行颈和胸交感神经节切除。

(2)自体大隐静脉股动脉旁路术：适用于动脉节段性闭塞、远端存在流出道者，但有血管条件者很少。平均通畅时间约为2.8年。

(3)动-静脉转流术：即静脉动脉化。此类手术一般分两期进行，有高位深组、低位深组及浅组三类术式。实践表明，此法有时可缓解和改善静息痛，但并不降低截肢率。

(4)截肢术：对于晚期患者，溃疡无法愈合，坏疽无法控制，只能截肢或截指(趾)。截指(趾)术后创面敞开换药，创面逐渐愈合。

7.血管内皮生长因子(VEGF)基因治疗

VEGF可特异地与VEGF受体结合，从而促进内皮细胞分裂，形成新生血管。Isner最早报道的9例下肢动脉缺血伴溃疡患者使用此疗法，随访表明血流显著增加达80%，明显侧支形成达70%，溃疡愈合率达50%，同时症状明显缓解。

第三节　下肢深静脉栓塞

下肢深静脉血栓指深静脉管腔内血液不正常凝结而形成栓子，阻塞静脉管腔，导致静脉回流障碍。若不及时处理，可造成慢性深静脉功能不全，出现下肢水肿，继发静脉曲张、皮炎、溃疡、色素沉着，甚至致残而影响工作和生活。

一、病因病理

深静脉血栓形成的主要病因有静脉血流缓慢，静脉损伤，血液高凝状态。

(一)静脉血流缓慢

静脉血流缓慢，瓣膜内形成涡流，从而激活凝血系统而促使血栓形成。多见于手术后、下肢骨折、长期卧床的患者。

(二)静脉损伤

静脉局部挫伤、撕裂及感染性损伤使静脉内膜下层和胶原裸露，静脉内皮及其功能损害，从而启动内源性凝血系统而形成血栓。

(三)血液高凝状态

血液成分中血小板数升高，凝血因子含量升高，抗凝血因子活性降低，引起血液异常凝固而形成血栓。多见于妊娠、产后、术后、损伤、长期服用避孕药、肿瘤组织裂解等。

二、临床表现

主要为远端静脉血液回流障碍引起的各种表现。根据血栓形成的解剖位置分为如下三种。

(一)中央型

髂一股静脉血栓形成。起病急，髂窝、股三角区疼痛和压痛，皮温升高、浅静脉扩张、患侧下肢明显肿胀，以左侧多见。

(二)周围型

股静脉和小腿深静脉内血栓形成。局限于股静脉的血栓形成，表现为大腿明显肿胀，小腿肿胀不严重；小腿部深静脉血栓者，突然出现小腿剧痛，患足难以着地，行走时加重，小腿肿胀明显，有深压痛，足背屈时可引起小腿深部肌疼痛。

(三)混合型

全下肢深静脉血栓形成。发病急、疼痛剧烈、体温升高、下肢广泛肿胀压痛、发亮、发绀、起水疱。肢体肿胀致动脉受压痉挛、供血不足，足背动脉和胫后动脉搏动减弱或消失。如不及时处理，可发生动脉性坏疽。

三、诊断与鉴别诊断

根据典型临床表现：一侧肢体突发肿胀、疼痛，浅静脉扩张、皮肤发绀等可以做出诊断。诊断有困难者，可选做下列辅助检查。

(一)血管多普勒超声

采用超声多普勒检测仪，用压力袖阻断肢体静脉，放开后观察并记录静脉流出率，可以判断下肢主干静脉阻塞情况。

(二)放射性核素检查

静脉注射 ^{125}I 纤维蛋白原，能检测早期血栓形成情况，可用于高危患者的筛选检查。

(三)静脉造影

血栓形成急性期，可见闭塞和中断征象；充盈缺损是静脉血栓的直接征象，为急性深静脉血栓形成的诊断依据；中、后期，可见静脉管腔不规则狭窄，部分扩张扭曲；在阻塞静脉周围可见不规则排列的侧支静脉显影。

四、治疗

非手术治疗包括一般处理、溶栓、抗凝和祛聚疗法。患者卧床休息，抬高患肢。起床活动时，需穿弹力袜；给予尿激酶 8 万单位，静脉滴注，每日 2 次，共 7～10 天，以达到溶栓目的，用药期间应监测凝血功能；抗凝疗法，可选用肝素和香豆素衍生物作为溶栓的辅助用药，先用前者，接着使用后者，同样应在严密监护下使用；祛聚疗法，主要用右旋糖酐、双嘧达莫、丹参及阿司匹林等，能防止血小板凝聚，常作为辅助疗法。

手术治疗一般适用于 48h 内髂-股静脉血栓形成者。主要采用 Fogany 导管取栓术。术后抗凝治疗。

第八章　消化系统外科

第一节　结肠癌

结肠癌为我国常见的恶性肿瘤之一，发病率为15.7/10万(上海)，居恶性肿瘤年发病率的第4～6位，且有日渐升高的趋势。结肠癌多见于中老年人，30～69岁者占多数，男性多于女性。

一、病因

1.饮食因素

在发达国家中结肠癌的发病率较发展中国家高，这可能与饮食中肉类、脂肪、精制糖类含量丰富而又缺乏粗纤维有关。

2.个体因素

研究发现肥胖、饮酒(尤其是终身饮酒的肥胖者)、血高密度脂蛋白过高，均易患大肠癌，可能与能量摄入过多有关。大肠癌与大肠腺瘤之间关系较为密切。一般认为腺瘤恶变与其病理类型、不典型增生程度、位置、数目及大小有关。

3.家族因素

结肠癌有家族性聚集现象，据估计至少20%～30%的大肠癌患者中家族遗传因素起着重要的作用。对高危患者应用细胞遗传学方法进行分析，是研究大肠癌病因学的一种有效手段。

4.环境因素

环境因素是大肠癌，特别是结肠癌发病不可忽视的重要原因。

综上所述，饮食因素、个体因素、家族因素、环境因素等都与大肠癌发病有一定关系。在诸多病因中，饮食、生活习惯、环境影响的重要性要大于种族、遗传等因素。

二、病理

结肠癌多为单发，但可在结肠不同部位同时发生，在不同时期先后发生或合并其他脏器癌瘤者亦非罕见。

1.临床分类

根据肿瘤大体外观分为三类。

(1)肿块型癌：一般生长缓慢，恶性程度较低，局部淋巴转移也较晚，预后较好。

(2)浸润型癌：一般生长较缓慢，但经淋巴管转移较早。

(3)溃疡型癌：约50%以上的结肠癌属溃疡型，周围浸润较广，早期侵犯肌层，易发生穿孔。

2.形态学分类

根据1982年全国大肠癌病理研究协作组讨论决定，在肿块型、浸润型及溃疡型基础上，又将大肠癌分为早期及中晚期两大类，结合其大体形态再分为不同类型。

(1)早期大肠癌：①息肉隆起型(Ⅰ型)，为黏膜内癌，又可分有蒂型(Ⅰp)及广基型(Ⅰs)。②扁平隆起型(Ⅱ型)，多为黏膜下层癌。③扁平隆起溃疡型(Ⅲ型)，仅见于黏膜下层。

(2)中晚期大肠癌：①隆起型，又分为块状型和盘状型。②溃疡型，又分为局限溃疡及浸润溃疡两型。③浸润型。④胶样型，肿瘤组织含有大量黏液，剖面呈半透明的胶冻状。

3.组织学分类

绝大部分为管状腺癌，占 66%～80%。 按次序为黏液癌占 16%，印戒细胞癌占 3%～7.5%，乳头状腺癌占 5%，鳞癌占 1%，腺鳞癌(腺棘细胞癌)占 0.6%，未分化癌占 1.6%，类癌更少见。

4.恶性程度

结肠癌的恶性程度一般按 Broders 分级可分为四级：Ⅰ级属高分化，Ⅱ级属中分化，Ⅲ级属低分化，Ⅳ级指未分化癌。

5.播散途径

大肠癌有多种播散、转移方式。主要包括直接浸润、淋巴转移、血行转移及种植 4 种途径播散。

(1)直接浸润：癌细胞沿肠管周径浸润比沿肠管纵轴浸润明显，同时向深层浸润由黏膜经黏膜下层、肌层至浆膜层。如突破浆膜层则扩散转移的机会大为增加。

(2)淋巴转移：是扩散和转移的主要方式。结肠的淋巴引流一般通过 4 组淋巴结，即结肠上淋巴结、结肠旁淋巴结、中间淋巴结及中央淋巴结。结肠癌淋巴转移与癌浸润程度密切相关。

(3)血行转移：结肠癌通常较少侵入动脉，但侵入静脉却十分常见。静脉受侵后易发生远隔器官转移。鉴于大肠静脉回流经过门静脉，所以肝脏成为血行转移的首先受累器官，然后再转移至肺、脑、骨等。

(4)种植播散：癌细胞从浆膜层脱落后可广泛种植于腹腔其他脏器或大网膜上，形成 1～2mm 大小的白色硬质结节，外观酷似粟粒性结核，广泛的腹膜种植常伴有血性腹腔积液。肠腔内癌细胞也可脱落种植于肠腔黏膜上，在破损的肠黏膜上尤易发生。神经周围播散虽然比较少见，但却提示预后不佳。

6.腺瘤癌变、原位癌、多源癌及癌旁移行黏膜

(1)腺瘤癌变：腺瘤癌变的标准国内外差异很大，重度不典型增生与原位癌有时很难区别。

(2)原位癌：部分腺管或绒毛的上皮细胞呈砥柱状或多边形并有明显异型性，细胞核增大变圆，极性消失，核仁增大且深染，核分裂增多并出现病理性核分裂者，被称为原位癌。原位癌是恶性肿瘤最早期的形态学特征，不侵犯固有层，临床预后较好。

(3)多源癌：并非大肠癌所特有，但多中心生长肿瘤在大肠中更为常见。大肠多源癌应引起临床医生的高度重视，不应只满足于明确单一癌灶，特别在纤维内镜检查时必须要观察到盲肠的盲端。

(4)癌旁移行黏膜：正常肠黏膜与癌灶之间并不是界限分明，其间存在着一个由恶性上皮黏膜到正常黏膜的过渡区域，这一区域称为癌旁移行黏膜。其与癌细胞沿肠管纵行方向扩散的关系、与癌前病变的关系迄今仍存在不同看法。移行黏膜形态和功能上确与正常黏膜有所不同，譬如其可表现为腺体扩张、延长、扭曲或分支，癌胚抗原等恶性肿瘤的分子标志物

水平有别于正常肠黏膜上皮。

三、分期

1.国内结肠癌 Dukes 分期

(1)A 期：癌细胞局限于肠壁内。

(2)B 期：癌细胞浸出肠壁。

(3)C 期：在 A、B 期的基础上淋巴结有转移，其中癌灶邻近淋巴结转移属 C_1 期，肠系膜淋巴结或肠系膜血管根部淋巴结转移属 C_2 期。

(4)D 期：远处有癌细胞转移。

2.国际结肠癌 TNM 分期

(1)T 代表原发肿瘤：T_X 为无法估计原发肿瘤，无原发肿瘤证据为 T_0，原位癌为 T_{iS}，肿瘤侵及黏膜下层为 T_1，侵及固有肌层为 T_2，穿透肌层至浆膜下为 T_3，穿透脏腹膜或侵及其他脏器或组织为 T_4。

(2)N 为区域淋巴结：N_X 无法估计淋巴结，无淋巴结转移为 N_0，转移区域淋巴结 1～3 个为 N_1，4 个及 4 个以上区域淋巴结为 N_2。

(3)M 为远处转移：无法估计远处转移位 M_X，无远处转移为 M_0，有远处转移为 M_1。

根据上述定义，各期的划分如下所述。

0 期：$T_{is}N_0M_0$。

Ⅰa：$T_1N_0M_0$。

Ⅰb：$T_2N_0M_0$。

Ⅱ期：$T_{3\sim4}N_0M_0$。

Ⅲa：$T_{1\sim2}N_1M_0$。

Ⅲb：$T_{3\sim4}N_1M_0$。

Ⅲc：任何 TN_2M_0。

Ⅳ期：任何 T 任何 NM_1。

四、临床表现

1.症状

早期症状多不明显，中晚期患者常见的症状有腹痛及消化道激惹症状，腹部肿块，排便习惯及粪便性状改变，贫血及慢性毒素吸收所致症状及肠梗阻、肠穿孔等。

(1)腹痛及消化道激惹症状：多数患者有不同程度的腹痛及腹部不适，如腹部隐痛、右腹外侧区饱胀、恶心、呕吐及食欲缺乏等。进食后症状常加重，有时伴有间歇性腹泻或便秘，易与右下腹常见的慢性阑尾炎、回盲部结核、回盲部局限性肠炎或淋巴肿瘤相混淆。

结肠肝曲癌可表现为右上腹阵发性绞痛，类似慢性胆囊炎。一般认为，右半结肠癌疼痛常反射至脐上部；左半结肠癌疼痛常反射至脐下部；直肠癌疼痛常反射至肛门会阴部。如癌瘤穿透肠壁引起周部炎性粘连，或在慢性穿孔后形成局部脓肿时，疼痛部位即为癌肿所在的部位。

(2)腹部肿块：一般形状不规则，质地较硬，表面呈结节状。横结肠和乙状结肠癌早期有一定的活动度及轻压痛。升、降结肠癌如已穿透肠壁与周围脏器粘连，慢性穿孔形成脓肿或穿破邻近脏器形成内瘘时，肿块多固定不动，边缘不清楚，压痛明显。

(3)排便习惯及粪便性状改变：为癌灶坏死形成溃疡及继发感染的结果。因毒素刺激结肠产生排便习惯改变，排便次数增加或减少，有时腹泻与便秘交替出现，排便前可有腹部绞痛，便后缓解。如癌肿位置较低或位于直肠，可有肛门坠痛、排便不畅或里急后重等直肠刺激症状。粪便常不成形，混有黏液、脓血，有时含血量较大常被误诊为痢疾、肠炎、痔出血等。

(4)贫血及慢性毒素吸收症状：癌灶表面坏死形成溃疡可有持续性小量渗血，血与粪便混合不易引起患者注意。但可因慢性失血，毒素吸收及营养不良而出现贫血消瘦、乏力及体重减轻。晚期患者有水肿、肝大、腹腔积液、低蛋白血症、恶病质等现象。如癌肿穿透胃、膀胱形成内瘘也可出现相应的症状。

(5)肠梗阻和肠穿孔：因肠腔内肿块填塞、肠管本身绞窄或肠腔外粘连、压迫所致，多表现为进展缓慢的不完全性肠梗阻。梗阻的早期患者可有慢性腹痛伴腹胀、便秘，但仍能进食，进食后症状加重。经泻药、洗肠、中药等治疗后症状多能缓解，经过较长时间的反复发作后梗阻渐趋于完全性。有些患者以急性肠梗阻的形式出现，老年人的急性结肠梗阻 50% 以上由结肠癌引起。

当结肠发生完全性梗阻时，因回盲瓣阻挡结肠内容物逆流至回肠而形成闭袢性肠梗阻。从盲肠至梗阻部位的结肠可以极度膨胀，肠腔内压不断增高，迅速发展为绞窄性肠梗阻，甚至肠坏死穿孔，引起继发性腹膜炎，有些患者既往症状不典型，很难在术前明确诊断。位于盲肠、横结肠、乙状结肠的癌肿在肠蠕动剧烈时可导致肠套叠。

结肠癌患者不一定具备上述典型症状，其临床表现与癌肿部位、病理类型及病程长短有一定关系。以结肠脾曲为界可将结肠分为左、右两半部，两半部无论从胚胎起源、血液供应、解剖生理功能、肠内容物性状及常见癌肿类型均有所不同，故临床表现、诊断方法、手术方法及预后均有明显差异。右半结肠胚胎起源于中肠、肠腔较大，肠内容物呈液态，主要功能之一为吸收水分，癌灶多为肿块型或溃疡型，表面易出血、继发感染产生的毒素易被吸收。常见的为右腹外侧区痛及消化道激惹症状、腹部肿块、贫血及慢性毒素吸收后的表现，而出现肠梗阻的机会较少。左半结肠胚胎起源于后肠，肠腔较细，肠内容物呈固态，主要功能为储存及排出粪便，癌肿多属浸润型，易致肠腔环形绞窄。主要症状为排便习惯改变、血性便及肠梗阻。肠梗阻可表现为突然发作的急性完全性梗阻，但多数为慢性不完全性梗阻，腹胀很明显，大便变细形似铅笔，症状进行性加重最终发展为完全性梗阻。当然，这种区分并非绝对，有时仅有 1～2 种临床表现。

2.体征

(1)体格检查：体征可因病程不同而异。早期患者可无阳性体征，病程较长者腹部可触及肿块，也可有消瘦、贫血、肠梗阻的体征。如患者间断出现腹部肿块，同时伴有绞痛和肠鸣音亢进，应考虑到结肠癌引起成人肠套叠的可能性。如发现左锁骨上淋巴结肿大、肝大、腹腔积液、黄疸或盆腔内肿块多属晚期表现。肝、肺、骨的转移局部均有压痛。

(2)直肠指诊：为常用的检查方法，一般能了解距肛门 8cm 范围内有无息肉、肿块、溃疡。低位乙状结肠癌可经腹部、直肠双合诊触及，同时应注意盆腔内有无转移性肿块。女性患者可行腹部、直肠、阴道三合诊。

五、辅助检查

1.实验室检查

血常规检查可了解有无贫血，便常规检查应注意有无红细胞、脓细胞。便隐血试验简便易行可作为大规模普查的方法。结肠癌便隐血试验多为阳性。如消化道癌行根治术后，便隐血试验呈持续阳性，应高度怀疑癌复发或在消化道其他部位又发生新的癌。

2.乙状结肠镜检查

凡有便血或大便习惯改变、经直肠指诊无异常发现者，应常规行乙状结肠镜检查。乙状结肠镜镜筒长 30cm，75%～80%的直肠、乙状结肠癌均能通过乙状结肠镜检查被发现，是一种极为有效的检查方法。检查时应注意黏膜色泽改变、局部肠壁有无僵硬等，如发现肿物则应观察肿物的位置、大小、浸润范围及肠壁情况，同时应取活体组织做病理检查。为增加乙状结肠的可见度，检查前常规洗肠，但洗肠易引起黏膜充血并将肠腔内的黏液、血液冲洗干净，不利于正确检查和判断。事实上，癌肿以下的肠腔内并无大量粪便积存，故对有肠梗阻症状的患者，洗肠并无必要。乙结肠状镜检查的并发症有肠出血、肠穿孔。

3.纤维结肠镜检查

近年来所用的纤维结肠镜长为 105～110cm 和 165～185cm，可观察整个结肠，对诊断钡灌肠不易发现的较小病变甚为重要。来自多发性结肠息肉症或溃疡性结肠炎的结肠癌，因生长形式趋于扁平向两侧及深部扩展而不是突向管腔，故钡灌肠检查有时难以发现，另外有些复杂的结肠病变如克罗恩病、缺血性绞窄等钡灌肠的表现不易与癌区别。但操作纤维结肠镜需要一定的技巧和熟练度，成功的关键在于肠腔的可见度。检查前可进清淡流质饮食，服用泻剂，行清洁洗肠以充分准备肠道，使结肠内粪便排净。操作时必须看清肠腔并在直视下推进内镜以避免穿破肠壁。取活体组织检查时应在溃疡边缘隆起处钳取，避免在溃疡底部操作以防穿孔或大出血。一般应在不同部位多取几个标本。

4.X 线检查

X 线检查是诊断结肠癌的重要方法之一。因结肠癌可能同时存在 2～3 个病灶，即使在乙状结肠镜已发现癌灶的情况下，仍需采用 X 线钡灌肠检查以了解全部结肠情况。约 4%的病例可找到第 2 个癌灶，钡灌肠一般观察肠蠕动、结肠袋形态、肠腔有无绞窄或扩张、肠腔内有无肿块等。钡灌肠的 X 线表现与癌肿大体形态有关：肿块型表现为肠壁充盈缺损、黏膜破坏或不规则；溃疡型较小时可见龛影，较大时该处黏膜完整性遭到破坏；浸润型累及部分肠壁时表现为肠壁一侧缩小、僵硬，如病变浸润肠管全周则呈环形绞窄。绞窄呈持续性用解痉药或手法推移不能使之缓解，且范围多局限在 10cm 以内。用低张气钡双重造影更为准确。对已出现肠梗阻症状的患者，应做 X 线检查，以了解肠腔扩张程度、范围及液平面多少，当怀疑癌肿已侵及或压迫输尿管时。术前还应做静脉尿路造影检查，有助于决定手术范围及手术方式。

5.CT 与 MRI 检查

CT 检查可以帮助临床医生了解肿瘤对周围组织、器官有无侵犯，在术前对切除肿瘤的可能性和危险性做出判断。同时，对可疑肝转移的患者进行 CT 扫描可以精确判断转移病变的位置、数目、大小，有助于对一期肝切除可能性的判断。MRI 可以弥补 CT 的不足，能更易于了解肿瘤对周围脂肪组织的浸润程度。近年来，由 CT 或 MRI 可进行消化道重建成像，被称为“放射内镜”，可以清晰显示肿物的主体状态和向深层的浸润情况。

6.超声波检查

由于近年来内镜超声波(E-us)检查的出现，超声波检查被分为经腹壁超声波检查，即 B 型超声波检查(B-us)和经肠腔超声波检查，即 E-us。B-us 对于了解肿瘤部位、大小、转移及有无腹腔积液等有方便、无创、廉价的优点。E-us 通过传感器的隔水测定可以清晰显示肠壁黏膜、黏膜肌层、黏膜下层、固有肌层和浆膜层，有助于对肿瘤浸润深度的判定，其正确率可达到 80%左右，是目前对肿瘤进行临床分期的最为有效的手段。

7.血清肿瘤标志物测定

随着免疫学技术和分子生物学技术的发展，肿瘤的蛋白标志物和基因标志物日益增多，但其大都缺乏特异性，至目前为止，只有癌胚抗原(CEA)和糖链抗原 19-9(CA19-9)的作用特别是在对术后复发监测和预后判定方面作用得到较好的认可。

CEA 是 1965 年 Gold 自人结肠癌与胰腺癌组织中提取到的细胞膜糖蛋白，因为其亦存在于胚胎肝、胰、肠组织中而得名。由于 CEA 不具特异性诊断价值，故不宜作为普查或早期诊断之用，但在估计预后和观察疗效及复发方面有一定帮助。结肠癌患者术前 CEA 水平正常，手术切除后的预后较好；术前 CEA 水平较高者大多有血管壁、淋巴系统的侵犯或远处转移，预后较差。术前 CEA 水平升高的患者，手术切除肿瘤后 4 周 CEA 逐渐降至正常，当肿瘤复发或转移时，血清 CEA 可再度升高，且可在患者出现症状前 10 周至 13 个月就出现升高。因而认为 CEA 升高与施行第 2 次手术之间的时间是决定手术成功与否的关键，故主张术后 2～3 个月检查 1 次，这样可及时掌握第 2 次手术的时间以提高手术的成功率。另外，血清 CEA 水平越高的大肠腺瘤患者其癌变可能性越大，故对癌前病变的预测也有一定价值。

CA19-9 是 1979 年 Koprowski 从结肠癌细胞株中分离出来的一种肿瘤相关抗原，对胰腺癌具有较高的敏感性和特异性，对大肠癌的敏感性不如 CEA，但特异性较 CEA 高，两者结合使用敏感性和特异性都可达到 85%以上。

8.病理学检查

迄今为止，病理学检查仍是确诊大肠癌的金标准，在治疗方案确定和预后判定中都具有无可替代的作用。依病理取材不同，术前病理学检查可分为脱落细胞学检查和组织活检病理学检查。在肠镜下刷取的脱落细胞如发现为恶性细胞则有诊断意义；组织病理学检查则能对恶性细胞的分化程度、组织结构进行进一步的确认，有助于治疗方案的确定。

六、诊断

1.结肠癌的高发人群

早期症状不明显常被患者忽视，对于结肠癌的高发人群尤应给予特别的注意。一般认为以下几种情况属于结肠癌的高发人群。

(1)大肠癌高发区的成年人，我国长江下游与东南沿海的江苏、浙江、上海、福建，以及我国的台湾及香港地区为本病高发区，东北及华北的部分地区发病率也较高。

(2)血吸虫病患者。

(3)大肠腺瘤患者。

(4)慢性溃疡性结肠炎患者。

(5)以前患过大肠癌或其他癌症者，癌症患者的家庭成员，癌症家族综合征患者的家庭成员。

(6)吸烟者或石棉工人。

(7)盆腔接受过放射线治疗者。

(8)有免疫功能缺陷者。

2.进一步检查的人群

上述结肠癌高发人群有下列症状之一时，应考虑有结肠癌的可能性，需进一步详细检查。

(1)近期出现持续性腹部不适、腹胀、腹痛。

(2)排便习惯改变，由正常排便转为腹泻、便秘，或两者交替出现，排便不畅，有里急后重感。

(3)粪便不成形带脓血、黏液或便血，粪便变细或表面有沟、槽痕迹。

(4)原因不明的贫血、无力、体重减轻。

(5)腹部出现可疑肿块。

3.进一步确诊

根据结肠癌的临床表现，经过以上全面检查，多能及时做出诊断。然而延误诊断却常有发生，原因可能是对结肠癌的临床表现缺乏认识和应有的警惕性。结肠癌常与腹腔多种疾病的临床表现相混淆，鉴别有时十分困难。比较可靠的方法是通过内镜取活体组织做病理学检查，对于高度怀疑为结肠癌经过多方检查又不能确诊时，可考虑开腹探查术。

七、治疗

以手术切除为主的综合疗法仍是当前治疗结肠癌的主要而有效的方法，化疗、放疗、生物治疗的效果有待于进一步评价，近年来推崇术前化疗、术前放疗等新辅助治疗，增加了对晚期结肠癌根治切除机会，但对早期和进展期结肠癌是否值得贻误手术时机去完成术前治疗尚待商榷。

(一)治疗原则

就结肠癌的临床治疗水平而言，结肠癌治疗方案各地区或不同等级医院仍难以统一，但以下治疗原则已被多数学者认同，并证实可有效地减少患者痛苦，提高生存率。

(1)隆起型原位癌或息肉隆起型早期癌可在纤维内镜下进行手术摘除治疗，肿瘤直径不足 3cm 者局部切除治愈率可达 90%。其他类型早期癌由于其淋巴结转移率仅为 5%～10%，因此，比较适合于腹腔镜下行部分结肠切除。

(2)肿瘤局限于肠壁，且无明显淋巴结转移时，进行标准的结肠癌根治术则可达到根治目的。而当癌肿侵破肠壁浆膜或已伴有区域淋巴结转移时，在施行根治性手术的基础上还应在术中及术后使用辅助性化疗或放疗，以除去难以避免的微转移灶或脱落的癌细胞。

(3)晚期结肠癌，如果患者一般情况允许，也需采取积极的治疗态度。对癌灶比较固定，手术切除比较困难，但无远处转移者，应采用新辅助化疗等方法使局部肿瘤降期，争取完成比较彻底的根治手术。对癌灶情况较好，但伴有单发性远处转移灶者，可力争行转移灶一期或二期切除；伴有多发性转移灶者，或者在术前通过介入手段进行区域性化疗争取一期切除主要转移灶，或者在术中经胃网膜血管和(或)肝动脉插管置泵进行术后化疗。

(4)对于确实无法根治性切除的癌灶，应争取切除主要癌灶进行姑息性手术，用腹腔泵等手段进行化疗；或者为解除或预防梗阻进行短路手术或造瘘手术等减症性手术。

(二)手术治疗

用手术切除癌灶及部分或全部结肠虽然术后可能改变患者的生活习惯，带来某些痛苦和麻烦，但能保全生命或延长生存时间。

1.手术适应证及禁忌证

(1)根治性手术适用于 Duke A 期：即病灶局限于肠壁内，周围无肉眼可见的浸润及淋巴结转移者；对于 Duke B、C 期病灶，虽然已经浸出肠壁或肠系膜淋巴结已有转移，但能做整块切除者。根治性手术应切除彻底以争取长期生存。

(2)姑息性手术适用于 Duke C、D 期：癌灶已浸润、转移，根治无望者。切除原发病灶能解除肠梗阻、减少失血、感染、穿孔、内瘘等症状，以减轻患者痛苦及延长生存时间。

(3)患者全身情况极差不能耐受手术者禁忌手术治疗。

2.术前准备

目的为改善患者全身情况，排除肠腔积粪，减少肠道细菌，提高手术的安全性。

(1)一般准备：了解有无出血倾向及药物过敏史，检查及纠正贫血、低蛋白血症以保证吻合口愈合；检查并纠正水、电解质及酸碱失衡；全面了解心、肝、肺、肾等重要器官功能；对合并高血压、心脏病、糖尿病、甲状腺功能亢进等患者必须使并发症迅速控制后再行手术治疗。

(2)肠道准备：在结肠癌手术中占重要地位，是避免术中腹腔污染，减少术后感染的重要措施。肠道准备包括饮食准备、机械性肠道准备和化学性肠道准备三大部分。饮食准备需要患者在术前 1 周开始进少量残渣饮食，术前 48～72h 进流质饮食，术前 8h 禁食。

机械性肠道准备是利用物理冲刷作用排空肠内粪便，通常应用的机械性准备方法，包括口服泻剂和逆行性肠道灌洗，如口服体积分数为 50%的硫酸镁(30mL，每晚 1 次)液状石蜡(30mL，每日 3 次)，每晚洗肠 1 次，手术前 1 天晚上及当日清晨做清洁洗肠。对低位乙状结肠及直肠癌患者清洁洗肠时务使肛管插至癌肿以上部位反复灌洗，直至洗出液体不含粪渣为止。操作要轻柔，灌洗液的温度及压力要适当。

抗生素肠道准备也是减少肠腔细菌数量的重要措施，但需要在机械性肠道准备开始以后施行效果才好。传统的抗生素肠道准备方式是在术前 3 天口服肠道不易吸收的抗生素，如予以新霉素或喹诺酮类药物和抗厌氧菌药物。现在大多数临床医生均推荐术前 1 天给药，一般使用同时给予甲硝唑 400mg 和卡那霉素 0.5g 或庆大霉素 8 万 U，4h 1 次，共服 4 次，经临床验证该方法是安全有效的。

(3)结肠手术前准备：还包括补充维生素和按本医院或本地区细菌流行病学情况经验性选用抗生素，抗生素应在术前 30min 经静脉滴注或肌内注射，以预防手术期感染。

对合并肠梗阻的患者，术前肠道准备更为重要。具体方法因梗阻的程度、部位不同而异。不完全性梗阻仍可采用上述机械及药物准备，但应延长进食无渣流质饮食及服用泻剂的时间，但应避免导致肠道剧烈蠕动药物的应用，如 5%(体积分数)甘露醇溶液等，以防止造成肠套叠而被迫行急症手术。

3.手术方式

结肠癌的手术方式和切除范围应根据癌的部位、病变浸润和转移的范围以及有无肠梗阻等情况而定。就手术方式和手术效果而言，结肠癌手术分为根治性手术和包括减荷手术、减症手术在内的姑息性手术。根治性手术术式由切除肠段的部位、个体相对长度和系膜淋巴结清扫程度决定，由于结肠癌的跳跃式淋巴结转移并不罕见，所以大多数学者建议以清扫到系膜血管根部淋巴结(第 3 站淋巴结)为结肠癌的标准根治手术，称为 D_3 式结肠癌根治术。

(1)根治性手术。

1)根治性右半结肠切除术：适用于盲肠、升结肠、结肠肝曲位置的癌。切除范围包括回肠末段 10～15cm、盲肠、升结肠、横结肠肝曲和部分横结肠，连同有关的肠系膜及其中的淋巴结一并切除。在肠系膜根部切断回盲肠动脉、右结肠动脉、结肠中动脉右支或主干，暴露肠系膜上静脉外科以清扫肠系膜根部淋巴结，然后做回肠与横结肠对端吻合术。根据具体切除肠段情况和离断血管情况，根治性右半结肠切除术也有一些变形。如针对盲肠癌可不切断结肠中血管，并保留肝曲，此术式有学者称为右侧结肠切除术。而在肝曲癌时往往要离断结肠中血管主干，于近脾曲切断肠管，被称为扩大右半结肠切除术。

2)根治性横结肠切除术：适用于横结肠癌。切除范围包括肝曲、脾曲的整个横结肠，连同系膜及其中淋巴结、胃结肠韧带及其淋巴结一并切除。在根部切断结肠中动脉，然后做升结肠与降结肠对端吻合术。

3)根治性左半结肠切除术：适用于结肠脾曲、降结肠。切除范围包括横结肠左半、降结肠、部分乙状结肠，自根部切断左结肠动脉、乙状结肠动脉。在乙状结肠全部切除时，也可从根部切断肠系膜下动脉，然后做横结肠与直肠对端吻合术，与结肠肝曲癌手术类似，在处理结肠脾曲癌时可离断结肠中血管左支，近肝曲离断肠管，施行扩大左半结肠切除术。

4)根治性乙状结肠切除术：适用于乙状结肠癌。切除范围包括降结肠远端、乙状结肠和乙状结肠直肠曲，自根部离断肠系膜下动静脉，以更方便清扫肠系膜下血管根部淋巴结。做降结肠一直肠吻合，如降结肠张力较大，可游离脾曲以保证吻合口处于无张力状态，防止发生吻合口瘘。

5)根治性手术中的注意事项：在实际操作中，如肠袢切除不充分，肠系膜保留过多或未从血管干根部切断等，都会影响手术的疗效。另外，当淋巴管被癌细胞栓塞后，随着淋巴流向的改变可出现逆向性转移或累及邻近肠袢的结肠旁淋巴结，因此，必须按照根治性手术的要求去操作才能达到根治目的。在升、降结肠切除时，必须在 Todt 筋膜深面游离结肠系膜才能保证根治手术的彻底性，但要十分注意后腹壁血管及输尿管，防止发生损伤。

标本的整块切除、无触瘤手术、顺行结肠切除、术中局部化疗等手段无疑提高了根治性手术的质量，确保了根治的彻底性。凡结肠癌与周围脏器有炎性粘连、癌性浸润、穿破到其他器官或肝脏有局限性转移时，只要有可能切除均应与原发病灶一起切除。近年来，结肠癌的同时性或异时性肝转移采用肝切除手术积累了许多经验，患者术后生存时间与 Dukes C 期的预期生存时间相仿，从而改变了长期以来对结肠癌肝转移治疗上的消极态度和预后差的悲观观点。

(2)姑息性手术：如结肠癌已浸润到盆壁，已有腹膜广泛种植，弥漫性肝或肺转移等，均属晚期已无根治的可能。其中95%以上的患者在3年内死亡。姑息性手术只能减轻症状、延长生存时间。姑息性手术包括局部切除、短路手术以及近端结肠造瘘等，应根据患者的不同情况加以选用。

(3)紧急性手术：结肠癌所致的急性完全性肠梗阻或肠穿孔、内科难以控制的下消化道大出血，应在适当准备(补充血容量，纠正脱水、酸中毒及电解质紊乱、胃肠减压)后紧急手术治疗。

1)结肠造口术：对于并发急性肠梗阻又有根治性切除可能的患者，对于癌肿已浸润固定无法切除或合并急性肠穿孔的患者，均应采用结肠造口术。如系暂时性结肠造口，造口部位应选择在远离癌肿的近端结肠，避免对癌肿局部的损伤，为二期手术切除创造条件。暂时性结肠造口不仅是解除肠梗阻的紧急措施，而且使远端肠管得到缓解，在短期内使患者的全身情况得到改善，以便在2周后再做二期切除手术，一般以双腔造口为宜。如对晚期患者做永久性结肠造口时，术前需取得家属的同意。

2)癌切除加结肠造口术：适用于癌肿可以切除的不完全性肠梗阻，腹腔污染不重的肠穿孔。因患者一般情况或局部情况较差，对吻合口愈合能力无保证者，可在切除癌灶之后行肠吻合术，再在近端结肠做造口术，2～3周后根据情况行造口还纳术，这样既保证了手术的安全性又达到早期切除癌灶的目的。

3)急症期一期切除吻合术：合并肠梗阻的右半结肠癌，如患者一般情况良好、肠管本身扩张、炎症水肿不明显，可行右半结肠切除术及回肠-横结肠一期吻合术。但对左半结肠癌的急性梗阻，因肠管内积粪多，肠壁供应血管的分支较少，高度膨胀的肠管壁很薄易于穿孔、破裂，故应行分期切除术以保证手术的安全。如患者一般情况良好，肠管扩张不明显，术者又有较丰富的结肠手术的经验，在术中充分排空肠内容物和大量盐水冲洗后，亦可采用一期切除及吻合术，但应于吻合口近端置一细导管。为防止吻合口漏的发生，可在吻合口近端加做结肠失用性暂时性袢式造瘘，待二期手术时还纳。

(4)影响吻合口愈合的因素：为使根治性手术获得成功，除加强术前准备、术后处理、控制感染外，吻合口的安全性尚依赖于保持肠管良好的血运、正确的操作技术及吻合口无张力。结肠由垂直进入肠壁的终末血管供血，右侧结肠因有回结肠动脉、右结肠动脉及结肠中动脉的右支相互连接成网，故血运较好。左结肠动脉与结肠中动脉左支因联络线太长吻合支少，与乙状结肠动脉、痔上动脉间侧支循环更少，在行根治性手术时因结扎血管干及清除动脉旁淋巴结进一步破坏了肠壁的血液供应。由于左半结肠血运较差，在采用离断肠系膜下血管的乙状结肠癌根治术及直肠癌根治术时，尤应妥善保护降结肠的边缘血管弓，必要时可使用试验性动脉夹暂时阻断肠系膜下动脉30min，如降结肠近端无缺血表现，再行血管断离。手术时对颜色苍白发暗、终末血管无搏动的肠管应予以切除，肠管的对系膜缘亦应多切除些。操作应轻柔，吻合口缝线的疏密应适度，不宜缝扎过紧。

(5)手术过程中癌细胞扩散的途径及其预防：在手术操作过程中，癌细胞可经肠壁、肠腔、静脉、淋巴扩散，也可脱落种植于腹膜及吻合口，因此，需要采取必要的预防措施，以提高手术效果。

1)操作宜轻柔，避免挤压触摸癌肿。先用布带结扎癌灶两端肠管，如技术上可能，在解剖及分离受累肠段之前，先结扎其干根血管，吻合前用抗癌液冲洗肠腔。

2)肠管切缘应距癌灶 10cm，以保证断端无癌细胞残留，避免局部复发及经肠壁内扩散。

3)从探查开始即给予抗癌药物静脉滴注，可用氟尿嘧啶 10mg/kg，以减少经血行播散。

4)术中所用的针线用抗癌药液浸泡，减少创面种植，局部以抗癌药液或低渗液(无菌水)冲洗以破坏脱落的癌细胞，关闭腹腔前应更换器械、手套。

4.术后处理及并发症防治

(1)术后处理。

1)胃肠减压：胃肠减压应持续进行，直到术后 2～3 天，患者无腹胀、肠鸣音恢复、已有肛门排气时为止。在应用胃肠减压期间，每日应经静脉补充必要的液体、葡萄糖和电解质、维生素，保持水、电解质平衡，补充血容量，注意各重要脏器的功能状态。

2)饮食管理：肛门排气后可开始进食流质饮食，如无腹胀再改为半流质饮食，一般在 2 周后可进低渣普通饮食。

3)抗生素应用：已有许多临床试验证明，在术前预防性应用全身抗生素后，在术后没有必要再继续应用抗生素。如确实术中发生肠内容物感染，可在术后极短时间内再应用抗菌药物 1～2 次，但切忌过长时间使用。在选择抗生素时，应根据细菌流行学情况，抗药谱应覆盖革兰阴性杆菌和厌氧菌。

4)引流管的处理：腹部引流管一般留置 48～72h，如渗液量少、非血性、无感染迹象，即可予以拔除。

5)结肠造口的处理：对单口造瘘应注意造口处肠黏膜的血运情况，有无出血、缺血、坏死、回缩及周围感染等现象。对袢式结肠造瘘患者，如腹胀不重可在 48h 后切开造瘘处肠壁，如腹胀、腹痛严重应提前切开。近年来多推荐术中一次性造口完成术式，造口周围皮肤用氧化锌软膏保护。术后以低渣饮食为主，防止腹泻，嘱患者逐步形成定时排便习惯。

(2)术后并发症及其防治。

1)切口裂开及感染：常见于营养不良、贫血及低蛋白血症患者。切口有积血也是导致切口裂开及感染的常见原因，多发生于术后 5～14 天。切口一旦裂开多有粉红色液体渗出或肠管膨出，此时应消除患者恐惧心理，以无菌纱垫覆盖伤口防止肠管进一步大量膨出，立即将患者送入手术室，在适当麻醉下对腹壁皮肤及外露肠管进行消毒，将肠管送回腹腔以张力缝线全层缝合腹壁。如切口部分裂开可将肠管送回后在腹壁无张力的情况下使两侧对合以宽胶布固定。无论缝合或固定切勿将肠管或网膜夹于两侧切缘内。术后应补充全血或血清蛋白，应用抗生素有效地控制腹腔感染。

切口感染与切口被肠内容物污染、脂肪或肌肉集束结扎或电刀应用造成坏死有关。术中妥善保护切口、操作细致轻柔、术前规范预防应用抗生素是防止感染发生的关键，一旦发生切口感染，应尽早拆除缝线，敞开伤口充分引流，使用碘附纱条敷盖感染的创面有助于伤口的愈合。

2)非吻合口性肠梗阻：可发生于肠切除、肠造口术时对肠系膜关闭不全，小肠进入孔隙形成的内疝。乙状结肠切除过多时膀胱出现较大空腔，如小肠坠入与周围粘连则可形成梗阻。因此，术中注意缝合肠系膜空隙以防小肠脱出。一旦确诊应立即手术探查并矫正。

3)吻合口破裂：为结肠癌手术的严重并发症。多见于结肠癌合并肠梗阻术前肠道准备不充分；患者有贫血或低蛋白血症；吻合口血运不良，吻合口张力过大或缝合不够严密等。常发生于术后4～9天。如吻合口破裂发生在腹腔内，表现为弥漫性腹膜炎，全身中毒症状十分明显，应立即引流，同时做吻合口近侧结肠造口。如破裂发生在盆腔，则出现明显的直肠刺激症状，引流处有粪便排出，但腹痛、发热等症状可不明显。时间较长的可形成盆腔脓肿甚至直肠阴道瘘。处理时应加强局部引流，控制感染，根据破口大小决定是否需要做横结肠造口。

4)吻合口绞窄：在结肠癌手术中并不常见，多由于吻合口术后水肿、机体低蛋白性营养不良，一般需2～3周，多能在水肿消退后自行缓解。吻合手术操作对吻合口绞窄的产生也具有一定的作用。使用断端对合型吻合可有效防止肠壁断端内翻过多，水肿造成吻合口绞窄。

5)结肠造口并发症：由于术中损伤了结肠边缘动脉，腹壁切口太小或拉出肠管及系膜短，张力太大，均可发生结肠造口坏死。如坏死范围较大，应再次手术切除坏死肠管重新做结肠造口。如腹壁切口太小，或该处感染后瘢痕挛缩可引起造口绞窄。如绞窄处能通过小指可定期扩张造口，如不能通过小指则需重新造口。

6)假膜性肠炎：多发生在术后2～5天。临床表现为剧烈腹泻排出大量暗绿色浑浊的稀薄液体，有时含坏死的黏膜组织。因肠液及电解质大量丢失，患者很快进入脱水、酸中毒、休克。治疗时首先补充血容量；维持水、电解质平衡，纠正酸中毒；停止原来使用的抗生素改用对难辨梭状芽孢杆菌、金黄色葡萄球菌有效的抗生素，如万古霉素和甲硝唑等；严重时可插肛管注入正常人粪便混悬液以恢复肠道中菌群比例。

7)手术病死率：近年来因对结肠癌的认识不断提高，术前准备比较充分，手术操作的改进及加强术后管理，手术病死率已大为下降。在肿瘤专科医院手术死亡率为1.7%～1.8%；在综合性医院因患者病情较复杂(如有并发症的紧急手术较多，合并心脑血管疾病、高血压、糖尿病等)，患者对手术的耐受能力低下，手术病死率可高达6%～7%。

(三)化疗

作为结肠癌综合性治疗的一部分，可作为根治性手术前、后的辅助治疗，但对于Dukes A期癌的根治性切除术后可不再加用，Dukes B期的患者应当根据具体情况而定。对于不能手术切除的晚期癌，不能再次手术的复发癌均可采用。目前公认辅助化疗对于Dukes C期结肠癌的效果明显。

(1)氟尿嘧啶(5-FU)：为目前治疗大肠癌最常用、疗效较高的药物，单药的客观有效率约为20%。属抗代谢类药物，对增生细胞各期均有杀伤作用。氟尿嘧啶在体内可转变为氟尿嘧啶脱氧核苷，可抑制胸腺嘧啶核苷合成酶，阻断氟尿嘧啶脱氧核苷转变为胸腺嘧啶脱氧核苷，从而影响DNA的合成。四氢叶酸钙(LV)作为生物化学调节剂能够明确提高氟尿嘧啶的抗癌作用。故5-FU/LV被国际上推荐为大肠癌的标准方案。目前，它仍是大肠癌的最基本的化疗方案。氟尿嘧啶的使用剂量因给药方法而不同，静脉推注的剂量为370～600mg/m^2，持续静脉滴注剂量为600mg/m^2；LV的临床应用剂量范围为20～500mg/m^2，一般认为每日给予200mg/m^{2}较好，增效作用强而毒副反应小，经济花费适中。目前临床上常用的方案有以下两种：①氟尿嘧啶370～450mg/(m^2·d)静脉推注×5d+LV200mg/(m^2·d)×5d，4周为1疗程。②氟尿嘧啶400mg/m^{2}静脉推注+600mg/m^{2}持续静脉滴注22h+LV200mg/(m^2·d)第1～2天，每2周为1疗程。

(2)奥沙利铂(L-OHP)：是继顺铂和卡铂之后的第三代铂类抗癌新药，结构上含有1，

2-二氨环己烷(DACH)基因，属于一种新的细胞毒物家族，具有明显不同的抗癌谱，独特的细胞内靶分子、作用机制和耐药机制。由于构效关系，L-OHP 具有以下特点：更具有效力，抗癌谱扩大，与顺铂和卡铂无交叉耐药性，协同作用，安全性较高。L-OHP 单药进行的临床研究业已表明 L-OHP 具有明显的抗癌活性，并证实它和氟尿嘧啶之间无交叉耐药，并存在着协同作用。L-OHP 与 5-FU/LV 联合的 FOLFOX 系列方案在晚期大肠癌治疗中显现确切疗效。临床研究显示此方案可明显降低术后复发率和死亡率，相对危险降低。FOLFOX4、6、7 方案最值得关注。

①FOLFOX4 方案：

L-OHP 85mg/m^2，iv，2hd1；

LV 200mg/m^2，iv，d1、2；

5-FU 400mg/m^2，iv，d1、2，5-FU600mg/m^2，civ，d1、2；

每 2 周重复。

②FOLFOX6 方案：

L-OHP 100mg/m^2，iv，2hd1；

LV 400mg/m^2，iv，d1、2；

5-FU 400mg/m^2，iv，d1，5-FU2400～3000mg/m^2，civ，46h；

每 2 周重复。

③FOLFOX7 方案：

L-OHP 130mg/m^2，iv，2hd1；

LV 400mg/m^2，iv，d1、2；

5-FU 2400mg/m^2，civ，46h；

每 2 周重复。

L-OHP 的主要毒副反应为神经毒性。

(3)伊立替康(CPT-11)：是一种半合成的喜树碱类可溶性衍生物，在体内快速水解为有活性的代谢物 SN-38，该代谢产物是产生抗肿瘤效应的基础。CPT-11 在体内和体外研究中均有广谱的抗瘤活性，对表达多药耐药的肿瘤仍然有效。研究表明 CPT-11 联合 5-FU/LV 方案安全有效，常用方案有以下几种。

①IFL 方案：

CPT-11 125mg/m^2，iv，30～90min，d1、8、15、22；

LV 20mg/m^2，iv，2h，d1、8、15、22；

5-FU 500mg/m^2，iv，d1、8、15、22；

每 6 周重复。

②Douillard 方案：

CPT-1 180mg/(m^2·w)，iv，90min，d1×6w；

LV 500mg/m^2，iv，2h，d1×6w；

5-FU 2300mg/m^2，iv，d1×6w；

每 8 周重复。

另外，对于晚期大肠癌可以考虑使用 FOLFIRI 方案，可以明显提高临床疗效，而且降低毒性。

③FOLFIR1 方案：

CPT-11 150～180mg/m^2，iv，30～90min，d1；

LV 200mg/(m^2·d)，iv，2h，d1、2；

5-FU 400mg/m^2，iv，或 600mg/m^2，civ，d1、2；

每 2 周重复。

CPT-11 最常见的不良反应有中性粒细胞减少、迟发性腹泻、脱发、乏力、恶心、呕吐以及急性胆碱能综合征等，但无蓄积性，易于处理，其中要特别注意迟发性腹泻的处理。

(4)卡培他滨(Cap)：是新一代口服选择性氟化嘧啶甲氨酸盐抗肿瘤药，属嘧啶类抗代谢药物，是氟尿嘧啶的前体。药物以原型自胃肠道吸收，经过一系列代谢，该药物可以选择性地转变为 5′-脱氧-5-氟胞嘧啶(5′-DFCR)、5′-脱氧-5-氟尿嘧啶(5′-DFUR)，最后在肿瘤细胞内转变为氟尿嘧啶。理论上，在肿瘤治疗方面，Cap 为靶向药物。其优点为：提高局部药物浓度而使抗肿瘤作用增加；降低常见的受影响器官的药物浓度而使全身毒性减轻。

Cap 可以单药使用，也可以与 L-OHP 或 CPT-11 联合应用。单药推荐剂量：每日 2500mg/m^2，连用 14 天，休息 7 天为 1 周期。联合化疗的推荐剂量一般为每日 800～1250mg/m^2。常用的方案有以下几种。

①XELOX 方案：

L-OHP 130mg/m^2，iv，d1；

Cap 1000mg/m^2，po，bid，d1～14；

每 3 周重复。

②CAPOX 方案：

L-OHP 70mg/m^2，iv，d1、8；

Cap 1000mg/m^2，po，bid，d1～14；

每 3 周重复。

③XELIRI 方案：

CPT-1 1250mg/m^2，iv，d1；

Cap 1000mg/m^2，bid，d1～14；

每 3 周重复。

④CAPIRI 方案：

CPT-1 1100mg/m^2，iv，d1、8；

Cap 1000mg/m^2，bid，d1～14；

每 3 周重复。

Cap 的主要毒性反应是手足综合征、腹泻、黏膜炎和偶发骨髓抑制等。

(5)化疗时间：如作为根治性手术的辅助治疗，化疗可于患者伤口完全愈合、血红蛋白及肝功能检查正常、体力大致恢复后开始。开始时间一般为术后 2～4 周。

(6)化疗注意事项：治疗期间应加强营养，配合用升白细胞药物；检测肝功能，如药物毒副反应明显应暂时停药。

(四)放疗

近年来对于中晚期直肠癌作为综合治疗方法之一，采用放疗者屡有报道，评价较好。如术前放疗可使癌肿局部降期，有助于预防复发，并可将5年生存率提高10%～15%。但结肠癌对任何放射治疗都不适宜。目前国外已开始尝试用射频区域透热治疗体内深部肿瘤。

(五)生物治疗

生物治疗是指通过肿瘤宿主防御机制或生物制剂的作用调节和消除肿瘤生长的治疗方法，主要包括肿瘤免疫治疗和肿瘤基因治疗两部分。前者主要包括肿瘤的细胞因子治疗、肿瘤疫苗和肿瘤靶向治疗，是生物治疗的基础，也是目前研究最多的；后者是肿瘤生物治疗的发展方向。

目前临床上常用的生物制剂主要有以下几种。

(1)细胞因子包括干扰素(IFN)、白介素(IL)、造血生长因子。

(2)肿瘤疫苗包括卡介苗(BCG)等。

(3)肿瘤靶向治疗包括IMC-C225、贝伐单抗等。

但目前面临的主要问题是没有合适靶标，没有足够经济、长期的方案，没有正确的观念。综合治疗已成为肿瘤治疗最佳和最流行的模式。

第二节　肠梗阻

肠梗阻是一种常见的外科急腹症，凡肠内容物不能正常运动或通过发生障碍时称为肠梗阻，一旦肠管发生梗阻不但可以引起肠管本身解剖和功能上的改变，并可导致全身性生理紊乱。在临床上以腹痛、呕吐、腹胀及便秘为主要表现。肠梗阻具有病因复杂、病情多变、发展迅速等特点，若处理不当，后果严重。

一、概述

(一)病因及分类

肠梗阻在不断发展变化的过程中，各种类型在一定条件下是可以互相转化的。

1.按发生的基本原因分类

按肠梗阻发生的基本原因概括分为4类。

(1)机械性肠梗阻：此类最为常见，系器质性病变引起的肠内容物通过障碍。此类肠梗阻可由下列因素引起。

1)肠腔堵塞，如因寄生虫团、粪块、异物、食积及结石等引起的梗阻。

2)肠管受压，系由外在病理因素压迫肠管所引起的梗阻，如粘连带压迫、肠管扭转、嵌顿疝、肿瘤、炎症或其他腹腔内肿块等。

3)肠壁病变，如肿瘤、套叠、炎症、绞窄以及先天性肠道闭锁等。

(2)动力性肠梗阻：可分为麻痹性和痉挛性两类，动力性肠梗阻是由于神经反射或毒素刺激引起肠壁肌肉功能紊乱，使肠蠕动丧失或肠管痉挛，以致肠内容物不能顺利通过肠道，但无器质性的肠腔绞窄。麻痹性肠梗阻较为常见，如腹膜炎、腹部大手术后、腹部创伤、腹膜后血肿、体液与代谢改变(如低钾血症)等。痉挛性肠梗阻较为少见，偶见于铅中毒引起的肠痉挛或精神紧张的青年女性患者。

(3)血运性肠梗阻：较少见，是由于肠系膜血管栓塞或血栓形成，使肠管血运障碍，继而发生肠麻痹而使肠内容物不能正常运行。血运性肠梗阻虽可归纳于动力性肠梗阻中，但可迅速发生肠坏死，在选择治疗上应积极采用手术治疗。

(4)假性肠梗阻：是指在临床上有肠梗阻症状和体征，但无肠内、外机械性梗阻因素存在，表现为一段或全部肠管扩张。临床上可表现为急性或慢性发作。根据其病因、病理可分为原发性和继发性两类。

2.根据肠壁血运障碍分类

肠梗阻根据肠壁血运有无障碍，分为单纯性和绞窄性两类。

(1)单纯性肠梗阻：只是肠内容物通过受阻，而无肠管血运障碍。

(2)绞窄性肠梗阻：指肠腔梗阻并伴有肠壁血运障碍者。

3.按梗阻的部位分类

肠梗阻还可按梗阻的部位分为高位(如空肠上段)和低位(如回肠末段和结肠)肠梗阻两种；根据梗阻的程度，又可分为完全性和不完全性肠梗阻；此外，按发展过程的快慢还可分为急性和慢性肠梗阻等。

(二)病理解剖及生理

肠梗阻发生后，肠管局部和机体全身将出现一系列复杂的病理变化。各类肠梗阻的病理变化不完全一致。单纯性机械性肠梗阻一旦发生，梗阻以上肠蠕动增加，以克服肠内容物通过障碍。肠腔因气体和液体的淤积而扩张。梗阻以下肠管则瘪陷、空虚或仅积存少量粪便，扩张肠管和瘪陷肠管交界处即为梗阻所在部位，这对于手术中寻找梗阻部位至为重要。肠梗阻全身性病理生理改变，主要由于肠膨胀、体液丧失、毒素吸收和感染所致。

1.肠膨胀

是由肠腔内液体和气体淤积所致。梗阻的部位越低、时间越长，肠膨胀越明显。这不仅可以引起肠壁的解剖、血运动力的变化，还由于腹胀使腹压上升，膈肌升高，腹式呼吸减弱，可以影响肺内气体交换，同时，有血容量不足、下腔静脉被压，都可使下腔静脉的回流量减少，心排血量减少，而出现呼吸循环障碍。

2.体液丧失

因体液丧失而引起的水、电解质紊乱与酸碱失衡，是肠梗阻很重要的病理生理改变。胃肠道每日约有 8000mL 分泌液，在正常情况下绝大部分被再吸收。急性肠梗阻患者，由于不能进食及频繁呕吐，使水分及电解质大量丢失，尤以高位肠梗阻为甚。另外，肠管过度膨胀、影响肠壁静脉回流，使肠壁水肿和血浆向肠壁、肠腔和腹腔渗出。如有绞窄存在，还有血液的丢失。这些变化可以造成严重的缺水、血容量减少和血液浓缩、酸碱平衡失调，但其变化可因梗阻部位的不同而有差别。

3.感染和毒血症

正常肠蠕动能排除废物和清除细菌，肠梗阻时，梗阻以上的肠腔内细菌数量迅速繁殖增加。由此而产生大量毒素，可直接透过肠壁进入腹腔，引起严重的腹腔炎症和毒血症，在低位肠梗阻或结肠梗阻时更为明显。

4.休克

严重的脱水、血液浓缩、血容量减少，电解质紊乱、酸碱平衡失调，细菌感染、毒血症等，可引起严重休克。当肠坏死、穿孔后发生腹膜炎时，全身中毒尤为严重。最后可因急性肾功能及循环、呼吸功能衰竭而死亡。

(三)临床表现

尽管由于肠梗阻的病因、部位、病变程度，发病急缓的不同，可有不同的临床表现，但肠内容物不能顺利通过肠腔则具有一致性，其共同表现是腹痛、呕吐、腹胀及停止排气排便。

1.腹痛

机械性肠梗阻发生时，由于梗阻部位以上肠管的强烈蠕动，表现为阵发性绞痛，疼痛多在腹中部，也可偏于梗阻所在的部位。腹痛发作时可伴有肠鸣音，自觉有气块在腹中蹿动，并受阻于某一部位。有时能见到肠型和肠蠕动波。听诊为连续高亢的肠鸣音，或呈气过水声或金属音，麻痹性肠梗阻的腹胀明显、腹痛不明显，如果腹痛间歇期不断缩短，直至成为剧烈的持续性腹痛则应该警惕可能是绞窄性肠梗阻。

2.呕吐

在肠梗阻早期即可出现反射性呕吐，吐出物为食物或胃液；进食或饮水均可引起呕吐。此后，呕吐随梗阻部位高低而有所不同，一般是梗阻部位越高，呕吐出现越早、越频繁。高位肠梗阻时呕吐频繁，吐出物主要为胃、十二指肠内容物及胆汁；低位肠梗阻时，呕吐出现迟而次数少，吐出物为带臭味的粪样物。结肠梗阻时，呕吐到晚期才出现。如呕吐物呈棕褐色或血性，是肠管血运障碍的表现。麻痹性肠梗阻时，呕吐多呈溢出性。

3.停止排气排便

完全性肠梗阻发生后，患者多不再排气排便。但梗阻早期，尤其是高位肠梗阻，可因梗阻以下肠管内尚残存的粪便和气体，仍可自行或在灌肠后排出，不能因此而否定肠梗阻的存在。某些绞窄性肠梗阻，如肠套叠、肠系膜血管栓塞或血栓形成，则可自肛门排出血性黏液或果酱样粪便。

4.腹胀

腹胀一般晚于以上三个症状出现，其程度与梗阻部位有关。高位肠梗阻腹胀不明显，但有时可见胃型；低位肠梗阻及麻痹性肠梗阻腹胀显著，遍及全腹，结肠梗阻时，如果回盲瓣关闭良好，梗阻以上结肠可成闭袢，则腹周膨胀显著；腹部隆起不均匀对称，是肠扭转等闭袢性肠梗阻的特点。

单纯性肠梗阻早期，患者全身情况多无明显改变。严重缺水或绞窄性肠梗阻患者，可出现脉搏细数、血压下降、面色苍白、四肢发凉等中毒和休克征象。梗阻晚期，可表现唇干舌燥、眼窝内陷、皮肤弹性消失，尿少或无尿等明显脱水征。

(四)辅助检查

1.腹部检查

机械性肠梗阻患者常可到见肠型和蠕动波，肠扭转时腹胀多不对称；麻痹性肠梗阻则腹胀均匀，单纯性肠梗阻因肠管膨胀，可有轻度压痛，但无腹膜刺激征，绞窄性肠梗阻时，腹腔有渗液，移动性浊音可呈阳性。听诊有肠鸣音亢进，有气过水声或金属音，为机械性肠梗阻表现；麻痹性肠梗阻时则肠鸣音减弱或消失。

2.直肠指检

应作为常规检查不能忽略。如触及肿块，可能为直肠肿瘤所引起的结肠梗阻，极度发展的肠套叠的套头或低位肠腔外肿瘤。

3.实验室检查

血红蛋白及血细胞比容可因脱水、血液浓缩而升高。白细胞计数和中性粒细胞明显增加，多见于绞窄性肠梗阻。全血二氧化碳结合力(CO_2CP)和血清 Na^+、K^+、的变化，可反映酸碱失衡和电解质紊乱的状况。呕吐物和粪便检查有大量红细胞或隐血试验阳性，应考虑肠管有血运障碍。

4.X 线检查

一般在肠梗阻发生 4～6h 后，即显示出肠腔内气体；立位或侧卧位透视或拍片，可见多数液平面及胀气肠袢。但无上述征象，也不能完全排除肠梗阻的可能。由于肠梗阻的部位不同，X 线表现也各有其特点；如在高位小肠梗阻时，空肠黏膜环状皱襞可显示出“鱼肋骨刺状”，回肠黏膜则无此表现；结肠胀气位于腹部周边，显示结肠袋形。当怀疑肠套叠、乙状结肠扭转或结肠肿瘤时，可做钡灌肠以助诊断，在小肠梗阻时，忌用胃肠造影的方法，以免加重病情。在病情严重、血压低的休克患者，有时立位平面相可造成直立性虚脱，值得临床医生注意。

(五)诊断与鉴别诊断

在肠梗阻诊断过程中，必须阐明下列问题。

1.是否为肠梗阻

根据腹痛、呕吐、腹胀、停止排气排便和腹部可见肠形或蠕动波，肠鸣音亢进等，一般可做出诊断。X 线检查对确定有无肠梗阻帮助较大。但 3 岁以下婴幼儿在正常情况下，也可在 X 线片下看到小肠内有气体，应予注意。

2.是机械性还是动力性肠梗阻

机械性肠梗阻具有上述典型临床表现，早期腹胀可不显著。麻痹性肠梗阻无阵发性绞痛等肠蠕动亢进的表现。相反为肠蠕动减弱或消失。腹胀显著，而且多继发于腹腔内严重感染、腹膜后出血、腹部大手术后等。X 线检查可显示大、小肠全部充气扩张；而机械性肠梗阻胀气限于梗阻以上的部分肠管，即使晚期并发肠绞窄和麻痹，结肠也不会全部胀气。另外所谓假性肠梗阻也应注意，虽有肠梗阻的表现，但无机械性肠梗阻的征象。

3.是单纯性还是绞窄性肠梗阻

这点极为重要。因为绞窄性肠梗阻预后严重，必须及早进行手术治疗。有下列表现者，应考虑绞窄性肠梗阻的可能。

(1)腹痛发作急骤，起始即为持续剧烈疼痛。肠鸣音可不亢进。有时出现腰背部痛，呕吐出现早、剧烈而为持续性。

(2)病情发展迅速，早期出现休克，抗休克治疗后改善不显著。

(3)有明显腹膜刺激征，体温升高、脉搏加快、白细胞计数逐渐上升。

(4)腹胀不对称，腹部触及有压痛的肿块(胀大的肠袢)。

(5)呕吐物、胃肠减压抽出液、肛门排出物为血性，或经腹腔穿刺抽出血性液体或带有臭味。

(6)经胃肠减压后，腹胀减轻，但腹痛发作无显著减轻，经输液治疗后，脱水、血浓缩现象改善不明显。

(7)腹部X线检查见孤立、突出胀大的肠袢，不因时间而改变位置，或有假肿瘤阴影。

以上几点不必等待全部出现，如原为单纯机械性梗阻出现腹膜炎或腹腔穿刺有血，即应早期手术治疗，对有休克者应边抗休克边手术。合适的手术时机是预防并发症和降低病死率的关键。

4.是高位肠梗阻还是低位肠梗阻

高位小肠梗阻的特点是呕吐发生早而频繁，腹胀不明显，低位小肠梗阻的特点是腹胀明显，呕吐出现晚而次数少，并可吐粪样物。结肠梗阻与低位小肠梗阻的临床表现很相似，有时鉴别困难，X线检查有很大帮助。低位小肠梗阻，扩张的肠袢在腹中部，呈“阶梯状”排列，而结肠内无积气。结肠梗阻时扩张的肠袢分布在腹部周围，可见结肠袋，胀气的结肠阴影在梗阻部位突然中断，盲肠胀气最显著，小肠内胀气可不明显。

5.是完全性肠梗阻还是不完全性肠梗阻

完全性肠梗阻呕吐频繁，如为低位肠梗阻腹胀明显，完全停止排气排便。X线检查可见梗阻以上肠袢明显充气和扩张，梗阻以下结肠内无气体。不完全肠梗阻呕吐与腹胀都较轻或无呕吐，X线所见肠袢充气扩张都不明显，结肠内仍有气体存在。

6.引起梗阻的原因

应根据年龄、病史、体征、X线检查等方面进行具体分析。

在临床上粘连性肠梗阻最为常见，多发生在以往有过腹部手术、损伤或炎症史的患者。嵌顿性或绞窄性外疝是常见的肠梗阻原因，故对机械性肠梗阻的患者应仔细检查可能发生外疝的部位。以年龄而论，新生儿肠梗阻以肠道的先天性畸形为多见；2岁以内则肠套叠为多见，儿童以蛔虫团所致的肠梗阻为多见；青壮年饱食后劳动出现肠梗阻应考虑肠扭转；老年人则以肠道肿瘤、乙状结肠扭转、粪块堵塞为常见；有心血管疾病者如心房纤颤、瓣膜置换后应考虑肠系膜血管栓塞；慢性肠梗阻多见于肠道非特异炎症如结核、克罗恩病或肠道肿瘤。

二、粘连性肠梗阻

粘连性肠梗阻是肠粘连或腹腔内粘连带所致的肠梗阻，是各类肠梗阻中最常见的一种，在我国其发病率占各类肠梗阻的第一位，占肠梗阻的40%～60%。

(一)分类及病因

1.分类

肠粘连和腹腔内粘连带可分先天性和后天性两种。

(1)先天性者：较少见，占肠梗阻的5%左右，但在小儿粘连性肠梗阻中却为主要因素。其发病原因有两个方面：一方面为胚胎发育异常，如卵黄管退化不全，梅克尔憩室和肠转位不全等；另一方面为胎粪性腹膜炎，炎症吸收后遗留下腹腔内广泛粘连。

(2)后天性者：多见，常见原因有剖腹手术、腹部创伤、腹腔内出血、感染、异物、肿瘤、放射线等。腹腔粘连的确切机制尚不完全清楚，是机体的一种纤维增生的炎性反应，粘连起到血管桥的作用，与个人体质反应及局部状态有关，有些患者可有明显组织增生倾向，如皮肤损伤容易形成瘢痕疙瘩，而有些患者即使手术造成浆膜缺损或组织缺血却不发生粘连。临床上以手术后所致的粘连性肠梗阻为最多见。

2.病因

肠粘连为机体保护性措施之一，并不等于肠梗阻。肠粘连必须在一定条件下才会引起肠梗阻。粘连性肠梗阻主要发生在小肠，结肠梗阻较少见，有时盆腔疾病也可引起乙状结肠粘连性肠梗阻，有些腹腔粘连不会造成肠梗阻，可称为无害粘连，导致肠梗阻的粘连为有害粘连，主要有以下五种情况：①一部分或全部小肠紧密粘连成团，肠管折叠，扭曲变形，影响肠蠕动，使肠内容物不易通过。②肠管与腹壁腹膜形成点状或小片状粘连，使肠袢自身折叠或牵拉成锐角。③肠袢、肠系膜或腹壁之间形成粘连束带，直接压迫某段肠管形成梗阻。④两点间粘连带形成环形、肠袢通过环孔发生内疝而致梗阻。⑤肠管一处与腹壁粘连固定，肠袢以此为支点发生扭转。另外，肠道功能紊乱、暴饮暴食、肠管炎症、剧烈运动、突然改变体位等往往成为肠梗阻的诱因。前两种如广泛粘连成团或片状粘连所引起的肠梗阻多为单纯性、不完全性肠梗阻。后三种粘连如局限性粘连带往往容易引起肠扭转、内疝等闭袢性绞窄性肠梗阻。

（二）诊断

粘连性肠梗阻的症状可表现为完全性或不完全性、单纯性或绞窄性，这与粘连类型有关，急性粘连性肠梗阻主要表现为小肠机械性肠梗阻。患者多有腹腔手术、创伤或感染的病史，以往有慢性部分性肠梗阻症状和多次急性发作者，多为广泛粘连所引起的梗阻，长期无症状，突然出现急性梗阻症状，腹痛较重，出现腹部局部压痛，甚至腹肌紧张者，即考虑是粘连带扭转或内疝等引起的绞窄性肠梗阻。手术后近期发生的粘连性肠梗阻应与手术后肠麻痹恢复期的肠蠕动功能失调相鉴别，后者多发生在手术后 3～4 天，当肛门排气排便后，症状便自行消失。

（三）治疗

1.非手术治疗

对于不完全性肠梗阻，特别是广泛性粘连者，一般选用非手术治疗。中药治疗对体强症重者可用复方大承气汤，体弱症轻者可选用生植物油或理气宽肠汤，可配合针刺足三里等，手术后早期发生的粘连性肠梗阻，多为单纯性肠梗阻，而且这种新形成的粘连，日后可部分或全部吸收，非手术治疗效果常较满意。

2.手术治疗

粘连性肠梗阻如经非手术治疗不见好转甚至病情加重，或怀疑为绞窄性肠梗阻，特别是闭袢性梗阻，须及早进行手术。对于反复频繁发作的粘连性肠梗阻也应考虑手术治疗。

手术的方法应按粘连的具体情况而定。对于粘连带和小片粘连，可施行简单的切断和分离；如因广泛粘连而屡次引起肠梗阻，可采用小肠折叠排列术，将小肠顺序折叠排列，缝合固定于此位置，以避免梗阻再发生；如一组肠袢紧密粘连成团引起梗阻，又不能分离，可将此段肠袢切除做一期肠吻合；倘若无法切除，则做梗阻部分近、远端肠侧一侧吻合的捷径手术，或在梗阻部位以上切断肠管，远断端闭合，近断端与梗阻以下的肠管做端侧吻合。

（四）预防

及时、正确治疗腹腔炎症对防止粘连的发生有着重要意义，还需特别注意的是腹腔手术止血不彻底而形成的血肿，肠管暴露在腹腔外过久或纱布敷料长时间覆盖接触损伤浆膜，手套上未洗净的滑石粉等异物带入腹腔，腹膜撕裂、缺损、大块组织结扎、腹腔引流物的放置等，都是导致粘连的医源性因素，应予以防治。此外，关腹前可将大网膜顺铺切口下面，术后可用理气、活血、通里攻下方剂或用新斯的明穴位注射以促进肠蠕动恢复。

三、蛔虫性肠梗阻

1.病因及病理

蛔虫性肠梗阻是指因蛔虫结聚成团并引起局部肠管痉挛而致的肠腔堵塞。多为不完全单纯性肠梗阻，本病多见于2～10岁的儿童，农村发病率较高。蛔虫平时分散在肠道内，当蛔虫大量繁殖或人体发生某些生理改变，如发热、腹泻、肠功能紊乱或服驱虫药剂量不足时，均可诱发蛔虫扭聚成团堵塞肠道，蛔虫堵塞的部位常见于回肠。少数患者可并发肠扭转或肠壁坏死穿孔，大量蛔虫进入腹腔则引起腹膜炎。

2.临床表现

为脐周围阵发性腹痛和呕吐，可有便蛔虫或吐蛔虫的病史。一般腹胀不显著，也无腹肌紧张，腹部常可扪及可以变形、变位的条索状团块，并且可能随肠管收缩而变硬。肠鸣音亢进或正常，体温、白细胞计数多正常。有时腹部X线片可以看到肠腔内成团的虫体阴影。

3.诊断及鉴别诊断

蛔虫性肠梗阻诊断一般不难，但应注意与肠套叠相鉴别。

4.治疗

单纯性蛔虫堵塞应采用非手术疗法。除禁食、输液外，可口服生植物油，也可口服枸橼酸哌嗪和中药驱蛔承气汤；如腹痛剧烈，可给予解痉镇痛剂或配合针刺、腹部轻柔按摩，腹胀明显者行胃肠减压。症状缓解后，再经胃管注入氧气驱虫。用量：儿童为每周岁80～100mL，成人每次2000～3000mL。应缓慢注入，以免突然胃胀不适或呃逆逸出。如经非手术治疗无效，或并发肠扭转或出现腹膜刺激征时，应施行手术，术中可在肠外将虫团推散并驱入结肠内；如蛔虫过多，不能松解，则可切开肠壁取虫，但应尽量取净，以免发生残留的蛔虫从肠壁缝合处钻出，引起肠穿孔和腹膜炎。术后应继续驱虫治疗。

第三节　直肠息肉

大肠息肉是大肠黏膜表面隆起性病变的总称，仅表示肉眼外观，并无说明病理性质。临床上把息肉分为肿瘤性和炎性。肿瘤性又可分为恶性和良性。部分大肠息肉是属于肠黏膜的良性上皮性肿瘤，具有潜在的恶性，对肿瘤的防治具有重要的实际意义，应予重视。大肠息肉的2/3生长在直肠和乙状结肠，发生在直肠的息肉占45%，乙状结肠的息肉占25%。直径为2mm至10cm。息肉可单发或多发，数目超过100个称为息肉病，99个以下的称为多发性息肉。

一、病因

1.炎症刺激肠

黏膜的长期慢性炎症可引起肠黏膜的息肉状肉芽肿。如溃疡性大肠炎、晚期大肠血吸虫病、阿米巴痢疾、肠结核、非特异性直肠炎等，都可以引起息肉状肉芽肿。也有的是由于直肠黏膜的慢性炎症，致腺体阻塞，黏液潴留而形成息肉，如幼年性息肉。

2.基因突变和遗传因素

息肉形成与基因突变和遗传因素有密切关系。目前研究表明、腺瘤状息肉的形成可能有两个相关的基因，即显性基因和隐性基因，显性基因和家族性息肉病有关，隐性基因与孤立性腺瘤性息肉有联系。如家族性息肉病，属常染色体，显性遗传，有明显的家族史、系基因突变引起的。

3.饮食因素

与结直肠息肉的形成有一定的关系，尤其是细菌和胆酸的相互作用可能是腺瘤性息肉形成的基础。如脂肪摄入低于膳食热量的15%时，直肠息肉和癌的发生率均较低，高脂肪膳食能增加结肠中的胆酸。大便中总胆酸的成分可能与息肉的体积和上皮组织转化的严重程度有关。高纤维膳食，粪便容量较大，结直肠息肉的发生率较低。

4.机械损伤和粪便刺激

粪便中粗渣和异物以及其他有关因素造成大肠黏膜损伤或长期刺激大肠黏膜上皮，使处于稳定状态遭到破坏，或者是细胞产生增生，或者是脱落速度减慢，或二者兼而有之，可形成息肉状突起。腺瘤样息肉多发生于直肠和乙状结肠，可能与这种因素有关。

二、分类

直肠息肉按其病理性质可分为以下两大类。

1.肿瘤性息肉

(1)管状腺瘤：占腺瘤的80%，多发生在直肠，乙状结肠次之。直径多在2cm以下，常有蒂，呈梨形或球形。其癌变率为1%。

(2)绒毛状腺瘤：占腺瘤的15%，多发生在直肠。大多数为广基无蒂，呈地毯或菜花状，极易出血坏死，其直径多在2cm以上，其癌变率在40%。

(3)混合性腺瘤(绒毛管状腺瘤)：占腺瘤的5%，多发生在直肠和左结肠，呈球状，多有蒂，其表面有沟裂或分叶。其直径多在2cm以上，其癌变率为前两者之间。

2.错构瘤性息肉

(1)幼年性息肉：又称先天性息肉，多发生在10岁以下的儿童，平均发病年龄在5岁，男性多于女性。息肉多为单发，直径不超过1cm，呈球形或卵圆形，一般均有细长的蒂，蒂为正常黏膜组织。病理学上认为此种息肉是一种正常组织的异常组合，称其为错构瘤，不发生癌变。

(2)色斑息肉综合征：也是常染色体显性遗传性疾病。患者消化道内广泛存在息肉，大小不一，同时伴有口唇、口周及指、趾等处色素沉着，病理为错构瘤。极少恶变。儿童及青春期色素斑浅，至成年逐渐加深，到老年又变淡，发病年龄在20～25岁，有家族遗传性。

(3)炎性息肉：又称假性息肉，与大肠黏膜炎性病变有关，多见于溃疡性肠炎、肠结核等疾病，息肉呈灰白色，多无蒂。

(4)增生性息肉：又称组织转化性息肉，多发生在直肠，40岁以后发病，随年龄增长，发病率增高。主要为黏膜增生性改变。症状不明显，不需特殊治疗，临床观察。

三、临床表现

约半数以上直肠息肉并无临床症状，常在普查或者常规的结肠镜检查以及发生并发症时才被发现。除幼年性息肉多见于12岁以下儿童，尤其是5岁以下小儿，其余大肠息肉多见于40岁以上的成人，男性稍多。大部分病例无引人注意的症状，部分病例可以有以下一个或几个症状。

1.便血

可为不同程度的便血，一般出血量不多，血色较红，常附着在粪便表面，有时粪便有沟槽。出血量较多者可直接便鲜血或血块，亦有大便滴血。尤以绒毛状息肉和幼年性息肉多见，儿童期无痛性便血，以直肠息肉引起者多见。

2.粪便改变

出现肠道刺激症状如腹泻或排便次数增多，如有感染可见黏液血便和里急后重。部分绒毛状息肉可有大量黏液排出，分泌亢进，引起水样腹泻，可造成电解质和蛋白质丢失。

3.息肉脱垂

具有长蒂的息肉在排便时可脱出肛门外，在小儿较多见。

四、诊断要点

(1)需结合病史和临床表现，但多数直肠息肉并无特殊症状，因此诊断主要依靠临床检查。

(2)直肠指检：是检查距肛门7～8cm以内直肠息肉最简便可靠的方法，触及硬结是息肉恶变的可靠指标。

(3)直肠、乙状结肠镜镜检：是检查直肠息肉最主要的方法。可观察息肉的数目、位置、大小、形态，并可钳取组织活检。如疑有结肠息肉，应行纤维肠镜检查或钡剂灌肠X线检查。

(4)病理学检查：息肉活检或切除标本的病理诊断结果，对确定进一步治疗方案至关重要。同一息肉不同部位的病理诊断可能不一，故应取材于多处或多次取材，最好将息肉全部切除送检。标本应及时正确地固定并做好标记，使病理医生能辨认标本的头部基部和切缘。

(5)多数大肠息肉起病隐匿，临床上可无任何症状。一些较大的息肉可引起肠道症状，主要为大便习惯改变、次数增多、便中带有黏液或黏液血便，偶有腹痛，极少数患者大便时有肿物自肛门脱出。一些患者可有长期便血或贫血。有家族史的患者往往对息肉的诊断有提示作用。

本病的参考诊断标准如下。

(1)肠镜(包括肛门镜、乙状结肠镜、纤维结肠镜)检查发现肠壁息肉。

(2)组织病理学检查或脱落细胞学检查证实为息肉。

具备以上两条者即可确诊本病。

五、鉴别诊断

多发性息肉要和以下疾病相鉴别。

1.肠道气囊肿病

结肠黏膜上呈现半球形息肉样隆起肿块，无蒂广基，表面光滑明亮，反光强。多发性，分布不如息肉散在。用活检钳深部咬取时，如肿块塌陷即为本病。有时钳取后可见空腔。

2.家族性结肠息肉病

患者发病年龄平均为25岁左右。息肉数目在100个以上。息肉内大多数仅几毫米，大小差异较小，有家族史。

3.Garner综合征

大肠多发腺瘤，常合并骨瘤、皮脂囊肿和肠系膜硬纤维瘤，有家族史。

4.Turcot综合征

大肠多发性腺瘤，常合并中枢神经系统肿瘤，有家族史。

六、治疗原则

非肿瘤性息肉不需要手术切除，但肉眼难以区别，活检也缺乏代表性。近年来主张，结肠镜检查中见到息肉，不论良性或恶性均应切除，送病理检查以确定其性质。

1.保守治疗

(1)西医治疗：主要是对症处理，止血消炎和改善症状。

(2)中医治疗：可采用内服和灌肠。内服方以解毒、活血、消坚为主。根据临床辨证施治，血虚者补血，气滞者调气，并予灌肠方，保留灌肠。内服方：半枝莲30g、山豆根12g、丹参10g、红藤30g、皂刺10g。气虚加党参，血虚加当归、熟地，阴虚加生地、鳖甲，血多加三七粉、阿胶。水煎服。每日1剂，10～20剂为一疗程。灌肠方：乌梅12g、贯众15g、五倍子9g、夏枯草30g、半枝莲15g、槐角9g，水煎浓缩至100mL，每晚保留灌肠1次，10天为1疗程。

2.手术治疗原则

(1)直径＜1cm者不做活检直接做摘除，检查近端结肠并进行随访。

(2)1cm直径息肉、活检证实为腺瘤者，切除息肉并检查近端结肠，定期随访。

(3)如为非新生物息肉，不做进一步处理或随访(增生性或炎性息肉)，幼年性息肉病按新生物息肉处理。

(4)直径＞2cm的绒毛状广基腺瘤不宜经结肠镜分块切除，宜采用手术切除。位于腹膜反折以上者，应按直肠癌手术处理。位于腹膜反折以下者，可经肛或经骶行局部切除。

(5)经X线、钡灌肠发现者做结肠镜检，摘除息肉检查近端结肠以排除同期息肉。

(6)息肉摘除者3年复查1次，息肉未全摘除以及广基腺瘤者，随访时间应提前。如3年随访阴性者，可改为5年后再随访。

(7)大的扁平息肉不能内镜下摘除者，则行手术。

(8)如在内镜下切除完全的息肉伴有重度或高度不典型增生(原位癌)，每3年随访1次，随访阴性以后则改为5年。

(9)结肠镜下摘除恶性腺瘤性息肉者(包括浸润性癌)，根据摘除状况进一步处理。如全部切除者若切缘阴性，分化中或高，无淋巴管及血管内浸润，则经内镜摘除即可。若未肯定完整切除，有小淋巴管及血管内浸润，应施行外科手术。

(10)对有家族史者，如黑斑息肉病、家族性腺瘤样息肉病及遗传性非息肉性结、直肠癌等，要作为特殊筛检对象进行随诊。

第四节　直肠癌

直肠癌是指乙状结肠下界至齿线之间的癌肿，约占大肠癌的60%，是肠道常见的肿瘤之一。其以排便习惯和粪便性状的改变、腹痛、便血、肛门坠痛、里急后重，甚至腹内结块，消瘦为主要临床表现。本病可发生于任何年龄，40岁以上多见，男性略多于女性，男女之比为2：1。在我国的发病率虽较欧、美等西方国家低，但近几年有不断上升的趋势。其诊断主要依靠病史、临床表现、实验室检查、肛门指诊、内窥镜检查、X线检查、大便隐血试验、CT扫描、直肠腔内B超检查、并排除其他直肠疾病。

一、病因与病理

该病的发病原因尚不明确，但与下列因素有关。

1.环境因素

根据地理和移民流行病学的资料，直肠癌具有明显的地理分布性，并随环境变化的趋势明显而迅速。据调查资料发现，直肠癌高发国家的饮食具有高脂肪、高蛋白、少纤维素及精制糖类，所谓的“西方饮食”的特点。根据流行病学的调查，可以看出直肠癌的发病率与食物中脂肪的消耗量呈正相关，尤其经常食用牛、羊、鸡等肉类者患癌危险性更大，这可能由于其脂肪的成分含有较多饱和脂肪酸的缘故。而习惯高纤维素饮食的地区和国家，直肠癌的发病率较低，膳食纤维可以减少直肠癌的发病率，可能与其能促进肠蠕动和降解致癌物有关。近来研究表明维生素A、维生素C、维生素E及钙的摄入，均有一定的抗癌作用。

2.遗传因素

有关资料统计，直肠癌患者中约有1/4有家族史。即正常细胞的基因发生遗传因素发生的易患性，加上某种激发因素，使组织细胞生长迅速，就会发展成癌。

3.慢性炎症刺激

慢性非特异性溃疡性结肠炎的患者直肠癌的发生率比正常人高出5～10倍，一般在患病10年以后可以发生，其癌变率随年龄增长而增加。它可以通过炎性－肉芽肿－假性息肉阶段发生癌变。溃疡性结肠炎发生癌变的特点是多中心性生长，癌灶往往发生于非结肠炎区，以浸润型多见，组织结构以未分化癌和黏液癌多见。多数人认为容易发生癌变的溃疡性结肠炎是：①病期在5年以上。②症状持续活动。③大肠内病变广泛。④成人以前发病。

4.大肠腺瘤、息肉大肠腺瘤、息肉

以上几种基本上被认为是直肠癌的癌前病变。有人统计了大量腺瘤的患者，其发生癌变的概率：1个腺瘤比无腺瘤的高出5倍，多个的比1个的患者高出1倍。一般认为绒毛状腺瘤的癌变机会最高，占25%～30%，腺管状腺瘤占3%～8%，直径＞1cm的腺瘤或息肉癌变率升高。家族性多发性息肉病，癌症的发病率更高。

5.血吸虫病

血吸虫病流行区的癌发病率有显著上升。推测血吸虫卵在肠壁内的沉积可引起慢性炎症，形成炎性息肉，诱发癌变。血吸虫并发的癌症多在直、乙状结肠部分，分化好，恶性度低，发病年龄较小。

6.其他疾病或生理异常

胆囊切除后，次级胆酸进入肠道增多；可刺激肠黏膜增生，从而增加患癌的危险性。输尿管乙状结肠吻合术后的患者癌变的发生率比一般人高100～500倍。接受较大剂量放射治疗的盆腔癌的患者，癌肿多发生在直肠、乙状结肠下段，58%是黏液性腺癌，生物学行为较差。免疫功能失常、病毒感染等都可引起肿瘤。在一些良性肿瘤和一些恶性肿瘤中，可以看到病毒小体，但是哪些类型病毒是致癌物质，尚在研究中，能诱发肿瘤的病毒种类很多，并在自然界普遍存在，但只能在一定条件下才能发病。

二、临床表现

早期多无明显症状，仅有少量的便血和便中夹带有黏液及大便习惯的改变。晚期由于癌肿的迅速增大、溃疡、感染，侵及邻近的组织器官而出现局部和全身症状。

(一)大便性状和排便习惯的改变

1.便血

便血是大肠癌最常见的症状之一，是直肠癌和左半结肠癌最常见的症状。大肠癌肿在生长到一定程度时，都可以出现便血。肿瘤体积较小时，由于黏膜尚完整，一般不会出血。随着肿瘤体积增大，由于机械刺激、炎症、血运障碍等原因，病灶处黏膜发生糜烂、溃疡，甚至肿瘤破裂，导致出血。恶性肿瘤在早期就可破坏黏膜，并且癌组织质地较脆、渗出性强、血供与肿瘤生长不协调导致肿瘤局部缺血坏死等因素，所以出现血便较早，至晚期，肿瘤引起的出血往往较严重，且不易止血，因此晚期大肠癌的姑息性手术有预防肿瘤大出血的意义。血便的颜色可以为鲜红色、暗红色、柏油样或黑褐色。值得指出的是，出血量与肿瘤性质无明显关系，与肿瘤恶性程度也无必然联系。

便血不是大肠癌的特有症状，肠道炎症、溃疡、结核、伤寒、寄生虫、痔瘘等疾病皆可有便血。便血症状最容易引起患者的注意，但其重要性经常被患者甚至是临床医生所忽略，往往将出血的原因归咎于痔疮而延误诊治。因此对有血便主诉或隐血试验阳性者，必须警惕大肠癌的可能性，并进一步检查以确诊或排除。临床医生需注意的是，便血并非代表大肠癌患者已属晚期，相反，出血症状多见于DukesA期和分化较好的大肠癌。有研究表明，有出血症状的患者预后反而比无出血者好。这可能与患者因出现便血症状而较早就诊，有便血者肿瘤往往为外生型，而无便血者肿瘤多为浸润型有关。

当长期的失血超过机体造血的代偿功能时，患者即可出现贫血。绝大多数大肠癌发生出血时，都不是单纯的血便，而是表现为脓血便或黏液血便，粪便检查可见血便中混有脓细胞和黏液。在远端结肠和直肠、肛管肿瘤、脓血便或黏液血便更加常见。

2.大便形状改变

直肠肿瘤当体积增大到一定程度时，常使大便的外形发生改变，表现为大便变细、变形等。痔疮有时也可以有大便形状的改变，但一般痔疮患者虽有大便形状改变，但便血的特点和直肠肿瘤不同，其大便带血常在大便表面，血不与粪便混合。

3.排便习惯改变

排便习惯改变主要是排便次数的改变，包括腹泻、便秘、腹泻和便秘两者交替、排便不净、排便困难等。腹泻指排便频率增加，粪便稀(或)含有异常成分，一般次数在每日3次以上。腹泻多为肿瘤的刺激、继发感染和肿瘤渗液等引起；便秘指排便次数减少，每2～3天或更长时间便1次，无规律性，粪便干结，质地较硬，可有排便困难感，而便秘常由肿瘤所致的急性肠梗阻引起。直肠肿瘤患者，由于肿瘤本身的物理刺激及其化学分泌物的刺激，常有里急后重，排便不净的感觉，排便次数每日可达十几次，每次量少，以脓血和黏液成分居多，可混有坏死组织。

(二)肠壁狭窄

梗阻症状是癌肿致肠道狭窄、肠腔阻塞或肠外有压迫粘连所致，表现为腹部气胀不适、疼痛、便秘、肠鸣音亢进，晚期有大便困难、粪便变细等。

(三)腹部肿块

不管是良性还是恶性肿瘤，当肿瘤生长到一定体积时都可出现临床上可扪及的腹部肿块，恶性肿瘤较良性肿瘤更容易表现为腹部肿块。直肠上段肿瘤可在耻骨上方触及，此时应与子宫和充盈的膀胱相鉴别。需指出的是，腹部触及的肿块大小不一定与肿瘤实际大小相符。当肿瘤向外侵犯并与周围组织粘连时，这些粘连的周围组织常使扪及的肿块的体积大于实际肿瘤体积，并且往往表现为肿块边界不清。另外，腹部肿块不一定是原发肿瘤，也可能是网膜、肠系膜、卵巢转移灶甚至是融合成团的肿大淋巴结。

(四)肿瘤外侵、转移

1.局部浸润

直肠癌扩散出肠壁在盆腔内有较广泛浸润时(或手术后盆腔内复发时)，可引起腰、骶部酸痛、坠胀感。当肿瘤浸润或压迫坐骨神经或闭孔神经根(腰骶丛)时还可出现坐骨神经痛或闭孔神经痛。肿瘤向前侵及阴道及膀胱黏膜时可出现阴道流血或血尿等。

2.血道播散

结肠癌发生血道转移以肝转移最常见。8%～25%的患者在确定诊断时已有肝转移。偶尔患者原发灶症状不明显，却以血道转移，如肝转移、骨转移、卵巢转移等为首见临床症状。

3.种植播散

癌侵及浆膜层时癌细胞可脱落进入游离腹膜腔，种植于腹膜面。膀胱-直肠凹(或子宫-直肠凹)为腹膜腔最低的部位，癌细胞易聚集种植于此。直肠指检可触及该处有种植结节。

4.淋巴转移

左锁骨上淋巴结转移为晚期表现。直肠癌发生髂血管旁淋巴结转移时，淋巴可逆流至腹股沟而发生腹股沟淋巴结转移。当腹膜后淋巴结广泛转移，肿大的淋巴结团块压迫下腔静脉、髂静脉时可出现两侧或一侧下肢水肿、阴囊或阴唇水肿等。慢性消耗性表现随着疾病的进展，肿瘤患者可出现慢性消耗性表现，如消瘦、乏力、贫血等，晚期患者可呈恶病质状态。贫血是大肠癌较为常见的临床表现，其原因包括：①肿瘤所致的胃肠功能紊乱或摄入障碍。②肿瘤所致的急、慢性失血。③肿瘤对营养物质的消耗。④肿瘤对造血器官组织的破坏等。

三、诊断要点

直肠癌的临床症状常无特异性，有时甚至无症状。因此，除了出现症状及时就诊明确诊断外，直肠指诊、结肠镜体检及大便隐血试验检查均是早期发现结、直肠癌的重要途径，尤其对于有息肉病史和消化道肿瘤家族史者。常有以下几个诊断要点。

(一)病史

有便秘和结肠炎病史的中年患者，无明显诱因出现大便形状的改变，家属中有结肠息肉的患者。

(二)辅助检查

1.直肠指检

是一种简单易行的方法，至少可扪及距离肛缘 7cm 以内的直肠壁情况。约 90%的直肠癌可经直肠指诊发现，指诊时要认真细致，要注意肿块的位置、大小、形态、硬度、累及范围和活动度、距肛缘的距离等。指诊时可发现肛管或直肠黏膜上可触及形状不规则，边缘不齐的硬性结节或肿块，表面不光滑，周围黏膜增厚，早期有一定的活动性。癌肿形成溃疡则可触及质地较硬，边缘突起，向外翻转的包块，如累及肠壁全周，可形成环状狭窄。晚期则肿块固定，不易推动。退出手指，则见指套染有脓血、黏液或坏死组织。

2.结肠镜

结肠镜是诊断结直肠癌最有效的方法，除能发现肿块外，还可以对肿块进行活检，获得病理学证据。近年来随着操作技术的逐渐成熟，结肠梗阻患者也可以进行检查诊断。结肠镜对肿瘤定位有一定误差，可进行术前钡剂灌肠定位。

3.X 线检查

包括 X 线透视和摄片检查、钡灌肠检查、气钡双重对比检查等。

(1)直肠癌并发急性梗阻时，腹部 X 线透视和腹部 X 片可见梗阻部位以上的肠管充气、肿大。

(2)肿块型癌在钡剂灌肠时表现为充盈缺损，边缘尚清，黏膜破坏或不规则。溃疡型癌肿在钡剂灌肠时可见为龛影，周围有隆起的透明区。

(3)浸润型癌累及部分肠壁则可见肠壁僵硬，病变侵及肠壁全周时呈环形狭窄或同心管状狭窄，病变部位黏膜已不见。

4.大便潜血试验

目前的大便潜血试验方法只要消化道内有 2mL 左右的出血就可以出现“阳性”，但大便潜血试验阴性不能排除结直肠癌的可能。欧美临床医师很重视给大便潜血试验阳性者做肠镜检查。

5.癌胚抗原(CEA)

CEA 不具有特异性诊断价值，早期患者阳性率较低，淋巴结转移的患者中则有 50%患者 CEA 升高。CEA 不适于做结直肠癌普查或早期诊断用，但对估计预后和诊断术后复发有一定价值。远处转移者血清 CEA 升高远比周部复发时为多。

6.CT 扫描

当 B 超显示肝内有占位性病变时，肝脏 CT 扫描有助于精确判断转移病变的大小、数目、部位，是否有可能手术切除等。为了解癌肿对周围结构或器官有无浸润，判断手术切除的可能性和危险性时，应做 CT 扫描。近年来螺旋 CT 结肠镜检查技术也是结、直肠肿瘤检查的一种新方法。

7.直肠腔内 B 超

可较细致地显示直肠癌肠壁内、外的浸润深度，指导术前放射治疗。但对于确定直肠癌有无淋巴结转移的意义仍有限，因为 78%癌转移的淋巴结直径≤5mm，而直肠腔内 B 超可发现直径 1.0～1.5cm 以上的淋巴结，但大的淋巴结不一定是转移灶。

四、鉴别诊断

直肠癌不同的症状，可被误诊为不同的疾病。

1.痢疾

痢疾与直肠癌在腹痛、泄泻、里急后重、排脓血便等临床表现上有相似点，痢疾是以腹痛腹泻、里急后重、排赤白脓血便为主要临床表现的具有传染性的外感疾病。一般发病急，常以发热伴呕吐而开始，继则腹痛腹泻、里急后重、排脓血便为突出的临床表现。腹痛多呈阵发性，常在腹泻后减轻，腹泻次数可达每日 10～20 次，大便呈胶冻样、脓血便。

2.痔疮

痔疮常见大便带血、肛门坠胀或异物感的临床表现。直肠癌主要应与内痔相鉴别，内痔的出血多是无痛性，鲜红色，不与大便相混，触诊为柔软的包块，肛门镜检查可见齿线附近暗紫色的痔核，不难与直肠癌相鉴别。一般痔疮患者虽有大便形状改变，但便血的特点和直肠肿瘤不同，其大便带血常在大便表面，血不与粪便混合，血液呈鲜红色，而肛管、直肠癌患者的便血常为混合性，在大便中混有脓血、黏液等成分，并常带有坏死组织，可资鉴别。

3.慢性菌痢

表现为腹泻，大便带有脓血，腹痛。大便培养可有病原菌。

4.直肠息肉

临床可见便血或大便培养阳性，腹部不适，腹痛腹泻，脓血黏液便，息肉较大可见脱垂。指诊可扪及肠腔内有柔软的球形肿物，活动，有蒂或无蒂，表面光滑。多发性息肉病则可扪及肠腔内有葡萄串样大小不等的球形肿物，指套染血，直肠镜可见单个息肉呈红色肉样，有蒂。多发性息肉则似成串的葡萄样，可取病理活检。

5.血吸虫病肠道病变

好发于直肠、乙状结肠和降结肠，临床可见腹痛腹泻、便血等症状，晚期出现结缔组织增生，肠壁增厚，严重可引起肠腔狭窄，反复重度感染而黏膜增生明显，形成血吸虫性肉芽肿，易与结直肠癌相混，在临床上可通过做直肠镜并取活检鉴别。

6.直肠子宫内膜异位

可表现如直肠癌(浸润型、溃疡型、外生型癌或直肠壁结节状病灶)，如患者有痛经病史可提示此病可能。女性患者指检及内镜所见似癌，但反复活检未见癌时，应想到子宫内膜异位可能，提醒病理医师切片镜检中可否见子宫内膜样结构。

7.硬化剂注射不当

近年来各种内痔注射硬化剂治疗应用广泛，偶尔注射不当或剂量过大可致局部直肠壁硬变、隆起，但局部肠黏膜完整、无溃疡，结合注射病史可予鉴别。

五、治疗原则

1.治疗肠道慢性病

积极治疗肠道慢性病变，如结肠或直肠息肉、血吸虫病、细菌性痢疾、阿米巴及慢性溃疡性结肠炎等病。

2.手术治疗

直肠癌是常见的胃肠道恶性肿瘤。目前为了更好地提高直肠癌的疗效，除了早期发现和早期诊断外，以外科手术为主的综合治疗仍为当前的主要手段。基因治疗是根治直肠癌的希望。手术治疗是目前直肠癌最重要的治疗手段。一旦诊断明确，除晚期病例外，应及早手术治疗并争取做一期根除术手术。治疗的基本原则是进行肿瘤所在肠段，及其相应的肠系膜和所属区域性淋巴结的整块切除。手术的方法和范围的选择取决于肿瘤的部位和浸润范围。结肠癌的切除可分为根治性右半结肠切除、根治性左半结肠切除等。直肠癌的切除有永久性结肠口造口(人工肛门)和保留肛门两种方式。一般浸润范围在 7cm 以上的直肠癌才能考虑保留肛门。下面介绍直肠癌的常见术式。

(1)经腹会阴直肠切除术(Miles 术)：适应于肛缘上 6cm 以下的直肠癌。切除范围包括肛门及其括约肌、肛提肌、直肠、部分乙状结肠及其相应肠系膜，对于中下段 Dukes B、C 期直肠癌应扩大到盆侧方淋巴结清除。

(2)经腹直肠切除吻合术(Dixon 术)：适应于距肛缘 6cm 以上的直肠癌。切除范围包括肿瘤近端至少 10cm，远端至少 2cm 的肠管，直肠全部系膜，乙状结肠系膜根部淋巴结。

(3)经腹肛切除吻合术(Parks 术)：适应于肿瘤距肛缘 7～10cm，难以经腹前切除的病例。

3.化学药物治疗

大肠癌对化学药物一般不很敏感，是一种辅助疗法。目前主要应用范围是：用于术前化疗，减少转移，增加手术成功机会；用于术后化疗，增强手术疗效，彻底杀灭体内残留的癌细胞；用于晚期患者的姑息治疗。

(1)单药化疗：对大肠癌有效的药物有氟尿嘧啶(5-FU)及其衍生物替加氟、优福定、卡莫氟和氟尿苷、丝裂霉素、顺铂、依托泊苷和亚硝脲类药物，如司莫司汀、洛莫司汀和卡莫司汀。

(2)联合化疗：联合化疗是临床上最常用的方案，目前 5-FU 为主联合化疗方案的有效率为 30%～40%。新抗癌药草酸铂和伊立替康为主联合化疗方案的有效率为 40%～60%。

4.放射治疗

放射治疗作为主要手段，其有效性仅限于一些经过筛选的病例。病例大多数符合以下条件：分化良好的腺癌，直径不超过 5cm，具有较好的活动性。它具有避免人工肛门的优点。放射治疗更广泛适用于不能手术切除或术后复发的直肠癌患者作为姑息疗法。大多数患者在接受不太高剂量的放疗后，即可止痛、止血。其局部症状的缓解率可达 50%～89%，一般能取得 6～8 个月的缓解。但放疗有发生放射性直肠炎的可能。

5.中药治疗

可作为综合治疗的措施之一，适用于一些不适合手术和放、化疗或手术后复发的患者。

中医药治疗的优势在于增强机体自身的免疫功能，促进机体抗癌免疫监护系统的再生，激活各类杀癌细胞的同时，调节细胞周期引擎分子和细胞动力，使失控的癌细胞恢复正常的周期节律，让癌细胞发生逆转。该药配合放、化疗，可明显减轻放、化疗的毒副作用，提高白细胞的数量。即使已失去手术、放化疗机会的晚期患者，也可控制转移、减除癌痛、改善证候、提高生存质量、延长带癌生存期。

六、预后与随访

影响预后的因素较多，如年龄、性别、肿瘤部位、病理类型、病变分期、分化程序、有无合并证、手术范围等。其中最关键的因素是治疗时的病变分期，主要包括肿瘤侵犯肠壁范围、淋巴结转移情况和有无远处转移灶。切除术后的总5年生存率为50%～55%，其中，Dukes A期5年生存率为84%～93.8%，B期5年生存率为70%～74%，C期5年生存率为20%～48%，D期5年生存率为0.3%～1%。直肠癌的切除术后5年生存率为45%～55%。直肠癌根治性术后的5年生存率为60%～70%。手术切除后头2年内，每3个月进行1次，包括体检、血常规、大便隐血、胸透、腹部B超及CEA检查。必要时做结肠镜、钡灌肠等。2年后每6个月随诊1次，5年后每年随诊1次，共10年。

第五节　痔

痔是直肠下端的唇状肉赘或称肛垫，是每个人皆有的正常结构。根据1983年德国纽伦堡第9届国际肛肠会议上，对痔的定义进行修正，认为痔是肛垫窦状静脉(动脉血)淤血所致的病理性肥大。中华医学会对痔的定义为：痔是肛垫病理性肥大、移位及肛管皮下血管丛血液淤滞形成的团块。

一、病因

现代医学对痔的病因的认识及发病机制尚不完全明了，但目前认为痔的成因与以下因素有关。

(1)肛门局部的解剖结构因素：①人类直立姿势，受地心吸引力的作用。②肛门位于躯干部最下端，与腹压增高有关。③直肠上静脉及其分支均无静脉瓣，血液向上回流缓慢，容易造成肛门直肠静脉丛淤血扩张。④直肠黏膜下层组织疏松，血管壁周围的阻力弱。以上这些因素的共同作用造成局部血液回流差，血管扩张淤血成痔。

(2)不良的饮食和排便习惯：喜食辛辣刺激食物者，如食胡椒、辣椒、生葱、生蒜，大量饮酒等，均可使直肠肛门黏膜受到刺激，长期刺激可引起肛门直肠静脉丛明显充血扩张而促进痔的发展形成。排便习惯不良者，如便无定时，如厕过久，均能诱发痔疮。

(3)职业因素：如工作过度劳累，以及从事一些久站、久坐、久蹲、久行等工作的人，痔的发病率较高，这可能与腹部及盆腔压力增高有关。

(4)其他因素：如妊娠、前列腺肥大、下腹部肿瘤以及高血压、肝硬化、肛门直肠慢性炎症等。均可阻碍静脉的血液回流，导致痔静脉丛压力上升，使痔静脉丛发生扩张，淤血而形成痔。

(5)感染方面的因素：痢疾、肠道感染、寄生虫、肛瘘及肛门周围炎症等，均可引起肛门直肠静脉充血，使痔静脉丛扩张、淤血、屈曲而形成痔。

二、分类分期

根据发生的部位，以齿线为界将痔分为内痔、外痔和混合痔。发生在齿线以上叫内痔，发生在齿线以下叫外痔，跨越齿线上下的叫混合痔。

1.内痔的分期

(1) Ⅰ期：无自觉症状，便时带血、滴血或喷射状出血，便后出血可自行停止，无肛内肿物脱出。肛门镜检：齿状线上方黏膜呈结节状隆起，表面色淡红。

(2) Ⅱ期：排便时有肿物脱出肛外，便后可自行还纳，大便时周期性、无痛性从肛门内滴鲜血或射鲜血。肛门镜检：肛门齿状线上方黏膜隆起，充血明显，色暗红。

(3) Ⅲ期：偶有便血；排便或久站、咳嗽、劳累、负重时肛内肿物脱出，需用手还纳。肛门镜检：齿状线上方黏膜隆起，充血，表面多有纤维化。

(4) Ⅳ期：肛内肿物脱出，用手不能还纳，此时最易感染，水肿，嵌顿，糜烂和坏死，疼痛剧烈。

内痔分为以下几型。血管肿型：多见于Ⅰ期内痔，是毛细血管增生和扩张而成，表面粗糙而柔软，呈鲜红色，黏膜菲薄，易出血；静脉瘤型：多见于Ⅱ期内痔，成丛状隆起，表面有光泽，呈紫红色，黏膜较坚厚，不易出血；纤维肿型：多见于Ⅲ、Ⅳ期内痔，结缔组织增生成乳头状，表面黏膜较硬，富有弹性，呈灰白色，不易出血。

2.外痔的分类

(1) 炎性外痔。肛缘皮肤损伤或感染，肛门皮肤皲裂突起，呈红、肿、热、痛的炎性表现。

(2) 血栓性外痔。因肛门静脉炎症或用力过猛而致肛门静脉丛破裂血栓形成。血液漏出血管外，形成血栓在皮下隆起，表现为肛缘突发青紫色肿块，疼痛剧烈。

(3) 结缔组织性外痔。因慢性炎症刺激、反复发作致肛缘局部皮肤纤维化、结缔组织增生，形成皮赘。

(4) 静脉曲张性外痔。久蹲或吸引时，肛门缘的静脉丛游伴血管扩张，形成圆形或不规则突起，恢复体位后又可消失。

3.混合痔及分期

在同一点内痔和外痔同时存在，严重时表现为环状混合痔。

Ⅰ期混合痔：是以内痔或外痔为主的一种。痔的 2/3 或 3/4 位于齿线以上或齿线以下，属单发或两个以下痔核者。

Ⅱ期混合痔：痔核跨越齿线上下，内外相等，痔体大于一期混合痔，具有 3 个以上的痔核，但痔体间界限清楚，尚未形成环状者。

Ⅲ期混合痔：肛缘呈环状或接近环状肿物突起，痔体间界限消失或基本消失，腹压升高时，内痔环形脱出，齿线下移至肛缘或肛缘以下。此种痔又称环形混合痔。

三、临床表现

1.便血

便血常是内痔患者的主要症状，而身体其他部位疾病亦可发生便血。因此，对便血的原因需要有一个全面的了解。需了解便血的色泽、量及伴随症状等。一般表现为在排便后肛门内出血，血色鲜红，不与粪便相混或便上带血，继而滴血，甚者可见喷射状出血，便后出血即自行停止。刺激性食物及腹压升高，诱发或加重便血。临床可见少数内痔患者长期慢性失血甚至造成重度贫血，但不可仅认为贫血由痔出血造成，必须排除其他原因。

2.肛内肿物脱出

Ⅱ、Ⅲ、Ⅳ期内痔患者，在腹压增加时，可有肿物脱出，轻者可自行回纳，重者需手法复位。严重时，内痔伴血栓形成，加上肛门括约肌痉挛，肛内肿物脱出不能还纳，常可发生嵌顿、绞窄、糜烂坏死则有剧烈疼痛。

3.坠胀、疼痛

肿物外脱者可出现肛门坠胀，甚者有便意不尽感。肛门括约肌及盆底肌肉松弛者，坠胀痛尤为明显。内痔血栓形成、嵌顿性可出现肛门剧烈锐性疼痛。

4.肛门分泌物、瘙痒

痔核外脱，直肠黏膜长期受痔核的刺激，产生炎性渗出，使分泌物增多。内痔伴有肛门括约肌功能减退时，腹压增加可泄漏肠分泌物。分泌物污染内裤，刺激肛周皮肤而引起肛门瘙痒。

四、诊断要点

诊断依靠病史、临床表现、直肠指诊、肛门镜检查等容易对本病做出诊断，必要时增加辅助检查以排除伴发疾病。

1.临床表现

在上节已做介绍，注意分类、分期及分型。

2.局部检查

(1)下蹲检查：嘱患者下蹲用力增加腹压、Ⅱ、Ⅲ期内痔常脱出肛外，可见黏膜纤维化，表面有黏液性分泌物或见有出血点。

(2)肛门镜检查：肛门镜下可见齿线上黏膜区有结节突起，呈紫暗色或草莓状肿物。

(3)指诊检查：可触及柔软突起，表面光滑无压痛的黏膜结节，多位于截石位 3 点、7 点、11 点。

局部检查应注意内痔好发部位，截石位 3 点、7 点、11 点为内痔好发区，也称母痔区，其他部位为继发区，也称子痔区。若有喷射状出血时要仔细寻找出血点。较大的内痔，触诊时应注意有无动脉搏动，要分清何种性质及病变程度，以便准确做出诊断。

3.其他辅助检查

便血鉴别尚需行电子结肠镜检查，排除结直肠良恶性肿瘤及炎症性肠病等。大便潜血试验亦是排除全消化道肿瘤的常用筛查手段。

五、鉴别诊断

1.直肠脱垂

多见于老年人及儿童，脱出的直肠黏膜或直肠呈圆柱状，不能分开，有环形沟，表面为正常黏膜，光滑柔软，很少有出血，分泌黏液多。

2.肛乳头肥大(肛乳头状纤维瘤)

肛内肿物隆起，或脱出，呈三角形或锥形，位于齿状线部，上覆上皮，色灰白，质硬，轻触痛，无出血，可回纳，常与内痔并存。

3.低位直肠息肉

多见于儿童，以便血为主，或脱出肛外，息肉隆起于直肠黏膜面，多有蒂、质坚实，单个为主。多发息肉则呈颗粒状突起，常有家族史。

4.肛管直肠癌

常因误诊为痔而延误治疗。便血多为暗红色或果酱色，有特殊臭味，与大便相夹，早期也可仅便鲜血。伴有大便习惯改变，肛门坠胀或有里急后重感。直肠指检可及直肠肿块，肿块质硬，表面呈菜花状或有溃疡，不活动，质硬，表面脆，触之易出血，高位则需肠镜检查。需行组织学检查以明确诊断。

5.肛裂

便鲜血，肛门疼痛剧烈，呈周期性、多伴有便秘。局部检查可见 6 点或 12 点肛管裂口。

6.原因不明的下消化道出血

痔出血多为便时手纸带血或滴血或射血，血便不相混；下消化道出血多为暗红色，需行结肠镜或钡灌肠等检查，有时需根据情况做血管造影。

7.溃疡性直肠炎

以脓血黏液便为主，便次增多，伴左下腹隐痛或肛门下坠、里急后重。肠镜下见直肠黏膜充血水肿，糜烂溃疡。

8.肛管部恶性黑色素瘤

主要有以下症状。①肿物脱出：肛门部有紫黑色或褐黑色肿物脱出，早期较小，可以自行回纳，似血栓痔或嵌顿痔，以后逐渐增大，约核桃或鸡蛋大，常需用手托回。②便血：因肿瘤位置较低，多为鲜血，或有黑色溢液，味恶臭。③肛管直肠刺激症状：肛门部坠胀不适，大便习惯改变，本病极少见，临床易忽视，凡对可疑病变一般主张切除整个瘤体送检，以免造成医源性扩散。

六、治疗原则

痔的治疗原则：无症状的痔无须治疗，有症状的痔则需要进行治疗。治疗的目的为减轻、消除主要症状，而非根治。解除痔的症状较改变痔的大小更有意义，应视作治疗效果的标准。

目前对痔的治疗有下列看法：痔无症状不需治疗，只需注意饮食，保持大便通畅，保持会阴部清洁，预防并发症的发生。只有并发出血、脱垂、血栓形成及嵌顿等才需要治疗。痔很少直接导致死亡。但若治疗不当，产生严重的并发症，亦可致命。因此，对痔的治疗要慎重，不能掉以轻心。

内痔的各种非手术疗法的目的都旨在促进痔周围组织纤维化，将脱垂的肛管黏膜固定在直肠壁的肌层，以固定松弛的肛垫，从而达到止血及防止脱垂的目的。当保守疗法失败或Ⅲ、Ⅳ期内痔周围支持的结缔组织被广泛破坏时才考虑手术。根据以上观点，内痔的治疗宜重在减轻消除其主要症状，而非根治术。因此，解除痔的症状较消除痔的大小变化更有意义，并被视作治疗效果的标准。

(一)一般治疗

一般治疗包括改变饮食结构、多饮水、多进膳食纤维、保持大便通畅、养成良好的排便习惯、防治腹泻、温水坐浴、保持会阴清洁等，这对各类痔的治疗都是必要的。

膳食纤维是指不被消化酶所消化的植物细胞，如植物根茎类、麦麸等，可增加粪便容积、刺激结肠集团蠕动、加强结肠黏膜的屏障作用，流行病学调查对预防结肠肿瘤也有一定作用。

改变饮食结构和养成良好的排便习惯仍是对痔的各种疗法的基础，不可忽视。同时需避免饮酒和食用辛辣食品，因为酒和辣椒等食物主要以原形排出体外，可产生直肠黏膜刺激症状。

(二)保守治疗

1.口服药

根据病情的轻重，辨证论治，口服清热解毒、收敛固涩的药物治疗，如槐角丸、黄连解毒汤等。此外，口服迈之灵、消脱止、爱脉朗等也可起到缓解水肿、疼痛、出血和促进创面愈合的作用。

2.外用药

(1)熏洗法：外用熏洗剂，熏洗肛门，以促进局部消肿止痛，行气活血，止痛止痒目的，如祛毒汤、硝矾洗剂、五倍子汤。

(2)塞药法：直接用药物做成的栓剂，送入肛内，以达到消肿止痛、清热解毒、活血化瘀的作用。如保护黏膜的栓剂角菜酸酯栓等。

(3)敷药法：用各种膏剂，对肛门局部进行外敷，以消肿、止痛、止血的目的，如马应龙痔疮膏、一效膏等。

(三)手术治疗

对于各种痔疮，保守治疗无效时，方可手术治疗。

(1)对于结缔组织外痔、炎性外痔、血栓性外痔，根据痔核的大小，采用局麻或骶麻，对外痔进行切除手术，术后熏洗换药。

(2)对于静脉曲张性外痔，在局麻或骶麻下，对曲张的外痔行菱形切口，剥离切除静脉丛，尽可能保留肛管皮肤、修剪创缘、引流通畅、彻底止血，切口外敷凡士林纱条，外用塔形纱布压迫，丁字带外固定。术中及术后注意事项：①在切除多个外痔时，应尽可能多保留肛管皮肤，防止肛门狭窄。②术后每日便后熏洗，常规换药，并口服抗生素。

(3)内痔手术治疗。

内痔注射疗法：主要有硬化萎缩注射法，适用于内痔出血Ⅰ、Ⅱ、Ⅲ期，以及不能耐受手术治疗的病。硬化萎缩注射法手术操作：①局部麻醉后，肛周常规消毒，用喇叭镜窥肛，仔细查清内痔的部位、数量及大小。②将消痔灵注射液配成1：1的质量浓度，按四部注射法依次注射，使痔体及上下充分着药，使内痔硬化萎缩，而达到治疗目的。

内痔套扎术：是通过器械将胶圈套入内痔根部的一种手术方法，现临床较少应用。

内痔结扎术：是将内痔钳夹后，用丝线结扎于痔核基底部，使其坏死脱落的一种手术方法。分为单纯结扎和“8”字结扎两种。

混合痔外剥内扎术：适用于单发或多发性混合痔。需注意外痔部分一定要剥离至齿线，否则会结扎过多肛管皮肤，引起剧烈疼痛，或结扎残端下移，患者有堵塞感；剪除结扎内痔时不应太靠近结扎线，以免结扎线滑脱或黏膜回缩而出血。

PPH 手术：直肠黏膜环切钉合术是在“肛垫学说”的理论基础上设计的一个新手术，认为 PPH 环形切除直肠下端 2～3cm 黏膜和黏膜下组织，恢复直肠下端正常解剖结构，即肛垫回位。同时，黏膜下组织的切除，阻断痔上动脉对痔区的血液供应，术后痔体萎缩。

第六节　肛裂

肛裂是一种常见病，发病率在肛肠疾病中占 20%，仅次于痔疮。多见于青年及中年人，一般男多于女。肛裂常为一个裂口，绝大多数位于肛管的后正中线上，其次位于前方以及侧方。肛裂应与肛管皮肤撕裂区别，后者症状轻，一般可自行愈合。

一、病因

现代医学认为肛裂是由于大便干燥，用力排便致肛管裂伤，反复感染，逐渐形成慢性溃疡而致病。

1.肛管局部解剖特点

直肠末端的生理曲度是由后方向前弯曲而至肛门，当排便时后方所受的压力较大，加之肛裂好发于肛管后正中位，肛管远端由肛门动脉供给，正常人肛门两侧的动脉分支在肛门后吻合较好的仅有 15%。多数人无吻合，从而形成一个缺血区域，此外肛门动脉的分支经肛门内括约肌时与肌纤维呈垂直方向进入肌肉内，当内括约肌痉挛收缩时，压迫血管，加重缺血现象而不易愈合。组织学观察，肛门后面的小动脉数量明显低于其他区域，因此肛裂的本质就是缺血性溃疡，造成肛裂的两个主要原因是高肛压即内括约肌痉挛引起，以及低血流灌注即缺血型溃疡。此外，肛门外括约肌浅层，起自尾骨，向前至肛门后正中成“Y”字形分左右两束绕肛门，至肛门前方会合附在会阴部，同时肛提肌主要附着在肛管两侧，故肛门前后正中两个部位的肌肉有空隙，相对形成力的弱点，若受暴力扩张，容易撕裂导致肛裂。

2.感染因素

肛管损伤后，由于粪便刺激，细菌感染，发生溃疡。主要来源于肛管邻近组织感染，如肛窦炎、乳头炎引起，感染局限于肛管皮下组织，浅表皮肤坏死即成肛裂。肛门湿疹、慢性皮炎等反复刺激致肛门皮肤弹性减弱，易成肛裂。

3.损伤因素

血热肠燥，大便秘结，排便时造成的肛管皮肤黏膜损伤，反复的肛管撕裂伤是形成肛裂溃疡的主要原因，肛管皮肤上皮角化弹性差，黏膜活动性大，伤口不能愈合，肛管内侧引发感染后，使裂伤的皮肤纤维化，弹性丧失，续发肛隐窝炎，使伤口不能愈合。肛管裂伤后疼痛引起肛管括约肌过度收缩，并引起括约肌痉挛，使肛管压力增高，在应用止痛药后肛管内压仍不下降，说明痉挛不是续发于疼痛，而是与氧化亚氮神经介质代谢失常有关。

二、分期分类

目前尚无统一分类标准，主要有以下几种分类法，其中三期分类法在临床中较为常用。

1.二期分类法

(1)急性肛裂：肛管皮肤损伤后，新鲜创口无硬结，无乳头肥大和皮痔。

（2）慢性肛裂：创口反复感染，肉芽不新鲜，创缘有硬结，创面可见环状内括约肌纤维，并有乳头肥大和皮痔，或合并皮下瘘。

2.三期分类法

Ⅰ期：单纯性肛裂。肛裂初生，创面有联合纵肌纤维露出。

Ⅱ期：溃疡形成期。创缘隆起，有硬结，创面肉芽组织不新鲜，有明显溃疡。

Ⅲ期：有肛裂的 3～5 个特征。即合并乳头肥大、前哨痔或皮下瘘。

3.五种分类法

（1）急性单纯性肛门皲裂期：初发肛管撕裂。

（2）急性肛门糜烂期：由于创口机械刺激和反复感染，溃疡面凹陷，创缘不整，未形成硬结，瘢痕不明显。

（3）慢性溃疡期：有典型的肛裂三特征。

（4）多发性肛门溃疡期：在肛管全周有多数表浅性肛门溃疡，肛管的柔软性消失，呈肥厚性硬化。此种情况多因长期使用缓泻药物，暴力使用肛门器械检查及肛门慢性皮肤病引起，其病理改变，以急性单纯性肛裂或亚急性肛门糜烂为主。

（5）脱出性肛裂：因痔核、乳头肥大等病变长期脱出肛门外，引起肛管撕裂，形成溃疡，此种肛裂肛门不狭窄为其特点。

4.五型分类法

（1）狭窄型肛裂：肛门疼痛、多伴有肛窦炎，内括约肌痉挛性收缩引起肛管狭窄。

（2）脱出型肛裂：因内痔混合痔、肛乳头肥大脱出、发炎，引起肛裂，疼痛较轻，无明显肛门狭窄。

（3）混合型肛裂：同时具有狭窄型和脱出型的两种特点。

（4）脆弱型肛裂：肛门周围皮肤病，致肛门皮肤脆弱质化，因而造成多发浅在性肛裂。

（5）症状型肛裂：因溃疡性大肠炎、克罗恩病、肛管结核等，或其他疾病及手术后创口延期愈合，造成肛管溃疡者。

三、临床表现

1.症状

（1）肛门疼痛：排便引起周期性烧灼样或刀割样疼痛，是代表性症状之一。粪便进入和通过肛管时，扩张肛管并刺激裂口内的神经末梢，产生撕裂性疼痛。便后刺激减轻，疼痛暂时缓解，可间歇数分钟，称为疼痛间歇期。继而肛门括约肌痉挛，疼痛加剧，出现痉挛性疼痛，为疼痛发作期，此期可持续几个小时。最后括约肌疲劳松弛，疼痛逐渐减轻至消失。下次排便或其他刺激时，又可重复出现以上症状。

（2）便血：肛裂的便血时有时无，与排便有关。排便时肛裂溃疡面受损，常有少量出血，鲜红色，覆盖于粪便表面或沾染便纸，偶有滴血，大出血者少见。

（3）便秘：肛裂可以由便秘引起，亦可由肛裂引起便秘，常因为肛裂疼痛，恐惧排便，加重便秘可致肛门皮肤损伤，肛裂日久不愈而形成恶性循环。

（4）其他症状：如肛缘前侧皮赘、肛门瘙痒、肛门分泌物、肛裂发生感染形成裂瘘。

2.体征

用手牵开肛周皮肤视诊，可看见裂口或溃疡。此时，应避免强行直肠指诊或肛门镜检查。

(1)急性肛裂：裂口新鲜，底部表浅，鲜红色，边缘软而整齐，界限清楚，创面清洁，分泌物少。指诊创面柔软、富有弹性、触痛明显。

(2)慢性肛裂：肛管皮肤见梭形溃疡面，溃疡深达皮下组织或肌层，边缘充血增厚，质硬不整齐，溃疡面呈紫红色或灰白色，有脓性分泌物，典型患者在裂口的基底可见到内括约肌纤维。常伴有哨兵痔、肛乳突肥大、潜行溃疡和皮下瘘等。触诊裂口及周围异常敏感，边缘发硬，无弹性，肛管紧缩。

四、诊断要点

根据有疼痛周期、出血、便秘的病史，检查时肛门极为敏感，肛门口紧缩及肛管内有裂口溃疡形成等典型表现可以明确诊断。

(1)肛门视诊：将肛门皮肤向两侧分开，可见“三联征”，即肛管皮肤纵向梭形溃疡，基底较深，肛裂下缘有皮垂(哨兵痔)，上缘齿状线处有肛乳头肥大。

(2)明确肛裂后不宜做肛门直肠指检和肛门镜检查，以免引起难以忍受的刮痛。但临床中应注意，肛裂并发内痔者并不少见，对于便血严重的肛裂患者，宜在局麻下行直肠指诊及肛门镜检查，以排除合并其他疾病的存在。

五、鉴别诊断

对多发或发生在肛管两侧的慢性溃疡，溃疡面较大，边缘质硬，应考虑结核、克罗恩病、肛门恶性病变等，必要时行组织学检查。肛裂需与下列疾病鉴别。

1.肛门皮肤皲裂

裂口可发生于肛管的任何部位，常为多发，裂口表浅，局限于皮肤，疼痛较轻，出血少，伴有湿疹、皮炎、瘙痒明显，冬春季加重。

2.肛门皮肤擦伤

在肛缘外，常有外伤史。

3.肛管皮肤结核性溃疡

患者有结核病史，溃疡常位于肛管侧面，疼痛不明显，形态不规则，潜行、创面色灰暗，有干酪样坏死和脓血，分泌物较多，分泌物培养为结核杆菌，组织学检查可确诊。

4.早期肛管癌

肛管部鳞状细胞癌、直肠下段癌可侵犯肛管上皮，形成溃疡，引起剧烈疼痛。边缘隆起、质硬，形状不规则，表面覆有坏死组织。指诊可及浸润硬块。组织学检查可确诊。

5.梅毒性溃疡

患者多有不洁性交史。可表现为原发性下疳或湿疣。下疳的早期表现一般的肛裂，但溃疡在肛管壁呈对称性分布，边缘硬韧突出，呈杨梅色，疼痛不明显，创面有少许脓性分泌物。腹股沟淋巴结肿大，化脓。分泌物显微镜检查可见梅毒螺旋体，梅毒血清试验阳性。

6.克罗恩病肛管溃疡

裂口较深，边缘潜行。疼痛轻，迁延不愈，难治。

六、治疗原则

对新鲜肛裂及慢性肛裂的治疗不同。新鲜肛裂多用药物治疗即可治愈，慢性肛裂药物治疗无效时，可行注射疗法或手术疗法。

1.一般治疗

(1)多进食蔬菜、水果和富含膳食纤维的食物，保持大便松软、通畅，口服缓泻剂，防治大便干燥。

(2)局部温水坐浴，保持局部清洁，缓解内括约肌痉挛或用清热解毒燥湿为主的祛毒汤洗剂，水煎坐浴 10～15min，每日便后坐浴 1 次。

(3)外用油膏、栓剂。可选用马应龙膏或九华膏生肌敛疮。合并肛乳头炎者每日坐浴后，可用痔疮栓纳入肛内，具有持续止痛作用。

(4)便秘，可口服中成药麻仁润肠丸、地榆槐角丸等润肠通便。

(5)必需时给予镇静剂或止痛药止痛。

2.指扩疗法(扩肛法)

属非手术疗法，适应于Ⅰ～Ⅱ期肛裂，无哨痔、肥大肛乳头及皮下瘘等并发症者。局麻下适当用力使肛管逐渐扩张至 4～5 指，并维持 5min，解除肛门括约肌痉挛。但要注意，扩肛轻则无效，过重则可导致肛门失禁。

3.手术治疗

(1)肛裂切除术：在局麻或鞍麻下，将肛裂下缘皮垂(哨兵痔)、肥大的肛乳头、肛裂溃疡及周围不健康的组织全部切除，必要时切断部分外括约肌皮下部及浅部。

(2)内括约肌切断术：适用于Ⅰ～Ⅲ期肛裂未合并潜行瘘管者。在局麻下行侧位内括约肌切断术，解除内括约肌痉挛引起的剧痛。

第七节　肛窦炎及肛乳头炎

肛窦炎是指发生在肛窦、肛门瓣的急、慢性炎症，也叫肛隐窝炎。由于炎症的慢性刺激，常伴有肛乳头发炎肥大，称为肛乳头炎，可由肛管的慢性炎症长期刺激肛瓣及周围纤维组织增生，直接蔓延所致。两者皆为常见病，多发病，且往往都同时存在，互为因果，故可视为一种疾病。

平常人体内约有肛隐窝 6～8 个，呈漏斗状，杯口向上，肛隐窝为肛腺导管的开口处，腺管一般位于肛管皮下，也可行走于齿状线上下方的内括约肌之间。当肠炎、腹泻使隐窝内的非特异性防御成分流失，便次增多，频繁刺激肛窦和肛瓣，在人体抵抗力下降时容易发炎；粪便干燥或混有异物通过肛管时，肛窦和肛瓣容易损伤而引起感染发炎；粪便残渣、细菌进入肛窦，也易引起感染发炎。炎症可使开口在肛窦的肛腺管扩张、松弛，细菌乘机侵入而引起肛腺炎。肛腺管水肿，肛腺液潴留，从而形成肛窦炎。肛窦炎感染扩散会形成肛周脓肿，继而发展为肛瘘，也可形成肛裂，故有肛肠疾病的“发源地”之称。所以，早期诊断、及时治疗对于预防许多肛门直肠疾病的发生具有重要意义。

一、临床表现

1.肛窦炎

急性发炎时，肛门有下坠及胀感，偶有烧灼疼痛或刺痛。排便时由于粪便刺激而疼痛加重，粪便会带有少量黏液或鲜血。便后由于肛门疼痛可引起括约肌痉挛。肛窦炎慢性期常无明显症状，或仅在排便后有排便不净及肛门下坠感或有阵发性的轻微疼痛，疼痛有时向臀部、腰部、骶尾部及会阴部放射，或肛腺分泌减少，肛管干涩，排便不畅等轻微症状。肛窦炎刺激肛腺使肛腺分泌增加，可引起肛门湿润瘙痒。肛门镜检可见隐窝加深，充血、水肿，急性发作期可见分泌物多，或有脓血，触痛明显。

2.肛乳头炎

平时肛门内有异物感，当排便时肿大的肛乳头被粪便推压可脱出肛门外引起肛门下坠疼痛，如不及时还纳，则胀痛加重，肿大的肛乳头被还纳后因刺激齿状线和肛管，则有便意感。肛乳头肥大也会刺激肛腺使肛腺分泌增加，引起肛门湿润瘙痒。

二、分类

一般将肛窦炎和肛乳头炎分为急性期和慢性期。

(1)急性期：即急性发炎阶段，常有肛管灼热，肛门发胀、下坠，排便时疼痛加重等症状。镜检可见肛窦分泌物增多，渗出少量脓性或脓血性的黏液，肛瓣、肛乳头红肿，触痛加重。

(2)慢性期：多无明显症状，排便后肛门有短暂的微痛或不适，病史多较长。

三、诊断要点

根据患者症状，并通过指诊及肛门镜检查，一般即可诊断。

(1)症状：肛窦炎有反复发作的排便后不适感、肛门内隐痛，或灼热痛及下坠感的病史。急性发作期则有排便疼痛，分泌物多，手纸偶然带脓血等。如为肛乳头炎一般无明显症状，当乳头肥大增生可伴有肛门内异物感，肿大的肛乳头在排便时可脱出肛门外，常伴有肛门瘙痒或排便不尽感，急性期或嵌顿时，可见水肿、充血和坏死糜烂等。

(2)肛门视诊：大部分患者正常，严重者可见局部肿胀，肛周皮肤潮湿，黏液渗出。

(3)指诊：肛内温度轻度增高，在发炎的肛窦处可触到硬结或凹陷，并有明显的触痛和压痛，常可触及肥大的肛乳头。

(4)肛门镜检查：①肛窦炎肛内镜可见肛窦及肛瓣充血、发红、水肿，肛窦凹陷，急性发作期挤压此肛窦周围组织时，可见少许的脓样分泌物或黏液从炎性窦口内渗出，触痛明显。②肛乳头炎肛门镜检可见常伴有肥大的乳头状增生物，呈锥体形、三角形或豆形。急性期肛乳头色泽潮红，充血水肿；慢性期呈灰白色或黄白色，不易出血。

(5)探针检查：正常的肛窦口不易探入，但肛窦感染发炎时，能顺利地将探针探入肛窦内较深的部位，探查时疼痛加剧。

四、鉴别诊断

(1)肛窦炎与肛瘘内口鉴别：肛瘘内口多在肛窦，肛门镜检查时用组织钳牵拉瘘管外口，可见有肛瘘内口的肛窦有明显的被牵动而凹陷。触诊可摸到瘘管的条索物与肛窦相连，探针由外口沿肛瘘外口缓缓插入可从内口探出，有时稍用力按压瘘管，有脓性分泌物流出，肛窦炎则无以上检查所见。

(2)肛乳头炎与直肠息肉鉴别：直肠息肉多见于儿童，常发生于直肠中、下段，呈圆球形，一般有蒂小而长，顶部大，覆盖黏膜，表面是鲜红或紫红，呈细颗粒状，质软，不痛，易出血。肛乳头炎多见于成年人，发生于齿线附近，灰白或黄色、圆形或三角形，有压痛、不易出血，发炎时有痛感。肛乳头炎继发病变为乳头状纤维瘤。

(3)肛窦炎与肛裂的鉴别：虽然两者排便时均感肛门部疼痛，但肛窦炎的疼痛较轻，且时间短，而肛裂则疼痛剧烈，并有典型的周期性疼痛，局部检查肛管皮肤可见裂口。

五、治疗原则

1.非手术治疗

(1)避免饮酒和食用辛辣刺激食物。养成每日定时排便的良好习惯，一般早餐后20min左右是一天中最理想的排便时间。

(2)内科疗法：内服药抗感染和防止便秘，肛窦炎大多为大肠埃希菌感染，也有变形杆菌、结核杆菌等，根据感染菌种，可给予相应的抗感染药物，可给予甲硝唑、诺氟沙星、庆大霉素、青霉素、链霉素等，也可根据证候酌情选用龙胆泻肝丸、解毒消炎丸、知柏地黄丸、参苓白术丸、补中益气丸等中成药物。通便给予缓泻药乳果糖、麻仁胶囊以及番泻叶等。

(3)熏洗坐浴：用清热利湿、解毒消肿中草药煎汤熏洗，坐浴，可以缓解括约肌痉挛，改善肛门局部的血液循环，保持肛门清洁，有利于炎症的吸收。常用的方药有祛毒汤加减：枳壳10g，川椒10g，防风10g，苍术15g，马齿苋20g，朴硝12g，五倍子10g，侧柏叶16g，甘草10g煎汁先熏后洗。每日2次。也可用1：5000的高锰酸钾溶液，坐浴煎洗。

(4)外用药物治疗：每次坐浴熏洗后，肛内可纳入九华痔疮栓，溴已定痔疮栓，吲哚美辛痔疮栓或双氯酚酸钠栓等栓剂，或将九华膏，金黄膏及各种消炎抗菌药膏敷于发炎的肛窦表面。

(5)配合理疗、保留灌肠：可配合理疗(远红外线，旋磁治疗仪)，并将药液直接灌入直肠，使其直接作用于病灶，可达消炎解毒、止痛的效果。可用肠炎灵Ⅲ号50～100mL或三黄液(即黄连、黄柏、大黄各10g)水煎至50mL，早晚各一次保留灌肠，炎症明显者加锡类散1g，疼痛明显者加体积分数为2%的利多卡因5～10mL有一定疗效。也可使用甲硝唑、庆大霉素液等保留灌肠。

2.手术治疗

经药物治疗无效，或肛窦内已成脓，或伴有肛乳头肥大及隐性瘘管的患者，则宜采用手术治疗。

(1)肛窦切除术：适用于单纯性肛窦炎或肛窦已成脓，或伴有隐性肛瘘的患者。

操作步骤：患者取侧卧位或截石位，肛门局部常规消毒，麻醉松弛肛门后，用弯探针从感染的肛窦探入，沿探针梭形切除病变的肛窦，切开部分内括约肌及外括约肌皮下部，并修剪切口的两侧组织使创面成“V”形。创面充分结扎止血后，用凡士林纱条填塞压迫，外盖敷料宽胶布固定。术后每日坐浴，常规换药，并保持大便通畅。

(2)肛乳头结扎切除术：适用于肛乳头肥大者。

操作步骤：患者取侧卧位，肛门周部常规消毒，麻醉松弛肛门后，在肛门镜下，暴露病灶，将肛窦肛瓣做纵行切口，并剥离至肛乳头根部。用止血钳夹住肥大肛乳头的基底部，以10号丝线于钳下打结扎紧，然后在结扎线上0.5～1cm处将肥大肛乳头切除。

用凡士林纱条填塞压迫创口，外盖敷料压迫固定。术后每日坐浴，常规换药，并保持大便通畅。

第八节　肛周脓肿

肛门直肠周围脓肿，简称肛周脓肿，一般是指肛门直肠周围软组织内或其间隙内发生的急性化脓性感染，并形成脓肿。本病任何年龄均可发生，但以20～40岁的青壮年居多，老年及儿童时有发生，男性多于女性。且本病发病急骤、痛苦大、感染重、疼痛剧烈、发热、周身不适，甚至影响排便，破溃后一般形成肛瘘。因此，应按急症处理。争取早期治疗，以免形成复杂肛瘘。

一、病因

肛门直肠周围脓肿的病因主要有以下几个方面，其发病可能与肛门腺发育和内分泌有关。

1.感染因素

(1)肛窦炎及肛门腺的感染：是引起肛门周围脓肿的主要原因，占肛门周围脓肿的85%以上，肛腺开口称肛隐窝，当粪便或分泌物堵塞肛隐窝时，可引发肛隐窝炎，肛隐窝一旦发生感染，便扩张、松弛，肠腔污物于是进入肛隐窝内。细菌在肛隐窝内繁殖而致化脓，炎症通过肛腺管至肛腺，引起肛腺炎。肛腺炎经淋巴、血管向肛管直肠周围边间隙扩散，即可形成相应间隙的脓肿。

(2)肛门周围皮肤病感染：肛门周围皮肤的毛囊、汗腺等感染，或皮脂腺囊肿合并感染、化脓性汗腺炎、尖锐湿疣、疏松结缔组织炎等均可引起脓肿。

(3)损伤感染：如肛裂感染、痔感染、会阴部手术感染等。由于直肠内异物或外伤、干结粪便或手术操作不当等造成肛管直肠损伤，感染向深部组织扩散，即可形成肛周脓肿。枪伤、刀伤、直肠内异物损伤穿越肛门直肠后，一时感染就会形成肛门直肠周围脓肿。

(4)骨源性感染：由于尾骨结核或骨髓炎等化脓可继发肛周间隙脓肿。

(5)全身性疾病并发感染：结核病、糖尿病、白血病、再生障碍性贫血等全身性疾病通过血运继发肛周脓肿。

2.性激素的影响

据现代医学研究，肛腺的发育和功能主要受人体性激素调节。随着年龄的变化，性激素亦有相应的变化，可直接影响肛腺的增生与萎缩。因肛周脓肿多与肛腺感染有关，故其发病率也随之升高和降低。新生儿或婴幼儿体内，有一段时期雄激素的水平较高，其来源除由母体获得外，与新生儿副肾性雄激素分泌旺盛亦有关系。肛腺的发育和功能受雄激素影响，它分泌旺盛使肛腺发达，腺液增多，因排泄不畅而淤积、感染后易发病。婴儿副肾性雄激素分泌旺盛，加上来自母体的，故雄激素较高，易发病。到青春期雄激素又旺盛，此时如肛腺液排泄不畅，则易造成肛腺感染而发生肛腺炎，所以成年后，肛周脓肿的发病率有所上升。到老年雄激素分泌减少，肛腺也随之萎缩，所以肛腺不易感染，肛周脓肿也不多见。男性肛腺发育明显，故发病率高于女性；夏季汗多，夹在两臀中间的汗液，不易蒸发而感染，故夏季发病较多。

3.免疫学因素

婴幼儿肛周脓肿的发病还与肛管局部免疫功能不全有关。据有关专家调查研究，发病月龄与免疫发育有关，多数病例于出生后3个月内发病，表明肛周脓肿好发月龄是免疫功能薄弱时期。由于肛门直肠黏膜的局部免疫结构未成熟，肛隐窝具易患性，待生后14个月患儿免疫功能提高，发病显著减少。

4.医源性因素

主要见于传统的骨盆直肠窝注射硬化剂致感染或坏死而引起高位的脓肿。

5.肿瘤

肛管直肠癌破溃后波及深部，平滑肌瘤、血管瘤、脂肪瘤、粉瘤等感染，骶骨前畸胎瘤感染等。

6.其他

性病性淋巴肉芽肿、放射菌病、直肠憩室炎、溃疡性大肠炎、克罗恩病等继发感染，形成肛门直肠周围脓肿。

二、分期与分类

1.分期

临床上将肛周脓肿的演变过程，也就是病理改变分为如下4期。

(1)感染物进入肛隐窝，形成炎症反应即肛隐窝炎。

(2)感染沿肛腺继续扩张，肛腺管水肿、阻塞、肛腺发炎，扩延至肛门直肠周围形成肛周炎，称为脓肿的前驱期。

(3)炎症继续发展，由腺组织经血管、淋巴管侵入周围组织，沿着括约肌各部间隔蔓延，可形成不同位置的脓肿的前驱期。

(4)脓肿自行向皮肤或黏膜穿破，脓肿逐渐缩小，形成肛周瘘管。

2.分类

(1)按发病部位分为高位脓肿和低位脓肿，临床上是以肛提肌为界，分为如下。肛提肌下脓肿(低位脓肿)：包括肛周皮下脓肿、低位肌间脓肿、坐骨直肠间隙脓肿、肛门后间隙脓肿和低位马蹄形脓肿；肛提肌上脓肿(高位脓肿)：包括直肠黏膜下脓肿、高位肌间脓肿、骨盆直肠间隙脓肿、直肠后间隙脓肿和高位马蹄形脓肿。

(2)按脓肿形成的部位分为如下。①皮下脓肿：在肛门周围皮肤下面形成的脓肿。②黏膜下脓肿：在直肠黏膜下层内形成的脓肿。③坐骨肛门窝脓肿：在坐骨直肠间隙内形成的脓肿。④骨盆直肠窝脓肿：在骨盆直肠间隙内形成的脓肿。⑤肛门后脓肿：在肛门后间隙内形成的脓肿。⑥直肠后脓肿：在直肠后间隙内形成的脓肿。

三、临床表现

肛周脓肿一般临床表现以周部症状为主，发现肛门周围有一小硬块或肿块，微感疼痛，继则疼痛加重，呈持续性肿痛或跳痛，伴阵发性加剧，肿块增大，红肿发热，坠胀不适，坐卧不安，行走不便，夜不能寐，全身倦怠不适，食欲不振，大便秘结，小便不畅等；坐骨直肠间隙脓肿较大而深时，开始即出现全身症状，如发热、乏力、头痛、食欲不振等，局部则由持续性胀痛发展为明显跳痛，有时出现排尿困难，大便里急后重，坐骨肛门窝脓肿全身症状明显而局部症状不明显，早期仅有会阴-直肠坠胀感，便意不尽，无定位体征，有时排尿困难。

四、诊断要点

肛门直肠周围脓肿，诊断并不困难。通过局部红、肿、热、痛症状和不消散的肿块，再结合全身症状以及必要的辅助检查，如实验室检查、肛门镜检查、脓肿穿刺、探针检查等，即可明确诊断。

1.症状与体征

观察局部脓液及皮肤状态，通过指诊查清脓肿的形态、性质，深浅、范围，走行，有无瘘管以及波及肌肉层次等。肛周脓肿表浅，局部可出现红、肿、热、压痛或深压痛，脓肿形成后有波动感。坐骨直肠间隙脓肿早期体征不明显，以后出现患处红肿深压痛，直肠指诊在患侧直肠壁可触及痛性肿块或波动感。

2.诊断性穿刺抽脓

在有波动感或压痛最明显处可穿刺抽出脓液，直肠黏膜下脓肿应在指检或肛门镜检查的引导下穿刺抽脓。

3.探针检查和亚甲蓝检查

主要用以确定内口的位置。

4.内镜检查

窥镜检查是诊察黏膜下脓肿和脓肿在肛内的原发感染病灶的重要手段。诊察黏膜下脓肿时，可在直肠或乙状结肠镜下观察到直肠腔中有黏膜局限性异常隆起，局部充血，表面或有脓性物附着。因脓肿在肛内的原发感染病灶多在肛隐窝处，镜下可见感染的肛隐窝充血、肿胀，有时可见有脓液溢出。

5.脓汁细菌培养和活组织检查

确定致病细菌和病变性质，以便针对性用药。

6.实验室检查

可根据白细胞计数与分类确定患者感染的程度，一般情况下的脓肿，白细胞计数小于 2×10^9/L。

7.直肠腔内超声检查

近年来，直肠腔内超声检查能够准确诊断肛周脓肿，尤其是对通常方法难以确诊，而临床一次手术失败率较高的高位脓肿的诊断效果尤佳。

五、鉴别诊断

1.多发性化脓性汗腺炎

由肛周皮下大汗腺感染化脓所致，好发于肛周皮下，尤其是30～40岁的人易感。脓肿浅在而病变范围广泛，有多个流脓的疮口，疮口之间可彼此相通，形成皮下瘘管，但瘘管不与直肠相通，病区皮肤增厚，色素沉着，并有广泛慢性炎症和瘢痕形成，脓液黏稠呈白粉粥样，并有臭味。

2.肛周毛囊炎和疖肿

好发于尾骨及肛周皮下，肿胀略突出，中心有一小白头，内在脓栓，易溃易敛，不会形成肛瘘。病灶中心可见毛发，窦道表浅，无内口。

3.粉瘤与囊肿

感染前，皮肤厚，有一皮色不变、柔软不痛之肿块；感染后，局部才出现红、肿、热、痛症状，肿块破溃或切除后，易愈合。主要特征是有囊壁，内容物是黏粥状。

4.化腺性骶前囊肿、畸胎瘤

好发于直肠后壁，脓腔不明显，触之腔内有分叶感和异物感。无明显压痛，全身症状轻，局部非急性感染期症状也不明显。直肠指诊触及直肠后肿块，光滑有囊性感，X线检查骶骨与直肠之间有肿块，其中多有不均匀钙化阴影，病理检查可确诊。

5.克罗恩病

可并发肛周脓肿，有局部红肿及不典型的肛门皲裂和瘘管，常伴其他肠段的同样病变。纤维结肠镜、X线及病理检查可确诊。

六、治疗原则

肛周脓肿是一种急性感染性疾病，属于肛肠科的急症。一旦确诊，必须及早治疗。以手术治疗为主，以免形成肛瘘，或病情进一步加重、恶化。

1.非手术治疗

适应于脓肿初期，炎症浸润，尚未化脓时或临床上怀疑有脓肿而不能肯定时。其治疗方案如下。

(1)根据炎症的临床表现，判断其致病菌的种类，选用有效的抗生素和磺胺类药物。一般临床常有的药物有青霉素、卡那霉素、庆大霉素、链霉素以及磺胺类药物。

(2)局部处理：局部如意金黄散、玉露膏、鱼石脂软膏、消炎止痛膏等外敷，用祛毒汤或1：5000高锰酸钾便后坐浴。若脓肿破溃，应用生理盐水或甲硝唑冲洗，脓液多者还可用过氧化氢冲洗。

(3)口服缓泻剂或液状石蜡以缓解患者排便时疼痛。

2.手术治疗

肛周脓肿早期应用保守治疗无效后，一旦脓肿形成，唯一有效的治疗方法就是手术疗法。

(1)手术原则：①脓肿一旦形成，应早期手术或切开排脓，或一次性切开挂线术治疗。②引流通畅，不留无效腔。③尽可能找到感染源，即内口，争取手术一次成功，避免肛瘘形成。④发生在肛提肌以上的脓肿，未能确定可靠的内口，且全身症状重宜先切开排脓，待形成肛瘘后，再行二次手术。

(2)手术方法的选择：肛门直肠周围脓肿手术方法一般分为切开引流术、一次切开术、切开挂线术。

1)切开引流术：适用于高位脓肿，而且全身症状重的患者。

2)一次切开术：适用于肛周皮下脓肿，低位肌间脓肿、肛管后间隙脓肿。

3)切开挂线术：适用于所有高、低位脓肿。一般以肛提肌以上脓肿多采用。小儿脓肿也采用此法。

(3)手术治疗需注意以下几点：①肛周脓肿可在局麻下以波动感最明显的部位为中心，呈放射状切开引流。深部脓肿在骶管内麻或全麻下经穿刺定位后，距肛缘3～5cm做弧形切口，以免损伤括约肌。②切口应足够大，脓腔内各个间隙要分开以利于引流，避免肛瘘形成。③深部脓肿应置凡士林纱布或胶管引流，以防止肛提肌收缩闭塞引流管道而致引流失败。④直肠黏膜下脓肿或直肠间隙脓肿，可经直肠切开引流。⑤深部脓肿应进行细菌培养及药物敏感试验，以指导临床应用抗生素。

第九节　肛瘘

肛管直肠瘘简称肛瘘，是肛腺的化脓性感染波及肛周组织或器官，在肛管或直肠周围部位形成相通的病理性通道。为肛管、直肠周围间隙发生急、慢性化脓感染所形成的脓肿，经自行溃破或切开引流后形成，即在肛周皮肤形成外口，脓肿逐渐缩小成为感染性管道。中医多称痔瘘或肛漏。一般由内口、瘘管和外口3部分组成，其内口多在肛门直肠周围脓肿原发感染的肛窦处，外口多在肛门外的肛门直肠周围脓肿破溃处或切开处，内口与外口借瘘管相通，整个瘘管壁由增厚的纤维组织组成，内覆一层肉芽组织，经久不愈。由于肛瘘的主要症状就是肛门周围皮肤上的外口反复地淋漓不断地向外流脓或脓血，甚至流出粪便，民间把这种从肛门周围皮肤上的外口流出脓血或粪便的现象，俗称为“老鼠偷粪”。本病极为常见，发病率仅次于痔，发病高峰年龄在20～40岁，男女老幼均可发生，男性多于女性。

一、病因和病理

1.病因

肛瘘是肛周脓肿自行破溃或被切开引流后形成的炎性通道，肛周脓肿切开排脓后，脓腔收缩，纤维组织增生形成瘘管，污染物仍可通过内口进入，造成化脓性炎症，部分脓液亦可由外口流出。绝大多数的肛瘘都要经过肛门直肠周围脓肿的阶段，因而现代医学认为肛瘘与肛门直肠周围脓肿分别属于肛门直肠周围间隙化脓性感染的两个病理阶段，急性期为肛门直肠周围脓肿，慢性期为肛瘘，肛瘘是肛周脓肿发展的一种结果。其病因与肛周脓肿一致。肛周脓肿成脓后，经肛周皮肤或肛管直肠黏膜溃破或切开出脓、脓液充分引流后，脓腔逐渐缩小，脓腔壁结缔组织增生使脓腔缩窄，形成或直或弯的管道，即成肛瘘。肛门直肠周围脓肿不能愈合而形成肛瘘的原因有如下几个方面。

(1)原发内口继续感染：脓肿虽然破溃或切开引流，但原发内口存在，肠内的感染物不断从内口进入继续感染。

(2)长期慢性炎症及反复感染，使管壁形成纤维化，且管道常弯曲狭窄引流不畅，故难以闭合。

(3)局部炎症刺激等因素可造成肛门括约肌痉挛，使管道引流排脓不畅，从而使瘘管难以愈合。

(4)外口狭窄，时闭时溃，脓液引流不畅，可使脓液蓄积导致脓肿再发，并穿破皮肤形成新的支管。

2.病理

肛瘘一般由内口、瘘管和外口 3 部分组成。

(1)内口：内口可分为原发性内口和继发性内口两种。原发性内口约 95%位于齿线平面，常为原发感染的肛隐窝内。继发性内口较少见，绝大部分是由检查或手术不当等医源性原因所造成，也有少数是由于感染扩散，脓肿向直肠肛管内破溃所致。继发性内口可位于齿线，也可位于齿线以上的直肠黏膜。内口一般只有 1 个，少数有 2 个，多个内口则罕见。

(2)瘘管：瘘管是连接内口和外口的管道，有主管与支管之分。主管是指连接原发内口和外口的管道，支管是主管与继发外口相连的管道，多因主管引流不畅或外口闭合，再次形成脓肿，并向周围扩散所致。屡次复发可形成多个支管。若新的脓肿形成后，炎症得到控制，脓液吸收或经原发内口溃出，未在其他部位穿透皮肤或黏膜，则形成盲管。

(3)外口：外口是瘘管通向肛周皮肤的开口，有原发性外口和继发性外口两种，原发性外口系肛周脓肿首次破溃或切开的溃脓口，继发性外口系肛瘘继发新的脓肿后在另外的溃脓口。

二、分类

肛瘘的分类较为复杂，国内外现行的肛瘘分类法多达二十余种。现将具有代表性的几种介绍如下。

1.按内外口分类

(1)单口内瘘：又称内盲瘘，只有内口与瘘管相通，无外口。

(2)内外瘘：瘘管有内外口，外口在体表，内口在肛窦，组织中有瘘管相通。此种肛瘘最为常见。

(3)单口外瘘：又称外盲瘘，只有外口下连瘘管，无内口，此种肛瘘临床上较少见。

(4)全外瘘：瘘管有两个以上的外口，相互有管道通连，而无内口，临床上较少见。

2.按瘘管的形态分布分类

(1)直瘘：管道较直，内外口相对，形成一条直线，临床多见，约占 1/3 以上。

(2)弯曲瘘：瘘管行径弯曲，内外口不相对。

(3)后位马蹄形肛瘘：瘘管行径弯曲。呈蹄铁状，在肛门后位，内口在后方正中处。

(4)前位马蹄形肛瘘：瘘管行径弯曲。呈蹄铁状，在肛门前方，较为少见。

(5)环形瘘：瘘管环绕肛管或直肠，手术较困难而复杂。

3.按瘘管与括约肌的关系分类

(1)皮下瘘：在肛门皮下，较浅，位置较低。

(2)黏膜下瘘：在直肠黏膜下，不居体表。

(3)外括约肌浅部与皮下部间瘘。

(4)外括约肌深部与浅部间瘘。

(5)肛提肌与外括约肌深部间瘘。

(6)肛提肌上瘘。

4.按内外口及瘘管的数量分类

(1)单纯性肛瘘：只有 1 个内口，1 个外口，两者间有一条瘘管连通。

(2)复杂性肛瘘：有 2 个及以上内口或外口，2 个以上瘘管或支管、盲管。

5.按病理病因分类

(1)非特异性肛瘘(化脓性肛瘘)：一般多为大肠埃希菌、葡萄球菌等混合感染引起的肛门直肠周围脓肿破溃或切开后形成的肛瘘(此类肛瘘临床上最常见)。

(2) 特异性肛瘘(结核性肛瘘)：由结核性杆菌感染而引起的肛门直肠周围脓肿破溃或切开后形成的肛瘘(此类肛瘘占肛瘘患者 10%左右)。

6.1975 年全国肛肠学术会议制定的肛瘘诊断标准分类法

以外括约肌深部画线为标志，瘘管经过此线以上为高位，在此线以下为低位，只有单一的内口、瘘管、外口称单纯性肛瘘。有 2 个及以上内口，或瘘管，或外口称复杂性肛瘘。此分类法目前已在国内普遍使用。

(1)低位单纯性肛瘘：只有一个瘘管，并通过外括约肌深部以下，内口在肛窦附近。

(2)低位复杂性肛瘘：瘘管在括约肌深部以下，外口和瘘管有两个以上者，内口一个或几个在肛窦部位(包括多发性瘘）。

(3)高位单纯性肛瘘：仅有一条瘘管，管道穿过括约肌深部以上，内口位于肛窦部位。

(4)高位复杂性肛瘘：有 2 个以上外口，瘘管有分支，其主管通过外括约肌深部以上，有一至多个内口。

三、临床表现

肛瘘绝大多数是由肛门直肠周围脓肿发展而来，脓肿自然破溃或切开引流后，脓液流出，肿块消散，则成为肛瘘，临床表现有以下共同特征。

1.流脓

是肛瘘的主要症状。脓液流出的数量多少、性质与瘘管形成的时间，瘘管的长短、粗细、内口大小等有关。一般来说，新形成的肛瘘流脓较多，脓稠味臭，色黄，以后逐渐减少，时有时无，呈白色，质稀薄。经久不愈的瘘管排脓相对较少，或时有时无，有时瘘管会暂时封闭，不排脓液，使脓液蓄积而出现局部肿痛、发热，再度形成脓肿。以后封闭的瘘口破溃又排出脓液，并可生成新的支管。若忽然脓液增多，表示有新脓腔生成。黏膜下瘘，溃口多在肛缘或肛窦内，脓液常由肛门流出。结核性肛瘘，脓液多而清稀，色淡黄，呈米泔样，可有干酪样坏死物。

2.疼痛

若瘘管引流通畅，炎症消退一般不感觉疼痛，仅感觉在外口部位发胀不适，行走时加重。若瘘管感染引流不畅或外口封闭、瘘管存积脓液，肿胀发炎时可出现局部胀痛或跳痛。若内口较大，粪便进入瘘管，则有疼痛、排便时疼痛加重。单口内瘘常见直肠下部和肛门部灼热不适，排便时感觉疼痛。黏膜下瘘常引起肛门坠胀疼痛。向腰骶部放射。

3.瘙痒

瘘管反复发炎，脓液淋漓不尽，往往可刺激肛门周围皮肤，引起肛周潮湿瘙痒，甚至引起肛门湿疹，出现皮肤丘疹，或表皮脱落，长期刺激可致皮肤增厚呈苔藓样变。

4.排便不畅

一般肛瘘不影响排便。高位复杂性肛瘘或马蹄形肛瘘因慢性炎症刺激，引起肛管直肠环纤维化或瘘管围绕肛管，形成半环状纤维素环。影响肛门括约肌的舒缩，可出现排便不畅。

5.全身症状

一般肛瘘常无全身症状，但复杂性肛瘘和结核性肛瘘，因病期长，日久不愈则耗伤气血，常出现身体消瘦、贫血、乏力、潮热盗汗以及便秘和排便困难等全身症状。若为急性炎症期再次感染化脓，则出现脓肿的全身症状，如畏寒发热、体倦、全身不适、口干、尿黄等。

肛瘘在不同阶段有着不同的临床表现。肛瘘静止期时内口暂时闭合、管道引流通畅，局部炎症消散，可以无任何症状或只有轻微不适。但原发病灶未消除，在一定条件下可以再次发作。在肛瘘慢性活动期，因有感染物不断从内口进入，或管道引流不畅而呈持续感染状态，有肛瘘典型的流脓、肛门潮湿、瘙痒等症状。肛瘘急性炎症期则是因外口闭合，或引流不畅，而感染物不断从内口进入，脓液积聚所形成，症状体征似脓肿，有发热，局部红、肿、热、痛等症状，重新溃破或切开引流后症状缓解。

四、诊断要点

肛瘘的诊断一般并不困难，临床只要根据患者既往有肛门直肠周围脓肿破溃或切开排脓的病史，并且在肛门周围皮肤检查到瘘管外口，或肛门内有脓液流出以及瘘管时，便可初步诊断。进一步确诊肛瘘的类型、性质以及瘘管的走行与内外括约肌的关系还必须结合各项检查进行综合分析，以便选择正确的治疗方法。

1.一般检查

肛瘘的诊断概括成“三要素，一关系”。三要素即肛瘘内口、外口、瘘管管道；一关系即瘘管与肛门括约肌的关系。手术前应在检诊中至少确定肛瘘三要素中的两点，并初步确定瘘管与肛门括约肌的关系。

(1)局部视诊：可见肛瘘外口，肛周皮肤隆起性肿块。挤压时有分泌物排出，肛门触诊可触及皮下条索状瘘管。肛门指诊可触及肛管内肛腺部位的瘘管内口，表现为炎性结节样改变。观察瘘管外口脓液的情况，脓液黏稠而多、色黄而臭，为化脓性肛瘘；若脓水质稀呈米泔样分泌物，可能为结核性肛瘘；若脓水黏白如胶冻样可能有恶性改变。观察瘘管外口的情况，瘘管外口凹陷、不规整、有肉芽水肿，多为结核性肛瘘，瘘管外口结缔组织增生、呈暗褐色，多为化脓性肛瘘。若仅有一个外口，并距肛缘较近，说明瘘管简单，如外口数目多，且距肛缘较远，表明瘘管复杂。

(2)触诊及肛门指诊：此项检查十分重要。医生用右手示指从瘘管外口触摸瘘管的走行方向和深浅。轻摸可触到明显的索状物，说明瘘管较浅。重压才能摸到索状物或感觉不明显，表明瘘管位置较深。再将示指伸入肛管直肠部触摸以了解内口的具体位置，若在齿线附近有触痛，或摸到凹陷、硬结，多为内口所在，再结合探针检查，即可确定。其中自然溃破的肛瘘外口，根据其距肛缘的距离和位置，结合所罗门定律对判断瘘管走向有一定的临床意义。

2.特殊检查

(1)肛门镜检查：可发现肛瘘内口的位置及脓液自内口排出情况。如瘘管注入染色剂，可见内口着色区，另外，注意肛管下段有无充血、溃疡、新生物。

(2)探针检查：目的在于弄清瘘管的行径、长短、深浅与肛门括约肌的关系及内口的位置等。对于浅表直瘘管有意义，但对弯曲及有支瘘管的复杂瘘管意义不大。此项检查对受检者造成的痛苦较大，患者难以接受。

(3)亚甲蓝注入染色引导：将染色剂从肛瘘外口注入瘘管以使瘘管管壁着色，显示内口位置，确定瘘管范围、走行、形态和数量。对于复杂性肛瘘及管道或内口已闭死的病例无效，常为初学者手术的辅助方法，易造成手术视野模糊而影响准确的手术操作。

(4)X线检查及碘油造影：用体积分数为40%的碘化油或用体积分数为12.5%的碘化钠溶液抽入注射器内，从瘘管外口缓慢注入瘘管中，同时用金属探针插入直肠以便定位。然后摄片以观察瘘管走行、深浅、有无分支以及与周围脏器的关系。

(5)直肠腔内B超：能较准确地了解肛周组织与括约肌的状况，检查到瘘管及感染腔隙的位置及大小，分辨出一般肛肠检查容易漏诊的病变。

(6)MRI检查：对肛瘘的检查较B超更为准确，但由于价格昂贵，难以推广。

(7)病理检查：为了明确肛瘘的病因和性质，对可疑病例或病史在5年以上者，在术前、术中、术后取活检组织进行病理检查，可以确定有无癌变、是否为结核性等。

五、鉴别诊断

在肛门周围和骶尾部也有其他瘘管，常有分泌物从外口排出，容易与肛瘘混淆，有时按肛瘘治疗，手术方式不恰当造成不必要的损伤，故需加以鉴别。

1.骶尾部畸胎瘤

畸胎瘤是胚胎发育异常所致的先天性疾病。畸胎瘤并发感染破溃后可形成尾骨前瘘或直肠内瘘。大型畸胎瘤可突出骶尾部，容易诊断。小型无症状的畸胎瘤可在直肠后方扪及平滑、有分叶的肿块。X线摄片可见骶骨和直肠之间有肿块，内有不定型的散在钙化阴影。可见骨质、毛发或牙。

2.会阴-尿道瘘

这种瘘管是尿道球部与皮肤相通，排尿时尿由瘘口流出，不与直肠相通，肛管和直肠内无内口。常有外伤和尿道狭窄。

3.晚期肛管直肠癌

肛管直肠癌溃烂后可形成肛瘘，肿块坚硬，分泌物为脓血、恶臭呈菜花样溃疡。病理学检查可见癌细胞，不难与肛瘘相鉴别。

4.骶尾部骨结核

骶尾部骨结核由于皮肤破溃后，可形成久不收口的瘘管，有清稀脓液流出，具有发病缓慢，食欲不振，低热、盗汗、咳嗽及结核病症状，X线摄片可见骶尾部骨质损害或发现结核病灶。

5.肛周毛囊炎和疖肿

肛周的毛囊炎和疖肿最初局部发现红、肿、痛的小结节，以后逐渐肿大，呈隆起状，数日后结节中央组织坏死而变软，发现黄白色的脓栓，脓栓脱落排出脓液后，炎症便逐渐消失而愈，有时感染扩散可发生瘘管，但病变浅表，不与肛门直肠相通。肛门直肠内也无内口。

6.化脓性汗腺炎

是一种皮肤及皮下组织的慢性炎性疾病。其病变范围较广泛，呈弥漫性或结节状，局部常隆起，皮肤常有许多窦道溃口，且有脓汁。其区别主要是化脓性汗腺炎病变在皮肤和皮下组织，其窦道不与直肠相通。病变区皮肤色素沉着。

六、治疗原则

肛瘘的治疗有非手术疗法和手术疗法两种。非手术疗法主要是控制感染，防止发展，达到暂时相对的治愈，但不能根治。手术疗法为彻底清除病灶，达到根治。所以说肛瘘一旦形成，一般均需手术治疗。

1.非手术疗法主要用于肛瘘的急性炎症期

(1)局部熏洗、局部换药，促使肿痛消退，炎症吸收，使症状改善。可选用苦参汤、祛毒汤、五倍子汤等常用方剂加水煎成 2000mL 汤药趁热先熏后洗。也可用 1：5000 的高锰酸钾溶液坐浴。如局部红肿疼痛，熏洗后可外敷金黄膏、玉露膏、鱼石脂软膏等。

(2)西药治疗：主要用于治疗肛瘘的急性炎症期，由于致病菌大多为大肠埃希菌、变形杆菌、结核杆菌等，常使用对革兰阴性杆菌的抗生素或广谱抗生素，如磺胺类药物、四环素、庆大霉素、卡那霉素、青霉素、链霉素、头孢菌素等。可酌情选用。

2.手术疗法

目前，手术是根治肛瘘的最有效的方法之一，在有效保护肛门括约肌的前提下，清除瘘管和瘘管内道的坏死物，于肛管内行肛瘘内口引流术，使肛瘘得到根治。肛瘘的手术方法多种多样，但不管采用哪种方法都应掌握以下几个关键问题。

(1)找准内口：找准内口并正确处理是手术成功的关键，否则会形成反复发作。

(2)肛管直肠环和括约肌深部切断的处理：当瘘管行经外括约肌深部以上或穿过肛管直肠环时，不能直接将其切断，应采用挂线使其缓慢切开以防止肛门失禁。

(3)肛尾韧带的处理：肛尾韧带可以纵行切开，不能横切断。如果确实需要切断，一定要将切断韧带的断端重新缝合固定，以免造成肛门向前移位和塌陷。

(4)手术创面：一定要内小外大以利引流。

现将临床上最常用的肛瘘切开法，切开挂线法、切开挂线对口引流法手术方式叙述如下。

1)切开法：适用于瘘管通过肛直环下 1/3 的浅表型、低位单纯性肛瘘。瘘管通过肛直环 1/2 或上 1/3 的复杂性肛瘘因慢性病变形成局部广泛纤维化粘连时，也可以直接切开，但临床仍以挂线切开较为稳妥。

2)切开缝合法：用于低位单纯性肛瘘中管状瘘管成形较好的病例，该手术在理论上有一定吸引力，但在临床手术中易因肛瘘内口缝合处理不得当，引流不彻底致使手术失败，导致复发。

3)切开挂线法：此方法适用高位单纯性肛瘘和高位复杂性肛瘘患者。此手术方法是切开疗法与挂线疗法相结合的一种中西医结合治疗方法，也是目前治疗高位单纯性肛瘘与高位复杂性肛瘘较为有效的、国内采用最多的肛瘘手术方法。该疗法是先将瘘管处的肛管皮肤、皮下组织及外括约肌皮下部、浅部切断后，再对外括约肌深部或肛管直肠环进行挂线。

4)切开挂线对口引流法：此方法适用于低位复杂性肛瘘和高位复杂性肛瘘。

5)主管道的处理：对低位肛瘘者给予一次性彻底切开引流(此切口称为低位复杂性肛瘘的主引流切口)。对高位肛瘘者，则先将高位肛瘘的低位部分(内括约肌、外括约肌皮下部或浅部)予以切开，对累及外括约肌深层和耻骨直肠肌的管道以橡皮筋挂线。

6)支管道的处理：将支管瘘管与引流切口做对口引流，即将支管的结缔组织外口予以切除，并适量切除支管与主引流切口相接处的管壁组织，以利引流，最后用刮匙反复搔刮支管的管腔，并清除管腔内的坏死组织，用过氧化氢和生理盐水冲洗后，挂入橡皮筋，不扎紧。并根据病情予以紧缩和拆除对口引流的橡皮筋。

7)保留括约肌术式：这是人们长期以来追寻的目标，即以各种方法关闭瘘管内口，如内口剜出黏膜瓣前移；肛管内括约肌切开引流；黏膜下瘘管切除术。又如内口缝闭药捻脱管法及机械脱管内口缝闭法。

8)高位肛瘘括约肌无损伤根治术：是在肛瘘剔除术的基础上，采用可吸收线点状缝合的方法消除了括约肌上方的创伤腔隙，将高位肛瘘创腔变成低位肛瘘的创腔，开放创面一次愈合。该术式避免了高位肛瘘挂线术的术后病程长、橡皮筋紧缩引起的肛门下坠和疼痛及术后肛门气液失禁的后遗症问题；避免了肛瘘剔除术的创腔引流不畅问题和复发问题。具有操作简单，创伤小，括约肌完全无损伤，术后无痛，肛门无畸形，功能完好，术后病程短的特点；且术后不需要控制排便，可以正常饮食。

第十节　腹腔镜在大肠疾病中的应用

自腹腔镜结直肠手术开展以来，随着经验的积累和设备的完善，在外科领域的应用范围不断扩展。用腹腔镜辅助行结直肠癌根治性切除术，不仅能达到与开腹手术同样的根治标准，而且创伤小，出血少，患者术后恢复和肠蠕动恢复快，禁食时间和住院时间均短于开腹手术患者，术野清晰，而且微创效果及远期生存率均显著高于开腹手术患者，受到患者欢迎及外科医师的重视，得到较迅速的推广应用。腹腔镜手术可分为全腹腔镜手术、腹腔镜辅助手术和手助腹腔镜手术。腹腔镜辅助手术是指一些复杂的操作步骤借助辅助切口体外进行，如肠吻合或改道等，手助腹腔镜手术则需要一只手进入腹腔内协助操作。腹腔镜辅助手术可以在腹腔镜下游离组织，空腔脏器通过3～5cm辅助切口在体外吻合，手不进入腹腔，增加了手术的安全性和成功率，整体创伤也明显低于开腹手术。

腹腔镜下大肠癌切除的手术要点是：①采用适当的体位，通过配合使用钳子保持视野的清晰。②合适的腹腔镜插入部位。③确定正确的剥离层。④充分的肠管分离。⑤部位正确的腹部切口。

一、结肠癌根治术

(一)腹腔镜手术的适应证

(1)肿瘤肠段的局部切除。

(2)内镜下不能切除的黏膜癌、黏膜下癌。

(3)虽经内镜切除，但断端为阳性的病例。

(4)内窥镜下切除局部复发的病例。

(5)淋巴结转移为阴性的、只浸润到黏膜下层的高分化大肠癌。

(二)手术方法

术前准备同常规开腹手术。患者均采用气管插管全身麻醉。根据手术不同取头低足高并右侧倾斜仰卧位或改良截石位(左半结肠、乙状结肠及直肠癌切除术)、左侧倾斜平卧位(右半结肠切除术)或头高足低仰卧位(横结肠切除术)等，人工气腹压力为1.87kPa(14mmHg)。

1.乙状结肠癌

降结肠癌手术患者脐部做10mm观察孔，右下腹、右中腹及左中下腹分别置5mm、10mm、10mm操作孔。用超声刀游离左半结肠，上至脾曲，下至直肠，将腹膜后脂肪、淋巴组织连同左半结肠一起游离至左半结肠血管根部，显露、保护输尿管。游离肠系膜下动、静脉，分别用钛夹钳夹、离断。在左中腹、左下腹或耻骨联合上方做一3～5cm小切口。用塑料膜保护肿瘤及肠管后，自切口拉出，在体外切除病变肠管，用结肠吻合器行吻合或手工缝合术，冲洗腹腔，放置引流管。

2.升结肠癌手术

患者脐部做10mm观察孔，右中腹、左中腹及左下腹分别置5mm、10mm、10mm操作孔。游离右半结肠，暴露并保护右侧输尿管，沿肝脏下缘肾脏包膜表面切断肝结肠韧带，游离结肠肝区及横结肠的右半部分。钛夹夹闭，离断回结肠血管、右结肠血管、结肠中动脉右支。上腹正中切口3～5cm，无菌塑料袋保护后取出，切除肠段。末端回肠与横结肠在体外手工或器械吻合，置引流管。

3.横结肠癌手术

患者脐部做10mm观察孔，上腹正中、右上腹、左上腹分别置5mm、10mm、10mm操作孔。超声刀游离结肠肝区、脾区，在胃网膜血管弓外切断胃结肠韧带。根据肿瘤大小、位置决定切断结肠中血管的分支及数量。于上腹正中切口3～5cm用无菌塑料袋保护后取出，切除肠段，体外横结肠端-端吻合，横结肠系膜间断缝合关闭。

(三)并发症

1.吻合口瘘

手术指征及手术方式的选择：如为乙状结肠恶性肿瘤，有腹腔积液和肝转移，行肿瘤旷置，近端造瘘，易发生造瘘肠管坏死和瘘。如选择血运较好的横结肠行双造瘘，可能避免瘘的发生。因为横结肠血运相对较好，游离度好，行双造瘘时，不要分离肠管系膜，可保证造瘘肠管及其吻合口的血运和低张力，可更有效地避免瘘的发生。术后未能很好地施行肠减压，导致肠管膨胀，肠管过高的内压导致吻合口血液循环障碍，从而缺血坏死形成瘘。如肠管对系膜缘切除过少，缝针过密，可导致对系膜缘缺血坏死和瘘的发生。

2.吻合口狭窄

多是技术操作不当原因所致。分离肠系膜时应注意保留肠管断端附近的肠系膜血管，以免影响吻合口的血液供应而致吻合口狭窄。吻合时，肠的切缘不可翻入过多，以免引起吻合口狭窄，一般翻入0.3cm较为合适。右结肠动脉变异较多，要在充分显露回结肠动脉、右结肠动脉、肠系膜上动脉关系后，根据血运情况决定结扎血管平面，防止血管错扎或多扎。

3.横结肠盲端综合征

右半结肠肿瘤根治性切除后行回结端侧吻合，人为造成横结肠盲端，从而发生盲端潴留、炎症、溃疡，甚至穿孔。回结端一端吻合，可消除多余且有害的横结肠盲端。

4.切口种植复发

手术过程中要严格执行不接触技术，最大限度地减少术中肿瘤细胞医源性播散。腹壁切开后，要保护好腹壁手术切口，防止癌肿切口接种。用纱布条先结扎肿瘤近远侧肠管，防止肿瘤细胞脱落、接种吻合，肿瘤远近侧肠腔内注射抗癌药物，如 5-FU 500mg。癌细胞已浸润浆膜面，使用无菌敷料包裹，减少癌细胞脱落、接种腹腔。首先在根部结扎，切断供应癌肿肠管的动脉和静脉及淋巴、脂肪组织，门静脉系统注射抗癌药物，术毕于腹腔内用蒸馏水冲洗或注入抗癌药物。

5.术中脏器损伤

输尿管损伤，整块切除肿瘤时，误把已被粘连的输尿管一并切除。术中能及时发现应行输尿管松解，吻合，双 J 管支撑引流，以免发生严重的后果。防止脏器损伤的最根本措施是解剖和辨认都应该确切，遇癌肿粘连附近脏器时更应小心操作，可先解剖辨认出正常的重要脏器，采取牵开、隔离等方式防止误伤。

6.腹腔内出血及感染

钝性分离腹膜后脂肪时，因撕裂小血管可以引起渗血，用盐水纱布垫压迫止血。对活动性出血点，应予以结扎。有结肠梗阻时，因肠管膨胀，肠壁变薄，在操作时易损伤肠管，造成粪便污染腹腔。减压时也要谨防粪便污染腹腔。术后均应使用抗生素。

(四)注意事项

(1)合理选择辅助切口和操作孔位置，有利于术野暴露、组织分离和止血，与手术的成功直接相关。辅助切口选择不当会造成脏器吻合难度增加，吻合不可靠，操作孔的位置选择不当，器械之间相互干扰，手术操作无法做到准确有效。

(2)术中肿瘤定位要准确。较大的肿瘤术中在腹腔镜下较易发现，不很明显的小肿瘤，术前的正确定位对腹腔镜在术中寻找病灶是很重要的。如果术中定位困难，可术中结肠镜检查帮助寻找肿瘤。

(3)淋巴结能否彻底清扫是衡量手术彻底性的重要指标。腹腔镜肿瘤切除及淋巴清扫整个手术完全在直视下进行，避免了损伤重要组织器官和重要的血管神经，肿瘤切除及淋巴清扫更加彻底，加之超声刀的热效应也可以杀死肿瘤细胞，可以降低甚至避免术后复发。

(4)腹腔镜切口瘤细胞种植与不规范的手术操作引起的肿瘤细胞脱落、切口保护不好、器械污染、无瘤观念差等因素有关。按照开腹手术的标准，切除包含肿瘤病灶在内的足够肠管、肠系膜及淋巴结，全部切口均用套管保护，操作时尽量避免器械接触及钳夹肿瘤，肿瘤肠段取出时辅助切口要足够大，避免挤压肿瘤，并用消毒塑料套隔离切口，缝合切口前用蒸馏水冲洗术野及切口，解除气腹时让气体从穿刺套管中排出后再拔除套管，完全可以减少或避免穿刺孔肿瘤的种植。

二、直肠癌根治术

直肠癌是一种常见的消化道恶性肿瘤，而直肠癌中又以中低位直肠癌居多。中下段直肠癌传统的治疗方法是以 Miles 手术为主的治疗方法，虽然根治效果比较好，但其存在创伤大、永久性人工腹壁造口、术后性功能和排尿功能部分障碍等问题。腹腔镜结肠手术的应用明显减少了手术的创伤，缩短了术后的恢复时间。腹腔镜手术的应用使直肠癌保肛率升高，由于肿瘤切除更彻底，原来距肛缘 7cm 以上的肿瘤才可以保留肛门，现在距肛门 4cm 以上均可以保留肛门。

(一)手术适应证

用腹腔镜进行直降肠癌根治手术，其目的是减少腹壁切口损伤。但由于在腹腔内要在监视器下通过器械间接操作，存在以下不足：①手术时间较开腹长。②手术野易被血液浸染，造成解剖结构辨认难度加大。③病灶较小者术前应准确定位，必要时术中肠镜定位。④既往有腹部手术或过度肥胖者属相对禁忌。

(二)手术的原则

腹腔镜下低位直肠癌切除及吻合术应遵循以下基本原则。

(1)癌肿近远端肠管切除应有足够的长度，肿瘤下缘肠段切除应在 2.5cm 以上；系膜切除范围应超过 5cm。

(2)手术操作的无瘤技术，用棉带将肠系膜下血管连同肿瘤近端 10cm 肠管一并结扎，防止肿瘤细胞沿静脉回流扩散转移。

(3)切口与肠管的隔离技术和预防切口种植的措施，以关节镜塑料套保护切口，再于套内牵引出病变肠管，防止切口种植。

(三)手术方法

气管插管全麻，术前准备同常规开腹手术，取头低足高截石位，臀部抬高与水平成 30°，降结肠取头低水平 30°并向右侧 30°。气腹压设为脐部置观察孔 1 个，耻骨联合上方右侧置 2mm 主操作孔，左中上腹部及右中腹部分别置 5mm 辅助操作孔 2 个。置入腹腔镜先常规探查腹腔，明确肿瘤有无转移、种植等情况。用超声刀游离乙状结肠及降结肠，显露出输尿管，用布带将乙状结肠和系膜结扎提起作为牵引，解剖肠系膜下血管，清扫血管周围脂肪及淋巴结，用直线型切割器或丝线结扎等方法高位切断肠系膜下血管，在直视下沿盆筋膜脏壁两层之间的疏松结缔组织间隙用超声刀锐性分离，保留直肠系膜光滑外表面的完整性，避免损伤盆筋膜壁层和盆壁自主神经丛。在分离直肠下段时，助手从肛门伸入一根手指指引手术方向，对女性患者，有时需要助手将手指伸入阴道协助分离阴道直肠间隙，后方沿骶前间隙到达尾骨尖下方，用超声刀切开直肠骶骨筋膜、肛尾韧带，于远端肛尾附着处切断直肠系膜，分离后应可显示壁层盆筋膜覆盖的肛提肌，直肠远端断离吻合部应将肠管“骨骼化”，然后用切割吻合器切断直肠，应切除肿瘤下端以远 2～5cm 直肠及全直肠系膜，弧形延长脐部穿刺口切入至 3～5cm 作为肿瘤取出孔，放入塑料袋保护切口，隔离肿瘤，经套内取出肿瘤及肠管，切除肿瘤上缘的肠管应超过 8～12cm，结肠近端置入吻合器钉座，荷包缝合后还纳腹腔，缝合切口，重建气腹。在腹腔镜直视下经肛门放入 29～33 号吻合器，穿刺锥经远端闭合线中点刺入，对合钉座，完成低位/超低位结直肠吻合。进行结肠 J 形贮袋时，将肿瘤拉出腹壁外切除并将肠端缝合封闭，将远端结肠 5cm 反曲，反曲处用超声刀切开一个 3cm 的切口，从切口插入 45mm 的线型切割器将反曲的结肠腔和没有反曲的结肠腔之间的肠壁切开，再从切开处放入吻合器钉座，荷包缝合后还纳腹腔进行结肠直肠吻合。腹腔用蒸馏水或者 5-FU

溶液冲洗，置入乳胶管1根于盆腔吻合口侧方。常规用20mL无水乙醇浸泡因取出肿瘤而扩大的脐部穿刺口5min。

（四）并发症

1.吻合口瘘

是直肠癌切除术后多见且较严重的并发症，充分游离左半结肠，在切除足够的病变远、近端肠管后达到无张力吻合，努力改善患者营养状况，可减少吻合口瘘的发生。

2.膀胱功能障碍

主要原因是手术中对支配膀胱盆丛神经、盆内脏神经的损伤所致，表现术后持续性排尿困难、尿潴留。手术中在骶前筋膜前直视下锐性分离，可避免损伤盆丛神经，同时注意不要掀起前列腺包膜，结扎分离直肠侧韧带时，靠近直肠可避免损伤内脏神经。

3.骶前静脉出血

仍是直肠癌切除的主要并发症，出血主要来自骶前静脉丛和骶椎椎体静脉。对骶前大出血，预防措施重于补救手段。在分离直肠后壁时，在直视下用锐器或电刀分离，避免过分靠近骶骨平面，钝性分离不易进入正确的骶前间隙，骶前血管易被撕裂，导致大出血。因出血主要是骶孔垂直发出的骶椎椎体静脉撕裂引起，缝扎或电凝止血常难以成功，应用大纱垫压迫数分钟。若仍继续出血，应采取填塞止血或按压止血钉止血的方法。试图结扎双侧髂内动、静脉止血是无效的，因其不能降低骶前血管的静脉压，反而会造成盆腔静脉回流受阻而加重骶前出血。

4.性功能障碍

多以男性的射精和勃起功能障碍为特征，当上腹下丛、盆内脏神经及盆丛遭受到不同程度损伤后，临床上便会出现轻重不一的射精和勃起障碍。手术中靠近直肠壁切除直肠，避免损伤上腹下丛、盆内脏神经和盆丛，可减少手术后性功能障碍的发生。

第十一节　腹腔镜肠粘连松解术

肠粘连发病的原因与腹内炎症、积血、腹壁切口瘢痕、术后切口疼痛未能早期下床活动有关。由于肠梗阻开腹手术，再次形成粘连性肠梗阻的可能性很大，因此，临床上常采取保守治疗。而保守治疗能缓解急性肠梗阻的症状，但不可能使粘连自行松解。腹腔镜肠粘连松解术，具有微创和探查范围广的特点，切口小，腹腔损伤少，术后恢复快，减轻了再次粘连的程度，减少了发生梗阻的概率，避免了开腹手术的腹部长切口，可减少开腹手术所引起的腹腔粘连性肠梗阻。

一、手术方法

采用气管插管全麻。根据术前卧位片选择肠道无明显扩张区域，有手术史者必须距离原切口6～10cm，全部采取直视开放式入腹。由观察孔进气腹针，气腹成功后维持腹内气压在1.33～2kPa（10～15mmHg），置入腹腔镜。镜下探查如腹内肠管广泛严重扩张，无探查空间则立即中转开腹，如镜下探查清晰，组织层次分明，则根据其粘连程度及范围确定辅助孔和操作孔，操作孔距离粘连6～8cm为最佳，过近则影响器械操作。对于薄的膜状粘连，可先行分离，以扩大视野，然后根据需要避开腹壁血管选择第3操作孔。粘连范围广泛或暴露困难者可增加1～2个操作孔。牵引粘连组织，使其具有一定的张力，然后进行分离。先松解较易分离的部分，用带电剪刀先电凝，再分离。对于粘连较致密处，电凝剪刀的电凝范围小于电凝钩，损伤小，对张力要求也低，优于电凝钩的分离。遇有血管，宜钳夹或结扎后剪断。肠道相互粘连者和肠道与腹壁粘连成角者，使用弯钳钳夹纱条制作剥离子或弯钳及剪刀循组织层次锐性或钝性分离；粘连束带卡压肠道者腹腔镜下切除束带。对于小肠肠管与腹壁广泛紧密粘连，应遵循“宁伤腹壁，不伤肠管”的原则，尽可能保留肠管浆膜的完整性。对胃壁、肠管和腹壁的粘连均采用带电凝剪刀分离，肠管间粘连用钝性与锐性相结合进行分离。肠管浆膜损伤者用3-0线无损伤针在腹腔内进行缝合。如发生肠管破裂，先用钛夹夹闭破裂口，防止肠液外漏，将脐部穿刺孔扩大到2.5cm，将损伤的肠管从穿刺孔引出腹腔外，按常规实行小肠破裂修补术，然后纳入腹腔。如镜下探查见粘连紧密，组织层次不易分辨，则根据粘连部位行小切口肠粘连松解术。反复用生理盐水冲洗腹腔，创面和切口涂抹透明质酸钠以防止再度形成粘连。

二、术后处理

粘连束带卡压致肠梗阻者术后无特殊处理，粘连较广泛和创面较大者术后予以生长抑素和胃管持续胃肠减压直至肠道功能完全恢复正常。术后24～48h可闻及较弱肠鸣音和肛门有排气后，开始予以胃肠动力药和中成药以及直肠刺激等办法促进肠蠕动恢复正常。术后充分重视营养支持(术后早期以静脉营养为主)，尤其是钾、镁、钙等电解质的补充和酸碱平衡的维持，以避免体液因素引起腹胀症状和影响肠道功能恢复。术中创面较大者术后可予以白蛋白、血浆等提高胶体压，并在输入清蛋白或血浆后立即利尿，以利用渗透压压力差的泵吸作用减少腹腔渗出液。肠鸣音恢复正常后可服用小承气汤1周。

参考文献

[1]武来兴，尹清臣，李恩君. 肝胆胰外科疾病诊断标准[M]. 北京：科学技术文献出版社，2009.
[2]刘建华，王文耀，孟繁杰. 肝胆外科临床指导[M]. 武汉：华中科技大学出版社，2008.
[3]孔亚军. 临床肿瘤外科疾病治疗与护理[M]. 石家庄：河北科学技术出版社，2012.
[4]唐中华. 现代乳腺甲状腺外科学[M]. 长沙：湖南科学技术出版社，2011.
[5]翟瑜，苏力，脱红芳. 外科微创学[M]. 北京：科学技术文献出版社，2010.
[6]王文福，等. 实用神经外科疾病学[M]. 北京：中国海洋大学出版社，2009.
[7]欧阳晨曦. 临床普通外科疾病诊疗学[M]. 石家庄：河北科学技术出版社，2012.
[8]于跃明，周保军，赵发. 胃肠外科临床指导[M]. 武汉：华中科技大学出版社，2008.
[9]邹小明. 胃肠外科临床诊治[M]. 西安：第四军医大学出版社，2008.
[10]毕伟，张彦荣，赵建辉. 血管外科临床指导[M]. 武汉：华中科技大学出版社，2008.
[11]李一兵. 肛肠外科诊疗常规[M]. 武汉：湖北科学技术出版社，2010.
[12]张希，罗红鹤. 胸心血管外科疾病临床诊断与治疗方案[M]. 北京：科技文献出版社，2010.
[13]梁勇，胡忠亚. 外科学[M]. 北京：人民军医出版社，2010.
[14]秦新裕，姚礼庆，陆维祺，等. 现代胃肠道肿瘤诊疗学[M]. 上海：复旦大学出版社，2011.
[15]张化武，等. 临床外科学[M]. 天津：天津科学技术出版社，2008.
[16]李辉. 胸外科学[M]. 北京：北京大学医学出版社，2009.
[17]刘瑞. 普通外科常见急症应对措施[M]. 北京：人民军医出版社，2010.
[18]谭榜宪. 临床肿瘤学总论[M]. 北京：科学出版社，2012.
[19]陈孝平，等. 外科学[M]. 北京：人民卫生出版社，2010.
[20]段文都，等. 外科疾病诊疗常规[M]. 北京：军事医学科学出版社，2008.
[21]北京协和医院. 北京协和医院诊疗常规，普通外科诊疗常规[M]. 北京：人民卫生出版社，2012.